普通高等教育中医药类"十三五"规划教材
全国普通高等教育中医药类精编教材

实验针灸学

（第 3 版）

（供针灸推拿学专业用）

主 编

唐 勇

副主编

卢 岩　张 淼　杜艳军
杨孝芳　魏建子

主 审

余曙光

本书配套数字教学资源

微信扫描二维码，加入实验针灸学
读者交流圈，获取配套教学视频、
学习课件、课后习题和沟通交流平
台等板块内容，夯实基础知识

上海科学技术出版社

图书在版编目（ＣＩＰ）数据

实验针灸学 / 唐勇主编. -- 3版. -- 上海 ：上海
科学技术出版社，2021.6
普通高等教育中医药类"十三五"规划教材 全国普
通高等教育中医药类精编教材
ISBN 978-7-5478-5336-8

Ⅰ. ①实… Ⅱ. ①唐… Ⅲ. ①针灸学－高等学校－教
材 Ⅳ. ①R245

中国版本图书馆CIP数据核字(2021)第087619号

实验针灸学(第 3 版)

主编 唐 勇

上海世纪出版(集团)有限公司
上海科学技术出版社 出版、发行
(上海钦州南路 71 号 邮政编码 200235 www.sstp.cn)
上海华顿书刊印刷有限公司印刷
开本 787×1092 1/16 印张 11
字数 250 千字
2009 年 1 月第 1 版
2021 年 6 月第 3 版 2021 年 6 月第 1 次印刷
ISBN 978-7-5478-5336-8/R·2301
定价：35.00 元

普通高等教育中医药类"十三五"规划教材
全国普通高等教育中医药类精编教材

普通高等教育中医药类"十三五"规划教材

全国普通高等教育中医药类精编教材

前言

　　新中国高等中医药教育开创至今历六十年。一甲子朝花夕拾，六十年砥砺前行，实现了长足发展，不仅健全了中医药高等教育体系，创新了中医药高等教育模式，也培养了一大批中医药人才，履行了人才培养、科技创新、社会服务、文化传承的职能和使命。高等中医药院校的教材作为中医药知识传播的重要载体，也伴随着中医药高等教育改革发展的进程，从少到多，从粗到精，一纲多本，形式多样，始终发挥着至关重要的作用。

　　上海科学技术出版社于1964年受国家卫生部委托出版全国中医院校试用教材迄今，肩负了半个多世纪的中医院校教材建设和出版的重任，产生了一大批学术深厚、内涵丰富、文辞隽永、具有重要影响力的优秀教材。尤其是1985年出版的全国统编高等医学院校中医教材(第五版)，至今仍被誉为中医教材之经典而蜚声海内外。

　　2006年，上海科学技术出版社在全国中医药高等教育学会教学管理研究会的精心指导下，在全国各中医药院校的积极参与下，组织出版了供中医药院校本科生使用的"全国普通高等教育中医药类精编教材"(以下简称"精编教材")，并于2011年进行了修订和完善。这套教材融汇了历版优秀教材之精华，遵循"三基""五性""三特定"的教材编写原则，同时高度契合国家执业医师考核制度改革和国家创新型人才培养战略的要求，在组织策划、编写和出版过程中，反复论证，层层把关，使"精编教材"在内容编写、版式设计和质量控制等方面均达到了预期的要求，凸显了"精炼、创新、适用"的编写初衷，获得了全国中医药院校师生的一致好评。

　　2016年8月，党中央、国务院召开了新世纪以来第一次全国卫生与健康大会，印发实施《"健康中国2030"规划纲要》，并颁布了《中医药法》和《〈中国的中医药〉白皮书》，把发展中医药事业作为打造健康中国的重要内容。实施创新驱动发展、文化强国、"走出去"战略以及"一带一路"倡议，推动经济转型升级，都需要中医药发挥资源优势和核心作用。面对新时期中医药"创造性转化，创新性发展"的总体要求，中医药高等教育必须牢牢把握经济社会发展的大势，更加主动地服务和融入国家发展战略。为此，精编教材的编写将继续秉持"为院校提供服务、为行业打造精品"的工作要旨，在全国中医院校中广泛征求意见，多方听取要求，全面汲取经验，经过近一年的精心准备工作，在"十三五"开局之年启动了第三版的修订工作。

本次修订和完善将在保持"精编教材"原有特色和优势的基础上，进一步突出"经典、精炼、新颖、实用"的特点，并将贯彻习近平总书记在全国卫生与健康大会、全国高校思想政治工作会议等系列讲话精神，以及《国家中长期教育改革和发展规划纲要(2010—2020)》《中医药发展战略规划纲要(2016—2030年)》和《关于医教协同深化中医药教育改革与发展的指导意见》等文件要求，坚持高等教育立德树人这一根本任务，立足中医药教育改革发展要求，遵循我国中医药事业发展规律和中医药教育规律，深化中医药特色的人文素养和思想情操教育，从而达到以文化人、以文育人的效果。

同时，全国中医药高等教育学会教学管理研究会和上海科学技术出版社将不断深化高等中医药教材研究，在新版精编教材的编写组织中，努力将教材的编写出版工作与中医药发展的现实目标及未来方向紧密联系在一起，促进中医药人才培养与"健康中国"战略紧密结合起来，实现全程育人、全方位育人，不断完善高等中医药教材体系和丰富教材品种，创新、拓展相关课程教材，以更好地适应"十三五"时期及今后高等中医药院校的教学实践要求，从而进一步地提高我国高等中医药人才的培养能力，为建设健康中国贡献力量！

教材的编写出版需要在实践检验中不断完善，诚恳地希望广大中医药院校师生和读者在教学实践或使用中对本套教材提出宝贵意见，以敦促我们不断提高。

全国中医药高等教育学会常务理事、教学管理研究会理事长

胡鸿毅

2016年12月

实验针灸学是传统针灸学与现代科学相结合而产生的新兴交叉学科,是针灸学科的重要组成部分。现代科技的发展与进步,为实验针灸学的不断完善增加了新的内容。实验针灸学从 20 世纪 30 年代的开端,迈进了当下学科交融发展的新时代。

坚持传承与创新相结合,围绕实验针灸学的基本学科体系,"肯定现象、把握规律、阐明本质、指导临床"一直是精编《实验针灸学》教材编写的基本思路。本教材仍将贯彻学生易学、教师易教的要求,充分吸收所有版次教材的优点、重点,突出简练实用、"精编"的原则。本教材主要特点体现在:

(1)在编写内容安排上,围绕针灸作用原理这一基本学科主线,以针灸作用基础、针灸作用特点及影响因素、针灸作用效应及机制为主要编写内容,搭建实验针灸学的基本学科框架。

(2)在实验针灸学新进展、新动态较多的情况下,编写资料力求选用相对公认、切实可靠的资料为编写素材,达到实验针灸学的主要知识内容相对稳定。

(3)将学生的科学素养、科学思维、科学方法的培养与知识传授相融合,使学生明其然,更知其所以然,提高发现问题、分析问题、解决问题的能力。

(4)增加典型研究案例,启迪学生新的思考,促进创新能力提升。

(5)本教材为融合教材,拓展了数字教学配套资源,以扫描二维码作为本课程学习的辅助模式,包含教学视频、学习课件、课后习题和沟通交流平台等板块,这是出版融合发展方面的积极创新,对切实提高教学质量、促进学生学习和练习、推动本课程建设有着重要意义。

在整个教材的编排上,绪论主要讲述实验针灸学的发展简史、基本内容和学习方法等;第一章为实验针灸学研究方法;第二章为针灸作用基础;第三章为针灸作用特点及影响因素;第四章为针灸作用效应及机制;第五章为实验指导;附录为小鼠、大鼠、家兔、猕猴的常用针灸穴位。本教材主要适用于针灸推拿专业本科学生使用,也可供中医其他本科学生选用。

　　本教材的绪论部分由唐勇编写;第一章由卢岩、熊俊编写;第二章由杨孝芳、魏建子、张学君、佘延芬、黄泳、陈新旺、谭静、卢峻、尹海燕、吴子建、黄康柏编写;第三章由杜艳军、李学智、赵嬿、刘奇、张志星、黄银兰、赵耀东编写;第四章由张淼、赵雪、卢圣锋、杨雪捷、李胜、尹海燕、蒋永亮、周丹编写;第五章实验指导由闫丽萍编写;附录由李胜编写。由正、副主编参与修改和统稿,最后由主编定稿。鉴于编写时间紧迫,编委会未能广泛征求本教材引用文献原作者的意见,深表歉意,并表示感谢!

　　在编写过程中,我们力求体现实验针灸学的学科特色,使之更加切合教与学的实际。由于实验针灸学仍在不断完善过程中,加之作者的学术水平有限,不妥之处在所难免,敬请各位老师和同学在使用过程中提出宝贵意见,以便进一步修改提高。

《实验针灸学》编委会

2020 年 12 月

本书配套数字教学资源

微信扫描二维码，加入实验针灸学
读者交流圈，获取配套教学视频、
学习课件、课后习题和沟通交流平
台等板块内容，夯实基础知识

目 录

第五章　实验指导 …………………………………… 126

绪　论

实验针灸学是运用现代科学技术和实验方法研究针灸作用基础、针灸作用规律、针灸作用效应及机制的一门学科,是传统针灸学与现代科学相结合而产生的新兴交叉学科,是针灸学科的重要组成部分。

一、实验针灸学的发展简史

(一)萌芽阶段

早在两千多年前,中国就有人采用尸体或活体解剖的方法研究经络,但是受社会制度、科学技术发展水平等诸多因素的影响和限制,基本上一直保持在《内经》《难经》成书时代的认识水平。1755 年,维也纳学者斯维腾曾发表论文指出,针灸作用与神经刺激之间可能有一定联系。1810 年,法国医师伯里奥兹提出将针刺与电流结合的建议。1934 年,罗兆琚提出"针灸生理作用学说",对针和灸治病的原理进行了对比归纳,试图从生理学角度解释针灸作用原理;曾益群从神经生理角度说明针灸治疗万病之理;唐世承发表"电针学之研究",开针灸与电刺激技术结合之先河,使针灸学术发展开始与现代科学技术结合;此后相继又有黄龙云、蔡翘、梁伯强等分别从生理、病理角度做过一些初步探讨,并有少数论文散在发表。1946 年,苏联学者开始了穴位—皮肤活动点的研究。这些都是针灸学研究与现代科学技术和理论相结合的开始,虽然未产生较大影响,但却使人们对针灸学的认识进入了一个跨时代的新阶段,从而促成了我国实验针灸学的萌芽。

(二)奠基阶段

1949 年中华人民共和国成立后,党中央颁发了一系列扶持和发展中医针灸学的指示,针灸疗法在全国范围内得到推广。据统计,当时应用针灸治疗的疾病已达 200 多种,其中有 60 多种疾病用针灸治疗疗效显著。1951 年中国卫生部建立了针灸疗法实验所。1952 年藤田六郎提出了关于经络的假说。1955 年,中国中医研究院(现中国中医科学院)在北京成立,原针灸疗法实验所更名为中国中医研究院针灸研究所,并开始对针灸治病原理和针灸技术进行深入研究。1955 年日本中谷义雄等在《自然神经杂志》上发表了"良导络之研究"成果,开创了"良导络调整疗法";石川太刀雄提出"内脏-体壁反射"学说解释经穴—脏腑相关原理;赤羽幸兵卫用十二井穴知热感度测定来诊断经络阴阳平衡失调的方法在临床得到应用;法国尼布瓦耶对皮肤电进行了研究。1956 年诺吉耶对耳穴作用进行了研究。1958 年 8 月 30 日,上海市第一人民医院尹惠珠医师等最先用针刺麻醉代替药物麻醉,成功施行扁桃体摘除术,这是我国针灸医学与现代医学相结合的一项重要研究成果,使得针灸学研究受到更广泛的关注。与此同时,针灸实验研究的基地和队伍也不断扩大。当时针灸实验研究是以结合临床、运用现代医学技术辅助诊断、确定针灸临床疗效为目的进行的,这些工作启发和推动了对针灸作用机制的探索,为以后实验针灸的广泛开展准备了一定条件。1958 年,经络实质研究被列为全国自然科学发展规划重点项目。1959 年,卫生部在上海召开全国中医经络针灸学术座谈会,与会者对经络实质提出各种设想,形成了我国针灸研究初期的一个高潮,为进一步深入研究打下了坚实的基础。

1959～1965 年,研究者主要就针灸治病原理、针刺镇痛、针刺麻醉、经络实质进行资料收集和实验研究。针灸治病原理研究,强调中医继承与发扬,强调临床与动物实验相结合,强调研究方法、设计思路的科学性。针刺镇痛研究,由针刺术后止痛发展为术前防痛。针刺麻醉研究进一步深入,对针麻方法、穴位的筛选、刺激参数选择和镇痛效果的验证等方面获得一定进展。探索经络实质研究,主要开展经络、腧穴的电特性和形态研究、经穴—脏腑相关规律和联系途径的研究。此外,在应用技术方面,出现了电针、耳针、穴位贴敷、穴位注射、埋线、磁疗、紫外线、激光、超声波、离子透入、电热灸等与现代技术相结合的针灸方法。

所有这些研究成果,基本上构成了实验针灸学的学术研究范围和学科框架,奠定了实验针灸学的发展基础,是实验针灸学发展的奠基阶段,但距离形成一门独立学科尚有一定距离。

（三）形成阶段

1966～1979 年,实验针灸学最大的进展是国内对经络现象的研究。特别是 1970～1977 年,全国各地区医疗、研究机构互相协作,投入大量的人力、物力,对循经感传等经络现象进行了大规模的调查。通过研究,初步肯定了经络的客观存在和普遍性。由此产生了多学科、多层次、多方位应用最新技术和测试手段探索经络的局面,形成了许多有待于完善和证实的假说。1970 年,法国学者使用红外热像方法进行经络研究。1975 年,日本成立"针刺研究会",在"发汗现象与皮肤生理""经络现象""疼痛的基础研究"和针灸基础理论的临床研究方面开展工作。1979 年 6 月,在北京召开第一届中国针灸针麻学术讨论会,展示了中华人民共和国成立 30 年来针灸经络研究的最新成就和重大进展。与会的 300 多名专家和来自 30 多个国家的 150 名外国学者共提交论文 1 000 余篇;研究内容涉及经络腧穴、针灸针麻的临床和原理研究以及实验方法和技术等各个方面。会后,出版了《针灸针麻研究》《针灸研究进展》《现代经络研究文献综述》等著作。它们科学、系统地总结了当时针灸临床、经络、腧穴、经穴—脏腑相关、针刺镇痛和针麻等实验研究的大量成果,表明作为推动针灸学现代化的一门新学科——实验针灸学渐趋成熟。

1982 年以后,天津、辽宁、上海、陕西等中医院校相继开始进行实验针灸学课程的教学工作。1983 年,天津中医学院率先编写《实验针灸学》教材,此后全国其他中医院校也自编或协编多本《实验针灸学》和《实验针灸学实验指导》教材,从而开创了实验针灸学教学的新纪元,将实验针灸学作为一门独立课程讲授。随后,国家教委正式承认实验针灸学的学科地位。1984 年第二届全国针灸针麻学术讨论会上把实验针灸学列为针灸学的分支学科和针灸学的重要成就之一。1986 年 10 月,中国针灸学会实验针灸分会在上海成立,进一步推动了实验针灸学科的建设和发展。1987 年第一届世界针灸学术大会,更使实验针灸学研究的内容和水平又向前跨了一大步。

（四）发展阶段

1990 年以来,实验针灸学的发展突飞猛进。1997 年 11 月,美国国家卫生研究院(National Institutes of Health,NIH)召开了针灸疗法听证会,指出"关于针刺疗法的生物学效应(包括原理研究),研究结果已表明针刺可以促进阿片肽的释放,阿片受体拮抗剂纳洛酮可以翻转针刺效应;针刺可以激活下丘脑、垂体活动,引起广泛的效应;针刺也可调节血流和免疫功能"。我国政府也非常重视针灸研究,2006 年国家重点基础研究发展计划(973 计划)第一个针灸项目"基于临床的经穴特异性基础研究"立项;随后,"基于临床的针麻镇痛的基础研究"(2007 年)、"灸法作用的基本原理与应用规律研究"(2009 年)、"经脉体表特异性联系的生物学机制及针刺手法量效关系的研究"(2010年)、"针刺对功能性肠病的双向调节效应及其机制"(2011 年)、"经穴效应循经特异性及关键影响因素基础研究"(2012 年)、"基于临床的针麻镇痛与机体保护机制研究"(2013 年)、"针灸临床腧穴配伍效应机制"(2014 年)、"基于临床的灸法作用机理研究"(2015 年)等相继被列入"973"计划项目。国家自然科学基金委员会也分别立项重点项目"穴位与靶器官相互关系研究"(2006 年)、"任督二脉与神经系统疾病"(2012 年)、"针灸的非特异性调节"(2013 年)及中医药领域第一个重大项目"穴位敏化研究"(2015 年)重点支持针灸基础研究。另外,国家重点研发计划项目"基于心／肺经的经脉关键问题创新研究"(2018 年)、"经络功能的研究——足厥阴肝经和生殖器官特定联系的生物学机制"(2019 年)、"临床优势病种的腧穴功效特点及其效应机制(2019 年)"、"宣扬解郁、通络止痛法防治偏头痛的循证评价及机制研究"(2019 年)相继立项。随着研究的深入开展,系统针灸学、针灸反射学、针灸影像学、针灸材料学、时间针灸学、针灸血清、穴位敏化、针灸作用与肥大细胞、针灸作用与结缔组织、针灸作用与嘌呤信号、针灸作用与大麻素受体、针灸神经环路调控、刺激外周神经减轻症状(stimulating peripheral activity to relieve condition, SPARC)计划与针灸内关(正中神经)、三阴交(胫神经)、八髎(骶神经)、足三里(迷走神经)等穴位精准神经调控(neuromodulation)、针灸抗炎与外周多巴胺机制、针灸抗炎与自主神经调节等一系列新观点、新成果不断增多,实验针灸学的体系也更加成熟和完善。

二、实验针灸学的基本内容

实验针灸学是在不断揭示传统针灸治病的"奥秘"过程中发展起来的。基本内容主要是研究针灸对机体的作用、影响针灸作用的因素和针灸作用效应的机制等,这些都是针灸作用原理的基本课题。只有解决了这些问题,才有可能明确回答针灸为什么能治病的问题。因此,本教材主要围绕针灸作用原理这一基本学科主线,以针灸作用基础、针灸作用特点及影响因素、针灸效应及机制为重要内容,架构实验针灸学的基本学科框架。主要包括以下三方面。

针灸作用基础主要指经络、腧穴理论基础及经穴—脏腑相关生物学基础。经络是否存在? 存在的依据是什么? 如何运用现代科学技术去研究经络? 经络循行路线上脏腑经脉气血输注的部位是腧穴,腧穴的形态结构如何? 腧穴的空间范围多大? 腧穴的功能如何体现? 经脉内连脏腑、外连支节,其联系的现代科学基础是什么? 这些都是实验针灸学中针灸作用基础的内容。

针灸作用特点主要指针灸疗法作用机体后的反应特点。目前研究主要认为,针灸作为一种外源性刺激方式,对机体的作用特点主要呈现双向性、整体性、功能性、早期性特征,这也是针灸疗法不同于药物治疗对机体产生影响的重要特点。针灸作用双向性、整体性、功能性、早期性特点受到穴位特异性、刺激方法及参数、个体因素、时间因素、功能状态等因素的影响与制约。

针灸效应非常广泛,目前研究最为深入的三大效应是针刺镇痛、免疫调节和针灸对机体器官功能的调整。在明确针灸效应的前提下,揭示效应背后的机制成为深入研究的必然。从机体的调节方式分,针灸作用机制主要分为神经调节、体液调节和自主调节机制;从研究的对象来分,针灸作用机制主要分为对人体和动物的作用机制;从研究的方式来分,针灸作用机制分为在体作用机制和离体作用机制;从研究的层次来分,针灸作用机制可分为整体、系统、器官、组织、细胞、分子等不同水平层次机制。针灸对机体的作用主要是通过激发机体自身潜能,最大限度发挥双向性、整体性、功能性、早期性的调节作用。由于各系统、各疾病或各证候与之相关的机制本身涵盖面广,故针灸对不同系统、不同疾病或不同证候的作用环节、作用靶点、作用途径也会有不同。

三、实验针灸学的学习方法

学好实验针灸学对于加深针灸理论的认识、针灸作用原理的理解和提高针灸临床疗效都有着十分重要的意义。实验针灸学具有很强的实验医学的特点和学科交叉性。因此,在实验针灸学的学习中需要注意学习方法。

学习实验针灸学,要坚持理论联系实际,这里所说的实际主要是指针灸临床实践。临床实践是实验针灸学发现问题、解决问题的源泉;阐明机制、从基础研究向临床转化是实验针灸学研究的出发点和归宿。因而,回归临床,是实验针灸学的生命所在,这就要求我们在学习实验针灸学的过程中必须理论联系实际,结合针灸临床中的问题,认识针灸作用规律、理解针灸作用原理。

实验针灸学注重学生科学素养、科学态度和科学方法的培养,启发学生的科学思维,使学生初步具有发现问题、分析问题、解决问题的能力。因而在学习过程中,要特别注意科学研究方法的掌握和科学思维方式的养成。因此,本书在第一章首先介绍实验针灸学研究方法。

实验针灸学是一门交叉性很强的学科。这不仅体现在中西医学科的交叉,更多地体现在与现代各种学科的交叉。多学科交叉是实验针灸学学科发展的活力所在,也是实验针灸学学习的难点所在。学习实验针灸学,仅仅依靠教材是不够的,既要广泛积累多学科的知识,还要有不断学习的学习态度。因为我们面临着科学技术飞跃发展和全球知识化、信息化加剧的时代,新思维、新观点、新方法、新技术、新成果不断涌现。因此,在扎实的中医针灸、西医理论基础上,迫切需要我们去学习新的知识,阅读有关期刊、书籍和资料,参加相关学术会议,了解最新学术进展。

实验针灸学属于实验医学,具有很强的实践性,因此需要有很强的动手能力。要锻炼实验动手能力,积极争取动手机会,积极参加实验课。开实验课的目的不仅在于教学生学会常规的实验技能,还在于使学生在自己动手的过程中去认识问题、发现问题、思考问题,这样对实验针灸学的理解就会更深刻。尤其是自主设计性实验的开设,更侧重于培养学生较全面的动手能力和综合科研素质。

本书配套数字教学资源

第一章 实验针灸学研究方法

导学　本章介绍实验针灸学的基本研究方法。通过学习,应重点掌握实验针灸学研究基本程序的科研选题和实验针灸学研究实验设计的基本要素、基本原则;熟悉实验针灸学研究实验设计的基本类型;了解实验针灸学研究基本程序的科研设计、组织实施和分析总结。

实验针灸学主要运用实验的理念和方法进行有目的、有预见、有计划的研究与探索。要确保实验研究得到可靠的科学证据,就必须按照科学研究的基本研究方法进行。本章主要介绍实验针灸学研究的基本程序和实验设计的主要内容。

第一节　实验针灸学研究的基本程序

科学研究是发现问题、分析问题和解决问题的过程,是一项复杂的实践过程和认识过程。科学研究往往包括几个相互衔接的重要环节,以构成科学研究的一般程序。在科研工作中,采用恰当的研究方法并遵循有效的研究程序,是获得正确研究结果的必要条件。实验针灸学是应用现代科学技术与实验方法,研究针灸基本理论、作用规律和作用原理,指导临床实践的一门学科,要确保实验研究得到可靠的科学证据,就必须按照科学研究的基本程序。实验针灸学研究的基本程序包括科研选题、科研设计、组织实施、资料处理和分析总结。

一、科研选题

进行实验针灸学科学研究时,第一件事就是要确定研究什么,即科研选题。科研选题是任何一项科学研究的起点,是每一项科学研究的主导思想,它决定整个科研设计并指导科研工作的全过程。科研选题一般遵循以下步骤:提出问题——把握问题的科学性——建立假说——确立选题。

（一）提出问题

提出问题是科学研究的前提。爱因斯坦说:提出一个问题往往比解决一个问题更重要。因为解决一个问题也许仅仅是一个数学上的或实验上的技能而已；而提出新问题，从新的角度去看旧的问题，不仅需要有创造性的想象力，而且标志着科学的真正进步。因此，提出重要的科学问题更能昭示科学所蕴含的创造性。一个重要科学问题的提出甚至能够开辟一个新的研究领域或方向。

科学问题是在既有的理论知识和实践经验的基础上，通过深入的分析、广泛的联想和反复的酝酿后形成的。科学问题有多种来源，能否提出正确的科学问题，与研究者对科学文献的把握程度、科学研究的实际情况、相关学科的知识掌握情况和科学思维能力大小密切相关。通常，实验针灸学的科学问题主要来自以下几个方面。

1. 临床实践　针灸临床实践过程中所产生的问题，是实验针灸学研究科研选题的主要来源，可从临床实践中经络腧穴的运用问题、针灸方法问题、针灸治疗问题等方面入手。

(1) 临床实践中经络腧穴的运用问题：例如，经络、穴位的变化与临床疾病、证候、证型的关系是什么？经络穴位与脏腑联系、调整机体功能、防治疾病的生物学基础是什么？八会穴(脏会章门、腑会中脘、气会膻中、血会膈俞、筋会阳陵泉、脉会太渊、骨会大杼、髓会绝骨)、八髎穴、34个夹脊穴、六总穴(肚腹三里留、腰背委中求、头项寻列缺、面口合谷收、下腹三阴交、胸胁内关谋)，其原理何在？腧穴的上下配伍、左右配伍、前后配伍、本经配伍使用，其原理是什么？原络配伍、俞募配伍、郄会配伍、八脉交会穴配伍等治疗表里经病证、脏腑病证、痛证、奇经八脉病证等的机制是什么？一些临床常用的经典穴位配伍，如四关(合谷、太冲配伍)、四花(胆俞、膈俞)、三才(百会、璇玑、涌泉)、五心穴(百会、劳宫、涌泉)等的作用基础是什么？腧穴配伍增强疗效或拮抗疗效的生物学基础是什么？腧穴可分为皮、肉、脉、筋、骨不同层次，皮脑轴、肌脑轴、骨脑轴系列新观点和新发现是否可用于探索腧穴针刺不同深浅的作用机制？足三里为目前基础和临床研究运用最多的腧穴，已突破传统的针灸治疗病种，广泛运用于疼痛、炎症、免疫、神经系统等多种疾病，是否与其调节迷走神经，通过肠道菌群影响肠脑轴从而起到良好的全身性调节作用？

(2) 临床实践中的针灸方法问题：例如，得气(患者酸麻重胀等感觉、术者指下紧涩等感觉)的生物学基础是什么？针刺基本手法(提插、捻转)、辅助手法(循、弹、刮、摇、飞、颤)及各种补泻手法(提插、捻转、飞经走气、烧山火、透天凉等)和疗效的关系及其生物学基础是什么？各种针灸方法(手针、电针、灸法、罐法、刮痧、皮肤针、皮内针、头针、头电针、耳针、眼针、火针、口唇针、舌针、腕踝针、干针、杵针、太赫兹针灸、经皮穴位电刺激等)为什么有效？穴位注射、穴位埋线、穴位超声、穴位激光、穴位贴敷等针灸方法能否放大穴位疗效？其机制是什么？各种针灸方法作用机制的共同点、不同点是什么？针灸不同刺激参数(深度、时间、强度、频率等)疗效差异或适应证的生物学基础是什么？

(3) 临床实践中的针灸治疗问题：针灸治疗常用的针灸处方及用穴，如曲池、血海；合谷、内关、足三里；合谷、三阴交；肠病方(合谷、天枢、上巨虚)；胃病方(内关、中脘、足三里)；关元、三阴交；醒脑开窍(水沟、内关、三阴交)、《灵枢》"二十六刺"等取得良好疗效的生物学基础是什么？不同穴位治疗同一疾病(同病异穴)，如曲池、内关、足三里、太冲等治疗高血压，是否与钙离子通道阻断剂、血管紧张素AT_1受体阻断剂、血管紧张素转化酶(ACE)抑制剂、beta-肾上腺素受体阻断剂、alpha-肾上腺素受体阻断剂、环氧化酶受体阻断剂作用靶点相同，还是一穴可针对多个靶点？同一穴位治疗不同疾病(一穴多治)，如足三里治疗疼痛、炎症等，是否机制不同？针灸治疗中的因人制宜与心理因素(奖赏、渴求、安慰等神经机制)和个体差异(感觉差异性、基因易感性等)的神经生物学、分子生物学、表观遗传学基础？因时制宜(子午流注、生物节律等)的时间生物学基础？因地制宜与机体外环境(气候、空气、水等)对机体接受针灸治疗的环境生物学基础？因地制宜机体内环境适应的神经内稳态、肠道内稳态、免疫内稳态基础？针灸临床作用优势，如针灸镇痛、镇静、止吐、止痒、减肥、降压、促醒、益智、醒脑开窍、止喘止咳、活血化瘀、温经通络、调节脏腑等的生物学原理是什么？针灸为什么可以用于肿瘤放化疗副作用的治疗？针灸为什么可调节机体各系统(循环、呼吸、消化、免疫、神经等)？机体神经调节、体液调节、自主调节等在针灸疾病治疗中的具体参与机制是什么等？

2. 理论发展　如表里经脉、奇经八脉、标本根结、气街四海、经络实质等问题；穴位大小、穴位深浅、穴位特异性、穴位普适性、穴位敏化等穴位本质问题；各种特定穴在古代可通过穴位的变化反映相应的病证，能否继续通过研究，阐释清楚原穴、俞穴、募穴、阿是穴或经外奇穴(胆囊穴、阑尾穴、耳甲区等)与疾病的关系？是否可以作为疾病诊断的新方法？五输穴气血流注(井、荥、输、经、合)、特定穴理论、针灸治神、针灸调气等理论的生物学基础？子午流注(纳甲、纳子、灵龟、飞腾八法)穴位开合的时间生物学基础、脏腑靶向调节基础等？"热证忌灸"还是"热证可灸"等理论发展的问题。

3. 学科交叉　结合物理学、化学、数学、脑科学、计算机科学、神经生物学、分子生物学、影像学等交叉学科的理念、方法和技术，是助推实验针灸学发展的重要力量。例如，能否运用各种成像(红外成像、纳米成像、太赫兹成像、分子影像等)探索经络、穴位的奥秘？能否结合生物力学确认针刺手法各种参数特征？能否运用活体成像等技术，对针灸作用原理可视化？能否运用分子探针等在体、实时、动态监测工具进行针灸作用实时动态监测？哪些分子参与针灸作用？哪些神经环路参与针灸调节等？

（二）把握问题的科学性

从最一般的意义上来说，凡是人们不能理解和说明的现象都包含着问题。但是，未知现象并不一定就是事实，问题并不都是科学问题，事实并不都是科学事实。对不能解释的现象提出问题并加以回答，并非只有科学一种方式，还有宗教、哲学和艺术等其他方式。科学的解释与其他方式的解释完全不同，其与宗教神学的解释方式的主要区别是：宗教神学总是用超自然的力量，用拟人化、目的论的方式，来说明未知现象产生的原因；科学则将问题设定在客观事物相互作用的范围内，要求用自然界本身的力量，用因果、结构和概率等方式，来解释未知现象。总之，科学是符合事实关系的理论，是规律的逻辑和持续的模式，只涉及是什么和为什么，而不关心应该怎样。

科学问题在本质上是对客观对象"未知事物"的反映，如果没有客观对象，科学问题就无从研究。客观事物和现象是整体的，但由于人类认识的能力和方法有限，因此客观事物涌现的客观规律只有在一个个具体问题解决的基础上才能掌握。从主观上讲，研究者在选定一个问题后，总是将要解决的问题进行分解，形成一个问题系统，并在这个问题系统中分出不同的层次，以决定哪些问题是需要立即解决的，哪些是可以以后解决的，并理解其相互的关系，进而分步解决这些问题。例如，经络问题就有理论、实质、临床3个密切相关的问题，在经络问题的研究中，研究者选择临床上的"循经感传现象"而不宜选择"经络"作为经络本质或实质研究的对象。

科学问题必须是当时社会需要解决和可能解决的问题，它是由当时社会的发展状态和科学技术理论及实践的发展水平所决定的。在实验科学产生以前是不可能进行实验针灸研究，进而产生基于实验研究原则的科学结论的。例如，有研究者认为《内经》是实验科学，但《内经》成书的时代实验科学还未建立，最多只能说《内经》时代有实验活动，但并不能说《内经》时代就有了实验科学。

科学问题的提出和解决也是一个过程性的活动，一个问题解决了，又会产生新的问题，科学就是在不断提出和解决问题的过程中发展的。在针刺麻醉问题上，首先研究的是临床疗效问题，其次研究的是神经化学机制问题，后来提出并初步揭示了针刺耐受问题和电针频率问题，现在是针麻的脏器保护作用问题，这一过程不断丰富了针刺麻醉的科学内涵，但并未完全解决针刺麻醉的全部科学问题。所以，2007 年、2012 年国家启动了关于针刺麻醉的重点研究计划，以期解决更多、更能体现针刺麻醉客观规律的科学问题。

（三）建立假说

提出科学问题后，研究者必须基于已有的专业知识和对问题的全面理解，通过科学思维对科学问题可能的答案进行推测，在理论上对所研究的问题进行合理和充分的解释，这一过程就是假说的建立过程。假说是指根据已有的科学知识和新的科学事实对所研究的问题作出的一种推断性陈述，它是将认识从已知推向未知，进而变未知为已知的一种必不可少的思维方法，是科学发展的一种重要形式。一种新的科学理论在形成的过程中，一开始往往是借助于科学假说开辟方向。因此，科学假说往往是科学理论形成的前奏，对科学理论的形成功不可没。

1. 科学假说的特点　科学假说具有以下 4 个特点。

（1）推测性：假说与科学理论是不同的，它是科学理论形成的一个重要环节。假说是基于不够充分的事实资料，对事物的本质和规律所做的一种推测性说明。所以，假说可能是正确的，也可能是错误的，有待实践的检验、修正、补充和完善。对于经络的实质，有研究者认为，"细胞通讯的广泛性、自组织性、自我调节性，生物进化中的原始性和能够让信息在其中流动不止并能控制信息流动的特性，均与经典描述的经络非常相似"，从而提出了"触发点细胞通讯神经系统细胞通讯假说（简称细胞通讯说）"。但是，目前对细胞通讯的研究还很不深入，在人体能否有在昆虫身上发现的条带状通讯区或与经络一致的通讯区带还有待于进一步研究。因此，上述对经络实质的阐述就是一个典型的从功能相似而进行推测的假说。

（2）合理性：假说虽然具有推测性，但并非纯粹的主观臆造，而是建立在已有知识和事物基础之上的，并在多种科学知识基础上运用分析和综合、归纳和演绎、类比和想象等方法，形成解答问题的基本观点。一个科学假说的成立，就必须基于既有的科学知识和科学事实，这就决定了作为科学假设有一个必要条件，那就是原则上的可检验性，如果不具备原则上的可检验性，有关陈述还不能称为科学假说。

（3）可变性：假说在事实和科学知识发展的土壤中生长。随着科学的发展，假说可能变成科学理论，也可能因为发现错误而被否定。前述假说"触发点细胞通讯神经系统细胞通讯假说"就是研究者在其以往的"经络的细胞缝隙连接细胞通讯假说"的基础上提出的，是对以往假说的修正，随着研究的深入，也可能会被进一步的事实所否定或证实。

（4）多样性：对于同一现象，往往多个假说并存。例如，对于经络实质的认识就一直存在多种假说，有"二重反射假说""轴突反射接力联动假说""细胞通讯说""第三平衡系统假说"等。

科学假说与科学理论绝不是互不相干的，一种新的科学理论在形成的过程中，一开始往往是借助于科学假说开辟方向。因此，科学假说往往是科学理论形成的前奏，对科学理论的形成功不可没。

2. 科学假说建立的原则　建立正确的科学假说，必须遵循以下 4 个方面的原则。

（1）解释性原则：解释性原则关注的是科学假说和事实的关系。提出假说的目的是解释新的实验现象，同时它还必须能解释所有经过实验复核的已知事实。即使仅仅存在一个事实是假说不能解释的,这个假说也应该进行修改甚至摒弃。例如,"针灸良性预应激假说"就是对针灸"治未病"作用的一种解释性说明。

(2) 相容性原则:相容性原则关注的是科学假说和已知科学理论的关系。一般而言,科学假说不应该与已知的科学理论相矛盾。若两者有矛盾之处,应首先检验科学假说。例如,有关经络实质的假说,其核心的内容均包括关于"体表与内脏特定联系"的内容,如果不能解释这种联系,一般均不能为目前的针灸学术界所接受。

(3) 可检验性原则:科学假说应该可以在实践中得到检验,否则就失去了存在的价值。这里所说的可检验性包含理论上的可检验性和技术上的可检验性。有的假说根据目前的理论水平来看,是可以检验的,但由于技术上的条件尚未具备,检验不能立即实施,故此假说具有原则上的可检验性,而不具备技术上的可检验性。假说的可检验性与假说的预言和推论紧密相连。如果一个假说不能作出任何预言,那么它就不具备可检验性。相反,假说的推论和预言中可以被检验的越多,假说的优劣越易判断。目前,以"气"为概念来表述、解释并提出经络实质的假说,在当前技术条件下是不可检验的,因此有关"气"作为经络实质的假说还有待于验证后才能得到公认。

(4) 简单性原则:科学假说的构建必须具有逻辑上的简单性,要求在其体系中包含的彼此独立的假设或公理最少。爱因斯坦曾指出:逻辑上简单的东西,也许不一定是物理上真实的东西,但物理上真实的东西一定应当是逻辑上简单的。这里的简单性是一个相对的概念,很难有精确的评价指标,但可以帮助人们衡量科学假说的优劣。例如,经络实质的"触发点细胞通讯神经系统细胞通讯假说",在简单性方面就有欠缺,包含的因素太多,表明这一假说可能还不完善。

3. 科学假说建立的方法　假说建立过程是一个复杂严密的逻辑思维过程,多数是多种方法同时应用的,只有在全面掌握研究问题的相关内容和研究前沿的情况下,通过研究者正确的分析思考,才能产生正确的科学假说。建立科学假说的具体方法有多种,从逻辑方法的角度分析,主要有类比法、归纳法、演绎法。

(1) 类比法:这是根据两个(或两类)对象之间在某些方面的相似或相同而推论出它们在其他方面也可能相似或相同的一种逻辑方法。例如,经络的神经假说,就是基于经络与神经在功能方面具有多重相似而提出的。类比法更多的是要发现差异,并从差异中发现新现象和新问题,这可能是中医针灸学在今后的假说提炼中需要加强的。

(2) 归纳法:通过对具体例证或实据进行分析、讨论、概括而总结出一般性结论的逻辑推理称为归纳。

(3) 演绎法:与归纳法相反,是从一般到个别的推理方法。例如,一般认为艾灸具有提高免疫功能的作用;那么,对于艾滋病这一免疫缺陷性疾病,艾灸也应该有治疗作用;从这一推论出发,有研究者在临床上进行了艾灸治疗艾滋病的研究,结果证明艾灸确有提高艾滋病患者免疫功能的作用。

(四) 确立选题

提出科学问题固然重要,但只有选择合适的问题进行研究才能解决科学问题。实验针灸学的科学研究中确立选题需要遵循需要性、科学性、创新性和可行性 4 个原则。

1. 需要性原则　是指问题必须满足社会实践或科技自身发展的需要。需求性原则也是目的性原则,是科研选题的首要原则,可分为国际需要、国内需要;或者学科需要、某一研究领域的需要;或传统针灸理论发展、针灸临床实践发展、与其他学科交叉发展需要。例如,经穴特异性、安慰针灸一直是国际争议的焦点,选择该领域问题即为针对国际需要;针刺手法、针灸参数是针灸方法中的重要问题,是学科发展的需要。

2. 科学性原则　是指问题必须有科学理论和事实根据。坚持科学性原则就是坚持辩证唯物主义实事求是的原则。在选题中,不能违背一定范围内由实践检验过的事实和规律,以科学理论为依据,实质上也是以客观事实和规律为依据,切忌凭主观臆测选题。例如,针刺镇痛神经化学原理的初步阐明,就是基于临床上针刺具有镇痛作用这一事实,而神经科学理论认为内源性神经化学物质是参与疼痛调节的主要物质,两方面的结合使研究者对这一问题的研究取得了成功。

3. 创新性原则　是指研究的问题必须具有先进性、新颖性和突破性,特别是从 0 到 1 的原创性。例如,针灸镇痛阿片肽中枢机制、针灸镇痛腺苷 A1 受体穴位局部机制、针灸抗炎外周多巴胺介导机制、针灸抗炎的自主神经调节机制等成果,都显示出了实验针灸学科学研究的创新性。

4. 可行性原则　是指所选择的科学问题必须具备可能完成的人、财、物等条件,包括理论可行、技术可行、实验条件可行、人员可行、经费可行,缺一不可。例如,根据需要将选择不同对象(小鼠、大鼠、家兔、豚鼠、猕猴、人等)或某一指标(形态学、分子生物学等)开展研究,但是如果缺乏相应的抗体或暂时缺乏某项技术,就表明选题可行性不足。

二、科研设计

科研设计是对近期实验观察内容的具体设计和安排,主要包括以下几个方面。

1. 专业设计　包括专业理论设计和专业技术设计。专业理论设计是指研究者运用相关专业理论和经验,凭借文献资料提供的论据和已掌握的事实,经过理性逻辑思维,对所研究的问题作出合乎科学逻辑的假设答案,并设计出证实或说明这一假设的实验研究方案。专业技术设计是指尽可能应用现代科学技术的新成就来弥补实验中各个环节在技术、工艺和方法上的缺陷与不足,从而提高研究的质量和效率。

2. 统计设计　这是运用统计学知识和方法对研究结果进行统计学处理的设计。

3. 进度设计　这是根据课题研究的计划年限,对专业设计和统计设计提出的研究方案进行时间进度的安排,包括总体进度、年度计划和阶段性计划。

4. 人员设计　这是根据研究需要,对科研人员的技术水平和专业结构进行合理组合。

5. 经费预算　主要从以下几个方面加以考虑:仪器设备费、试剂材料费、技术协作费、其他费用支出(情报调研、图书资料、人员培训、经验交流、差旅交通、仪器维修、办公用品等费用)。

具体实验设计的基本要素、基本原则、基本类型见本章第二节。

三、组织实施

组织实施是运用科学方法观察科学事实,按照科研设计的方案进行科研观察和实验。

1. 伦理审查　凡是实验针灸学研究选题的实验过程涉及动物、人体以及人体来源的样本或人胚胎干细胞,均需通过伦理审查,得到伦理委员会同意后方可进行试验。伦理审查主要分为医学伦理审查和动物实验伦理审查两类。

伦理审查的基本原则是尊重生命。动物实验伦理审查主要贯彻"保护、福利和善待"三原则,国际上称作"3R"原则(reduction:尽量减少动物使用;replacement:尽量用其他方法代替动物试验;refinement:如果必须使用动物,须优化试验,保障动物福利并让动物少受痛苦)。医学研究伦理审查主要贯彻"尊重、受益和公正"三原则。尊重是指尊重人的尊严,尊重受试者的自主选择权、信息保密权、知情同意权。受益是指研究目的绝不能超越受试者的健康、福利和安全利益。公正是要求研究受益和负担在社会所有团体和阶层中公平分配。如受益和负担是否公平,入选和排除标准是否公平等。

伦理审查的重点有两个方面,一是审查科研项目的科学意义。如果项目科研设计不合理或科学意义不大,会被认为这种有可能带来风险而无意义的科学研究没必要实施。二是审查科学研究是否有悖人伦道德。在医学伦理的审查中,将会重点审查项目开展是否充分尊重受试者的意愿?是否让受试者充分知情?是否会给受试者带来损害?是否有完善的意外防范措施?受试者的付出是否得到合理补偿?对受试者的个人信息和遗传资源是否有充分的保密措施等。在动物实验的伦理审查中,主要关注是否可以不用或少用动物,是否善待动物,如实验人员是否经过培训?动物饲养和实验环境是否达标(有无合格证)?实验中是否尽量减少动物痛苦?处死动物是否采用了无痛或安乐死方法,试验后动物标本和尸体处理是否合乎规定等。

涉及人体试验的实验针灸研究在伦理审查通过后,还须在相关临床试验注册网站[中国临床试验注册中心 http：//www.chictr.org.cn;世界卫生组织(WHO)(International Clinical Trial Registration Platform, ICTRP)：http：//www.who.int/ictrp/en/;美国注册网站：http：//www.ClinicalTrial.gov;欧洲注册网站：European Clinical Trials Database(EudraCT)http：//eudract.ema.europa.eu 等],获得临床试验注册号后方可招募第一例受试者开始试验。

2. 预试验 一般采用少量研究样本,按照设计报告书上规定的要求进行操作,以发现研究设计报告书上制订的各种实施项目是否切合实际,样本的估计是否合适等。通过预试验可以进一步明确：① 现有研究条件是否满足课题研究需要。② 预设核心观测指标的灵敏性如何,观测方法是否可靠。③ 干预措施与效应指标关联性的强弱。④ 实验观察表的项目是否完善。⑤ 实验模型优选是否得当。⑥ 针灸干预主要参数(穴位、针灸方法、电针参数等)是否能达到设计要求。⑦ 实验操作规程的主要内容。⑧ 实验样本数是否合乎要求等。这一工作对于在实验设计、实验方法、实验技术方面具有创新性的课题尤为重要,对于大规模的临床试验也有重要意义。

3. 制订实验操作标准 制订标准操作规程(standard operation procedure, SOP)最根本的目的就是保证研究方案科学地实施,有助于严格控制在实验中存在的或出现的各种影响实验结果的主、客观因素,尽可能地降低误差或偏差,确保得到真实可靠的研究资料,提高研究中各项结果的质量。如针灸实验研究过程中,针灸干预的主要参数、刺激的穴位等要有明确的规定和规定的依据。

4. 实验材料的准备 实验研究必须有专门的场地和相应的仪器设备。场地和设备均应保持清洁,设施应布局合理,防止交叉污染,并应根据不同的需要调控环境条件。有生物危害、放射性核素等影响的实验应设置专门的实验室,并配备相应的处理设施。动物饲养场地应合理控制房间温度、湿度、空气洁净度、通风和照明等环境条件;动物饲养设施还应包括动物的检疫和患病动物的隔离治疗设施、收集和处置实验废弃物的设施、清洗消毒设施等。实验场地应具有储藏供试品和对照品的设施,保管各种实验方案、各类标本、原始记录、总结报告和有关文件档案等的设施。

5. 实验对象 选择实验针灸学研究的实验对象一般分为人和动物两类。对实验对象的选择一般要求：对干预因素敏感、反应稳定和符合伦理要求。

实验动物的选择应把握以下几点原则：① 动物选择要合理,在选择时必须要保证动物的种类、品系、来源符合研究要求和国际或国家规定的有关标准。② 所选取用的动物必须在解剖、生理、组织结构、功能代谢等方面符合研究要求。最好选用对处理因素具有较好的敏感性和反应性的种类或品系,且在疾病特征方面也尽可能与人体相近似。③ 实验中所用动物尽量在年龄、体重、生理状态、健康状况尽可能均衡,性别构成比一定要符合研究要求。④ 使用动物模型进行研究时,所用模型在病因、病理与临床特征方面也要尽可能与人体的实际情况相符合,同时要保证复制的规范化、模型的标准化和可重复性。

6. 质量控制　质量控制的核心就是要确保数据质量能反映出观察或实验的真实情况,应落实在实验研究的每一个环节。实验观察过程是质量控制的重点,要求从试样的采集、预处理和仪器设备与试剂的校准与标定、全部操作到读取实验数据等整个测量过程或测量系统都进行质量控制。控制系统误差是质量控制的重要内容,系统误差是指由于非研究因素影响而造成的恒定不变的或是遵循着一定规律变化的误差,又称偏倚。质量控制过程中,为控制系统误差,减少偏倚,要注意以下几个方面。① 选择性偏倚:主要发生在研究设计阶段,可通过采用随机化,设立多种对照,严格掌握研究对象的诊断、入选、排除标准,提高应答率,减少失访等方法控制。② 信息性偏倚:主要发生在收集资料阶段。可通过采用盲法,使用统一的、客观的指标来收集资料等方法控制。③ 混杂性偏倚:主要发生于资料搜集阶段,若没有得到很好的控制时则将在分析阶段发生影响。可通过对资料进行分层分析、多元分析、标准化等统计分析方法控制。

7. 资料管理　资料管理包括实验记录、原始资料的记录及其归档、加工等内容。资料管理的核心是为了保证科研数据科学、真实、准确和可重复性。

(1) 实验记录的原则:实验记录应是实验过程的真实体现,是科学结论和评价最重要的依据,应遵循"忠实、及时、翔实"的原则。所谓"忠实",即是应该实事求是地记录实验过程中的一切具体事件,如试剂、溶液配制、实验条件、具体结果的原始数据等。所谓"及时",即是在实验过程中随时立即记录,通过及时记录也可以保证资料的忠实可靠性。"翔实",是指记录实验过程的一切重要事实和现象。

(2) 原始资料的范围与记录要求:原始资料应包括文字、数据与图片记录等。文字主要是实验条件和步骤的具体描述;实验步骤应注意前后顺序清晰、术语准确、文字精练。数据包括仪器测定的具体数值和描绘的图形等,如高效液相色谱的分析图谱、流式细胞仪的图形,尽量采用机器打印的数据,避免手工抄写和描绘。图片资料包括病理和生化检测分析资料,如光镜和电镜的显微摄影、蛋白质分析的蛋白印迹 X 线片等。显微图片应表明组织来源和病理片序号、放大倍数和采用的摄影条件;蛋白质和核酸分析的 X 线片应标明实验条件与曝光参数等。

(3) 原始资料的归档:课题实验在结束之后,均应按照科研档案管理的要求进行完整归档。归档时,卷页封面应注明课题名称、记录人、起止时间与起止页码等,所有的记录应连续编号,不允许缺页。组织标本、血液涂片等也应归档保存,保存期限应以能够进行质量评价为时限。

四、数据处理

未经处理的实验观察数据称为原始数据。在临床和实验研究过程中,尤其是在临床研究,由于存在太多主观因素,得到的原始资料可能是比较杂乱、残缺的,不能直接进行统计分析。应做一些资料的加工整理工作,包括改错、确定缺损值及处理方法,去除不合理的观察值及数据转换等。然后应用统计学方法、运用各种统计软件 SAS(Statistical Analysis System)、SPSS(Statistical package for the social science)、Excel、GraphPad Prism、Origin、SigmaPlot、Stata、R 语言、DPS(Data Processing System)等对资料进行统计分析,得出科学的结果,并以各种统计图、表呈现。

五、分析总结

通过以上的工作,一个具体的科学问题可能得到初步的结论,这一结论可能与当初的假说符合,也可能不符合,更多的是部分符合。分析总结的主要任务就是对发现的事实和资料进行分析认识,做出合理的解释与表达,引出合乎研究对象本身的客观规律,把感性材料从感性认识升华到理性认识,从而形成新理论、新知识、新技术或新方法,即用实验所得的资料和事实将假说推向理论阶段的过程。分析总结完成的主要呈现形式是科研论文或研究报告。动物实验报告可遵照《动物实验研究报告指南》(Animal Research: Reporting In Vivo Experiments Guidelines, ARRIVE Guideline)和《动物实验金标准报告清单》(Gold standard publication checklist, GSPC),针灸临床试验报告可遵照《针刺临床试验干预措施报告标准》(Standards for Reporting Interventions in Controlled Trials of Acupuncture, STRICTA)。

第二节 实验针灸学研究的设计

实验设计是通过计划好对象的选择、处理因素的分配、结果指标的测量和资料分析来保证比较组间对象和实验条件是均衡的,实验结果有较好的可比性,并较好地控制误差以能用较小的样本获取可靠的结论。实验针灸学研究设计与其他类型研究一样,在研究选题确定后必须进行设计。掌握实验设计基本要素、基本原则和基本类型,是制订可靠的研究方案、保证研究工作达到预期结果的必然要求。

一、实验设计的基本要素

实验设计的基本要素是受试对象、处理因素和实验效应,三者缺一不可。在进行实验研究设计时,需要首先考虑这 3 个基本要素。

(一) 受试对象

受试对象是处理因素作用的客体,即被施加处理因素的实验对象。在实验针灸学研究中主要是人和动物。受试对象可以是正常生理状态,也可以是病理状态(包括不同证型)。在实验研究前,必须对受试对象做严格的规定,以保证其同质性和代表性,这样才能使所得的结果具有普遍性。受试对象的选择,在符合伦理学要求的基础上,还需考虑以下条件。① 敏感性:即受试对象对被施加的处理因素应有较高的敏感性,容易显示效应。② 特异性:即受试对象对被施加的处理因素应有较强的特异性,排除非处理因素干扰。③ 稳定性:即受试对象对被施加的处理因素的反应有较大的稳定性,减少误差。④ 经济性:指受试对象容易找到,费用低。

(二) 处理因素

处理因素是指在实验中施加于受试对象并在实验中需要阐明其效应的因素,可以是主动施加的某种外部干预措施,也可以是客观存在的某些因素,包括物理因素(针刺、艾灸、拔罐、刮痧、激光等)、化学因素(穴位敷贴、穴位注射等)、生物因素(穴位埋线等)、穴位配伍、针灸参数等。与处理因素相对应并同时存在,也能使受试对象产生效应的因素称为非处理因素。在实验设计中,针对处理因素应注意以下几点。

(1)处理因素的主导作用:突出处理因素的主导作用,控制非处理因素对实验效应的影响。

(2)处理因素的适宜数量:处理因素可有一个或多个,如只观察一个因素的作用,即单因素,宜采用单因素设计;也可以是多个因素联合进行,即多因素,宜采用多因素设计(如正交设计),可根据实验需要进行恰当的选择。

(3)处理因素的适宜强度:处理因素的强度是指处理因素的大小、强弱和轻重。具体选择时,处理因素的强度要适宜,既要防止过强,严重伤害受试对象,使实验无法进行或坚持到底;又要防止过弱,观察不到应有的效应。

(4)处理因素的标准化:在整个实验过程中对处理因素的性质、方法进行标准化,在实验中严格执行,不得轻易变更,以保证实验的一致性、结果的可靠性。

(三)实验效应

实验效应是处理因素作用于受试对象的反应和结局,它通过效应指标来体现。例如,活血化瘀、温经通络、安神定惊、止咳平喘,或降压、降糖、镇痛、镇静、免疫调整、信号通路调节、神经调节等。效应指标是鉴定实验结果的方法和尺度,选择好观测指标是关系整个研究成败的重要环节。在实验效应的观测指标选择上需考虑以下几点。

1. 关联性　所选指标应与研究目的有着本质的密切的联系,能够确切地反映处理因素的效应,可通过查阅文献资料或理论推导来确定关联性强的指标,通过预实验或用标准阳性对照来验证其有效性。

2. 客观性　观察指标有主观指标和客观指标之分。主观指标是受试对象的主观感觉、记忆、陈述或实验者的主观判断结果;而客观指标则是指借助测量仪器和检验手段来反映的观察结果,具有较好的真实性和可靠性。

3. 精确性　包括准确性和精密性。前者指观察值与真实值接近的程度;后者指重复观察时,观察值取得一致或接近一致的程度。观测指标应既准确又精密。

4. 灵敏性　是指观察指标对处理因素作用的反应灵敏程度。灵敏性高的指标能将处理因素的效应更好地显示出来。

5. 特异性　是指该指标易于揭示出事物的本质特点而不易受其他因素的干扰,可减少假阳性率。在实验设计时,应注意选择特异性强的指标,避免混杂因素的干扰。而在效应指标的观测上,要注意对偏倚的控制。

二、实验设计的基本原则

实验设计的基本原则包括随机、对照、盲法、重复4个原则。

(一)随机原则

1. 随机的概念和意义　随机原则是统计学上机会均等的原则。一种是随机抽样,是指从总体中随机抽取代表性样本;另一种是随机分组(随机化),是指将所选定的实验受试对象随机地分配到不同的组中。在实验针灸学科研实验设计中,研究样本的选取及结果处理都应遵循随机原则。

随机的意义在于使被抽取的观察对象能最好地代表其所来源的总体群体,并使各比较组间具有最大程度的可比性,提高组间均衡性,从而避免出现各种人为的客观因素与主观因素造成的偏倚,减少系统误差。

2. 随机抽样　按照随机的原则,保证总体中每一个对象都有已知的一定概率被选入作为研究的对象,目的是保证样本的代表性。常用的随机抽样方法有单纯随机抽样、分层抽样、系统抽样、整群抽样、多阶段抽样等。随机抽样在观察性研究中应用比较广泛,如横断面研究、队列研究、病例对照研究等。

随机抽样一般需先制定抽样方案,确定抽样框,再利用抽签法、随机数字表、计算机产生伪随机数字等方法抽选。产生随机数字并确定被抽中的编号这个过程可以通过 Excel、SPSS、SAS 等计算机程序实现。

3. 随机分组　是指总体的每一个观察单位都有同等的机会被选入样本中来,并有同等的机会进行分组。随机分组的目的是通过随机,均衡干扰因素的影响,使试验组和对照组具有可比性,避免主观安排带来的偏性。常见的随机分组方法有简单随机、分层随机、区组随机等。

(1)简单随机:也称为完全随机化,在事先或实施过程中不做任何限制和干预或调整,对研究对象直接进行随机分组。通常,通过掷硬币、随机数字表、计算机产生随机数来进行随机化。随机化后,可以使得不同研究组间的基线水平可比。在研究例数较少、总体中个体差异较小时,采用此法。但由于随机误差难以保证组间病例数的均衡,各组例数可能会出现不平衡现象。

(2)分层随机:是先将总体按某些特征分成 K 个互不重叠的层(K 类),再从各层中随机抽取样本。如根据对疾病的转归、预后可能产生影响的有关因素或临床特征(如年龄、性别、病情、病程等),将进入研究的受试者分为若干层次,然后在层内再将受试者随机分配至不同组别的方法。分层随机分组可以使各处理组中受试对象的条件均衡,具有良好的可比性,由于控制了非处理因素的影响,使处理因素的效应能得到比较符合实际的客观反映。

(3)区组随机:如果已知研究对象在某些特征上更趋向于一致,可以将研究对象按照这些特征先分区组,然后在区组内部进行随机化,这样可以保证随机化后的组间基线水平更加可比。例如,可根据受试者进入研究的时间先后顺序,将其分为内含相等例数的若干区组,然后区组内的受试者被随机分配至不同组别。又如,实验研究以小鼠为实验对象,取 6 窝小鼠进行试验,每窝小鼠共 4 只。考虑到同窝小鼠在遗传上更相似,在随机分组时则应当考虑"窝别"为区组因素,在每一窝内将 4 只小鼠通过简单随机化的方法分为两组,每组 2 只,这样分组称为区组随机化。区组随机化后,两组小鼠的可比性更强。

(二)对照原则

1. 对照的概念和意义　对照即选用两组非处理因素(性别、年龄、病情、病性、病程等)基本一致的对象。一组接受处理因素(称实验组或观察组),另一组不接受处理因素(对照组),并进行观察比较,以证明两组间的结果差异和差异程度,这是实验设计中的首要原则。其意义是能使实验组和对照组的非处理因素处于均衡的状态,从而抵消或减少由此引起的实验误差,以充分显示处理因素的真实效应。临床上一些疾病如感冒、腮腺炎、慢性胃炎、失眠、周围性面瘫等,有自愈倾向、能自行减轻或缓解,故要研究针灸对这些疾病的治疗效应,就必须设立对照,只有对照才能确定观察结果的差异是属于针灸(处理因素)的效应,还是自然发展的结果,以此可排除假阳性结果,从而提高结论的真实性。因此,重视、遵循和严格运用对照原则显得尤为重要。

2. 对照方法　在实验研究中,设立对照除满足均衡性外,还应注意对照的合理性,即采用适当的对照方法。

(1) 阳性对照：是指按照当前实验方案一定能得到预期结果的对照实验。如果阳性对照实验出不来预期结果，那么就表示一定是某一个环节出了差错，如仪器没有校正、实验方案错误等。因此，阳性对照有助于排查实验失败的问题，起到质控的作用；同时，阳性对照也有支持阴性结果的功能。例如，如果需要明确针灸方案是否有降压的作用，则需要设置具有明确降压作用的阳性对照组；如需要明确针灸对一受体的调节，则需要设置受体激动剂、拮抗剂对受体的影响作为阳性对照。

(2) 阴性对照：与阳性对照相对，是指按照当前的实验方案一定不会得到阳性结果的对照实验。阴性对照与阳性对照一样，可起到质控作用。阴性对照最重要的意义，是支持实验处理组中所获得的阳性结果。总体而言，阴性对照和阳性对照都是针对"预期结果"：凡是肯定出现预期结果的，为阳性对照；凡是肯定不会出现预期结果，为阴性对照。

(3) 相互对照：是指一个实验内各组之间互为对照。例如，针刺组、艾灸组、拔罐组之间的对照；或针刺轻、中、重不同程度手法刺激之间的对照；或俞募配伍、原络配伍等不同配伍之间的对照。

(4) 自身对照：是指针对同一受试对象干预前后或干预后不同时间点效应指标变化的对照，是一种比较处理前后指标变化的方法。通常所获得的数据是配对型的（一前一后）或时间序贯型的（处理后不同时间点）。例如，针灸四关、人迎或足三里等降压治疗前后血压值的比较或治疗后1个月、3个月、6个月等不同时间点。

(5) 空白对照：对照组不施加任何处理因素，在"空白"条件下进行对照。例如，观察针刺"足三里"穴对家兔胃酸分泌的影响，实验组针刺家兔"足三里"穴，对照组不施加任何针刺因素，这样的对照组为空白对照。

(6) 标准对照：不设立专门的对照组，采用现有标准的、公认的、常规的方法或数值作为对照。这种对照在临床试验中用得较多，多数情况下不给患者任何治疗是不符合医学道德的。另外，还可用于某种新的检验方法是否能代替传统方法的研究。

(7) 安慰对照：在药物疗效研究中常用的安慰剂对照即是安慰对照。安慰剂要求颜色、外观、形状与实验药物完全一致，但常无明显的药理作用。目的在于克服对照组患者由于心理因素所造成的偏倚。针灸实验设计中也会用到安慰针法（也称假针灸）对照。目前常见的安慰针法对照主要有穴位点（非穴位点）皮表针、非穴位点深刺、非穴位点浅刺、特异穴位点皮表套叠式钝头针、模拟皮表电刺激、牙签穴位刺激、假电针、假灸等。

（三）盲法原则

1. 盲法的概念和意义 盲法是指受试对象、试验实施者和结果测量者三者中任一者或一者以上不知道受试对象分在何组，这是一种避免实施偏倚和测量偏倚的措施。盲法主要适用于临床研究，也可用于研究资料的分析和报告。使用盲法意义在于避免试验实施者、结果测量者或（和）受试对象的人为主观因素对研究结果的影响，从而使研究结果更真实、更可靠，是目前针灸临床研究中较为常用的方法。

2. 盲法种类

(1) 单盲法：即受试对象不知道自己是在实验组还是对照组，试验方案由研究人员掌握。同样，对检验人员隐藏患者的诊治情况，使其据实报告结果，也属于单盲法。

单盲法的优点：方法简单，容易进行；观察者知道受试者分组的情况，对受试者的健康和安全有利，观察者可根据病情变化，调整方案或采取其他的干预措施，做到心中有数；可以减少来自受试者的偏倚，患者对治疗的态度会影响其对研究的配合程度。

单盲法的缺点：不能避免观察者主观意愿的干扰。在实施过程中，研究者还可能由于心理因素或其他原因对实验组和对照组给予不同的关注；以安慰治疗做对照的研究中，出于某些原因，有些研究者很可能给予对照组添加"补偿治疗"，从而影响研究结果的真实性。

（2）双盲法：是指受试对象、实施者均不知道分组情况和接受处理情况。全过程对受试对象、试验实施者均保密，该法大大减少了来自受试对象、试验实施者两方面主观因素所造成的偏倚，以实现研究结果最大限度的真实性。

双盲法使用的注意事项：① 双盲法需严密的组织工作，由于患者和执行者都不知道试验措施的类别和内容，因此必须由研究的设计者、统计师来执行；医师只知道每个试验对象的编号，如 A 和 B，待试验结束和资料分析后才宣布 A 和 B，何为干预方法，何为对照方法。② 双盲试验通常都用于随机对照试验。③ 试验的药物应考虑保密措施，因组织不善可导致泄密，从而失去"盲"的作用。④ 在双盲试验中，发现患者出现严重的副作用、治疗无效或病情加重时，不应为追求完整的资料而继续试验，要对该患者立即停止盲法治疗，应予以"破盲"，并同时使用必要的治疗措施。"破盲"应局限在较小范围内进行，尽量减少由于"破盲"对双盲实施的影响。临床研究结束并完成数据分析时，密码控制者予以"揭盲"，"揭盲"时应有主要研究人员在场。

双盲法的优点：减少在收集和分析资料时偏倚的危险，常用于评定药物的疗效。在采用反映主观判断指标时（如头痛、眩晕等），盲法试验更为重要。

双盲法的缺点：在管理上缺乏灵活性；有特殊副作用的药物容易被破密；双盲试验不适用于危重患者和大部分针灸临床试验，因针灸的一个重要特点在于医者的手法操作，因此试验中对医生的盲法暂未找到公认、有效的方法。针灸临床的穴位贴敷、穴位注射等部分疗法可尝试双盲单模拟方法；如果采用针药结合等研究，可尝试双盲双模拟方法。

（3）三盲法：是指研究者、研究对象、资料分析和报告人员都不知道研究对象的分组情况，也不知道研究对象接受处理情况，只有研究委托人掌握密码代号，其目的是避免双盲法在资料分析时产生偏倚。该法在执行时困难更多，难以坚持，故较少使用。

三盲法的优点：使偏倚减到最小的程度，使评价结果及受试者应答反应更符合客观情况。

三盲法的缺点：比较复杂，执行过程中有一定困难，常涉及医德、补偿、失密等而难以坚持。所以，三盲法应用并不普遍。

总的来说，在针灸临床研究中，可以通过对检验、分析人员进行"盲"达到单盲法，而双盲法和三盲法目前完全实施尚有一定难度。

（四）重复原则

1. 重复的概念和意义　　重复通常有三层含义，即重复取样、重复测量和重复实验。重复取样是指从同一个样品中多次取样，测量某定量指标的数值。如同一个时间点、用一台仪器重复测定被试的针灸镇痛或针灸引起的其他变化 4 次。重复测量是指对接受某种处理的个体，随着时间的推移，对其进行多次观测。如针灸后 1 周、2 周、3 周、4 周等不同时间点的变化。实验设计中的重复原则主要指的是重复实验。即在相同的实验条件下，做两次或两次以上的独立实验。这里的独立是指要用不同的个体或样品做实验，而不是在同一个体或样品上做多次实验。整个实验设计所包括的各组内重复实验次数之和，称为样本大小或样本含量。

2. 影响样本含量的因素

（1）资料的性质：一般而言，计数资料达到统计处理要求的样本量要大于计量资料。

（2）实验误差：实验误差越小，则所需样本量越小。

（3）抽样误差：样本的个体差异越小，则反应较一致，所需样本量越小。

（4）处理效果：处理的效果越明显，则所需要的重复数越小，样本量就越小。

样本含量的具体估算方法请参见相关统计学专著。

三、实验设计的基本类型

在针灸实验研究中，应根据研究的目的，结合统计学的原则，选择正确的实验设计方法，对实验对象和处理因素进行合理的安排，对观测的数据进行正确的统计分析，以达到客观、准确、经济的目的，以比较小的成本获得真实可靠的结论。如果实验设计中出现错误，不论用什么统计方法进行数据处理也无法得到正确的结论。因此，有必要了解和掌握常用的实验设计类型和方法。从统计学角度和受试对象类型可分为以下类型。

（一）根据统计学方法分类

1. 完全随机设计   完全随机设计仅涉及一个处理因素（但可为多水平），故又称为单因素实验设计。完全随机设计是将受试对象随机分配到各处理组中，或分别从不同总体中进行随机抽样，获取代表各不同总体的随机样本。完全随机设计适用于两个或多个样本均数比较，各组的样本含量可以相等也可以不等，但相等时检验效能高。该设计的优点是设计和统计分析简单，常用 t 检验、方差分析或秩和检验等。缺点是只能分析比较一个因素的实验效应，其总的效率不高，且要求实验单位有较好同质性，否则需要较多单位参与。

2. 配对设计   配对设计是将实验中的受试对象按某些特征或条件配成对子，然后再随机分配每对中的两个受试对象接受不同的处理。配对的因素（即特征或条件）是影响实验效应的主要非处理因素，如临床试验常将性别、年龄、病情、环境等相近似的两个患者的配成对子；动物实验常将种属、窝别、性别、年龄、体重相近的两只动物配成对子。该设计的优点是严格控制非处理因素对实验结果的影响，使组间（非组内）均衡性增大，因而可减少实验误差，提高实验效率。其与完全随机设计相比可缩小受试对象的个体差异，同时减少样本含量。缺点是在配对的挑选过程中，容易损失样本含量，并延长实验时间，特别是在临床试验研究中尤为突出。

3. 配伍组设计   又称随机区组设计。配伍组设计实际上是配对设计的扩大形式，也可以将配对设计看成配伍组设计的简单形式。配伍组设计是将若干个受试对象按照一定的条件或特征（非处理因素）划分成配伍组或区组，每一配伍组或区组包含多个受试对象，随机地分配到各个处理组。每个配伍组受试对象的例数等于处理组的个数，即该实验安排了几个组，每个配伍组就有几个受试对象。同时，有多少个配伍组，则每个处理组就可以分配到多少个受试对象。这种设计将条件（非处理因素）一致或相近的受试对象组成同一区组（非随机），配伍的条件同配对设计的条件。例如，动物实验时，将实验动物种属、窝别、性别、年龄、体重相同或相近的划入一个配伍组或区组。临床试验时则根据具体要求可将性别、体重、年龄、职业、病情和病程等条件相同或相近的列入一个配伍组。然后，分别将同一配伍组内的受试对象随机地分别分配到各个处理组中去（包括对照组）。该设计的优点是使各处理组间受试对象的条件均衡，增强组间的可比性，缩小误差。其由于控制了非处理因素的影响，使处理因素的效应能得到比较符合实际的客观反映。缺点是分组较繁，要求配伍组内实验例数与处理组数相同，实际应用有一定困难，特别是在临床试验中尤为突出。

4. 自身比较设计   又称为自身对照设计，是就同一受试对象施加对照和试验措施进行比较，为临床上常用的一种试验类型。例如,观察针刺大椎的退热作用,用同一组患者治疗前后的体温值进行比较;或同一批样品,施以不同的检测方法或培养方法进行比较。若将受试对象看作对子或单位组,每个受试者前后的若干次观察看作实验单位,则自身比较设计与随机配伍组设计属于同一类型。该设计的优点是由于同一配伍组内的样品来自同一受试对象,故均衡性好;不需要特别随机分配方法,操作简单。缺点是自身前后的比较,时间间隔不宜过长。否则,受试对象或样品可能因时间间隔过长,受到混杂因素影响或自身发生某种变化,失去自身比较的均衡性。其常见以下几种形式:① 同一批受试对象处理前后某些效应指标的比较。② 同一批样品分别用两种处理方法的比较或分别用同一处理因素的两种不同水平的比较。③ 同一批样品分别用多种处理方法的比较或分别用同一处理因素的多种水平的比较。其中第1和第2种形式通常又称为自身配对设计,统计分析方法可选用配对 t 检验或配对秩和检验;定性分析可视为配对四格表资料,应用配对 χ^2 检验。第3种形式则采用配伍组设计的方差分析方法。

5. 交叉设计　这是在自身配对设计基础上发展起来的两因素设计。在设计时,首先将条件相近的观察对象配对,再用随机分配的方法决定其中之一先采用处理方式 A,再用处理方式 B;另一研究对象则先用 B 再用 A。结果使得一半对象先接受 A,再接受 B;另一半对象先接受 B,再接受 A,两种处理方式在研究过程中交叉进行。由于 A、B 两种处理方式先后实验的机会均等,因而平衡了实验顺序的影响,并可以通过假设检验对处理方式和时间先后之间的差别分别进行分析,故该设计又称两因素(两种处理、两个阶段)设计。该设计的优点是节约样本含量,能够控制时间因素及个体差异对处理方式的影响,减少误差。缺点是先进行的处理方式不应对后进行的处理方式的效应有所影响,因此两次实验之间应当有必要的间隔,而间隔时间的长短决定于针灸效应的持续时间。

6. 正交实验设计　如果观察指标是计量指标,研究因素在 3 个及以上,且影响因素可能有几个水平时,用正交实验设计分析多个因素对观察指标的影响。基本步骤是:首先,确定观察计量指标,拟订影响观察指标的因素和水平(因素的水平数最好相同,且不要过多,常用 2~4 个水平),并根据所拟订的因素及需分析的各因素间的交互作用做表头设计。其次,按设计要求进行实验,收集实验数据。最后,根据实验目的,对正交实验结果的数据进行处理,如果实验目的是筛选因素间的最佳组合,可直接根据实验结果计算各因素各水平的均数,从而找出各因素、各水平的最佳组合方式;如果实验目的是为了找出对实验结果影响最大的几个因素,则要对实验结果进行方差分析。该设计的优点是非处理因素组间分布均衡分散,整齐可比。缺点是分析交互作用不太充分。

(二)根据受试对象分类

根据受试对象分为临床试验研究和动物实验研究,两者各有特点。动物实验研究的对象是动物模型,采用实验的方法需要其基础学科的参与。临床试验研究的对象是人体,由于人体具有各自生理特点,病情和病程变化复杂,受社会、心理、生物综合因素的影响,患者有权选择退出试验,依从性有差异,因此临床试验研究比动物实验研究更易出现系统误差和偶然误差,造成研究结果的不正确。所以,必须有严格的科研设计,控制影响因素,减少偏倚和机遇的影响。

1. 临床试验研究　实验针灸学临床试验研究可参照《针灸临床研究方法指南(世界卫生组织西太平洋地区办事处,1995 年)》。

(1)临床试验研究特点

1)临床试验一般局限于对患者身心无损伤的试验:试验设计必须经过医学伦理学论证,取得受试对象的同意和配合才能实施。多数针灸临床试验的目的是观察不同的针灸方法、不同腧穴、不同针灸处方和新治疗仪器对患者病理状态的调节和影响，以指导针灸的临床应用。

2）临床试验必须有对照：设有对照，可使处理的效应与对照组之间具有可比性。开始试验时，对照组和实验组除所研究的处理因素外，其他有关的各方面条件必须相近，这样最后的组间差别才能归之于处理因素的效应。

3）临床试验中必须有一种或多种处理因素：作为针灸临床试验中的处理因素可以是预防或治疗某种疾病的针灸方法或针灸仪器设备等，单纯跟踪无处理的对象，只能了解疾病的自然发展历史，这是观察而不是试验，不属于临床试验的范畴。

4）临床试验可控性差：因人具有生物和社会双重属性，人的生命活动受到精神、心理、社会环境等因素的影响。因此，个体与个体之间存在着一定的差异，人的各种理论检测正常值实际上是不同个体不同变量的统计结果；而患病的个体与正常个体相比，又发生了很大的变化；且在治疗过程中，人体、致病因素与各种治疗措施之间，存在着复杂的相互作用机制。因而难以控制试验条件，易致一些试验误差。

（2）临床试验研究设计步骤：根据以上临床研究特点，临床研究设计的步骤主要内容如下。

1）确定处理因素：结合研究目的选定干预措施，人体试验常需有临床研究前的动物实验研究为依据，确证在动物模型上有效、无害的干预措施才能用到人体研究中。

2）选择研究对象：可根据如下原则选择。

制订纳入标准：应有明确的公认的诊断标准，研究对象有普遍代表性。

制订排除标准：估计某些患者对干预措施会有副作用，不宜选为研究对象，以免影响试验结果。

敏感群体：研究对象对干预措施敏感，能突出干预措施的效果。

依从性：指患者对治疗方法的执行态度和执行情况。依从性好，结果让人信服且客观。依从性差，应及时纠正。此外，还须注意研究者的依从性，如责任心和相互间的工作协调。

确定样本含量：样本量过少，易致假阳性的产生，研究结果的可信度降低；样本含量过多，会导致人力、财力和物力的浪费。

3）设立对照组：为了充分显示出干预措施的效应，需设立对照，具体对照方法应根据具体的实验内容确定。

4）确定适合的设计类型：根据研究目的、处理因素的多少，结合专业要求选择适合的设计方案。如评价单因素效应，受试对象易选择时，可用完全随机平行对照设计；若研究两个及两个以上因素，且存在交互作用时，则可选用析因设计分析方法。

5）拟订效应指标：为说明干预措施作用的大小，必须有反映处理因素的效应指标，首先须注意选择特异性高、客观性强、敏感度高的指标，其次多选用计量指标或等级指标，这样才能真实表达处理因素的效应，排除主观判断误差。

6）设计中采用盲法：为了纠正偏倚的产生，采用盲法，但在针灸临床研究中可能实施的为单盲法，而双盲和三盲法实施较为困难。

2. 动物实验研究　动物实验研究的目的是在动物身上进行各种不能在人身上进行的研究活动，从中找出可以推及于人类的某些客观规律。但毕竟人类在生理、病理方面比动物要复杂得多，故在评估动物实验结果时，必须对人和动物的差异要有清醒的认识。动物实验研究的特点如下。

（1）可更严格控制实验条件，增加对照的可比性，最大限度地消除实验误差：虽然在人体进行临床试验时,也可以对试验条件加以控制,但由于作为社会的人具有高度的复杂性,多数情况下难以进行严格控制,有时甚至连设置对照组都会遇到很大的阻力,给试验的进行和对结果的分析带来很多困难。而在动物实验中,可以通过应用纯系动物,获得大量的均衡受试对象,根据实验需要随机设置对照组。在病原微生物研究中,有时还可以使用无菌动物等。通过上述措施能使受试对象和整个实验过程都处于实验者的完全控制之下,由此能增加对照的可比性,最大限度地消除实验误差。

(2)可以缩短研究周期:临床上很多疾病潜伏期或病程很长,研究周期也拖得很长,采用动物复制疾病模型可以大大缩短其潜伏期或病程。尤其是那些在人体上不便进行的研究,完全可以在实验动物身上进行,这有力地推动了人类疾病的病因学、发病学和防治方法的研究。

(3)可以最大限度地获取反映实验效应的样本和资料:在临床试验中是从受试对象取得反映实验效应的样本,但会遇到受试对象拒绝提供必要的信息、进行疾病研究时患者来源不足等问题。而在动物实验研究中,通过人为安排,几乎可不受限制地获得所需研究样本量,而所有这些样本对研究的分析是至关重要的。

(4)可以进行药物的长期疗效和远期效应的观察:药物的长期疗效和远期效应,在实验室采用动物实验方法来观察大多可以实现,但在临床研究中问题就比较复杂,如患者多吃或少吃药、患者自动停药、患者另外求医、患者又患其他疾病、患者死亡和患者失去联系等均可使治疗的最终效果很难判定。

(5)可以进行一些临床无法做到的实验:动物实验可以进行对机体有害或可能有害的处理因素的研究。例如,对任何新的药物在临床应用之前,必须通过动物实验以肯定其疗效,确定治疗剂量,弄清有无毒副作用等情况。一种新的治疗技术(包括手术),也必须在动物身上先研究其可行性、效果及可能存在的问题,只有在动物身上充分掌握其技巧之后才可用于临床。至于研究各种有害因素(如病原微生物、肿瘤等)的致病作用与机制,动物实验往往是唯一的可行方法。

但是动物实验也有一些缺点,如动物机体结构和代谢特点与人体有较大差异,故动物实验结果不能完全照搬于人;有些因素在动物身上不易观察,如头痛及其他精神因素,这是由于动物没有语言,不能表达主观感受;动物实验很多是在麻醉状态下进行,其研究结果与其在正常清醒状态下的结果常有一定区别。

第二章 针灸作用基础

导学　本章介绍针灸作用基础。通过学习,应掌握循经感传的概念、特征,产生穴位针感的形态结构基础,穴位的功能,经穴—脏腑相关现象及其神经机制;熟悉具有代表性的经络假说内容,穴位的形态结构特点;了解循经感传的机制、经络检测和经穴脏腑相关现象的体液机制。

第一节　经络的研究

经络的研究是针灸基础研究的重要方面。概括地说,经络的现代科学研究主要进行了 3 个方面的工作:第一,肯定了循经感传等经络现象的存在,特别是对循经感传进行大规模调查研究,证明它是普遍存在于人群之中的一种正常生命现象。第二,以多种指标检测和显示经脉的循行路线。第三,对经穴—脏腑相关进行比较系统的研究。

一、经络现象

经络现象是指机体由于某种原因引起的沿古典经脉循行路线出现的各种生理、病理现象,包括循经感传、循经皮肤病、循经性皮肤血管功能反应、循经感觉障碍等。

(一) 循经感传现象

1. 概念　循经感传现象又称循经感传或简称感传,是指用针刺、艾灸或其他方法刺激穴位时,人体出现一种酸、麻、胀、痛等特殊感觉,从受刺激的穴位开始,基本沿古典医籍记载的经脉路线传导的,并被大脑感知的现象。能由受试者指明传导途径者称为显性感传,不能直接感知传导途径者称为隐性感传。

20 世纪 70 年代,国家卫生部颁布了测定循经感传的统一标准及方法,全国 30 家单位对约 20 万人进行了循经感传的统一调查。结果表明,循经感传在不同地区、民族、性别的人群中普遍存在,出现率为 12％～25％,但显著型者的出现率较低,不到 1％。年龄、体质、家族、疾病、季节等对感传出现有一定影响。一项对 10 多个国家人群的循经感传调查显示,其感传的出现率与国内研究结果基本一致。

2. 循经感传的分类

（1）循经感传距离的标准：根据感传的不同距离，对循经感传的类型进行了规定。① 感传不超过腕、踝关节者，用"－"表示。② 感传超过腕、踝关节，但不超过肩、髋关节者，用"＋"表示。③ 感传超过肩、髋关节，但不能到达经脉终点者，用"＋＋"表示。④ 感传能贯通经脉全程者，用"＋＋＋"表示。

（2）循经感传显著程度的分型：根据刺激穴位时出现循经感传的经数和传导的距离，可将循经感传显著程度可分为 4 型。① Ⅰ型：显著型，受试者有 6 条以上经脉感传距离达到"＋＋＋"，其余经脉均达到"＋＋"的标准。② Ⅱ型：较显型，受试者有 2 条以上经脉感传距离达到"＋＋＋"，或 3 条经脉均达到"＋＋"的标准。③ Ⅲ型：稍显型，受试者有 1 条经脉感传距离达到"＋＋"，或 2 条经脉均达到"＋"的标准。④ Ⅳ型：不显型，受试者只有 1 条经脉感传距离达到"＋"，其余经脉均为"－"的标准。

循经感传在不同地区、民族、性别和健康状况的人群中普遍存在，4 种感传类型在人群中比例多少是按不显型、稍显型、较显型、显著型的顺序依次递减，各型的出现率如图 2-1 所示。

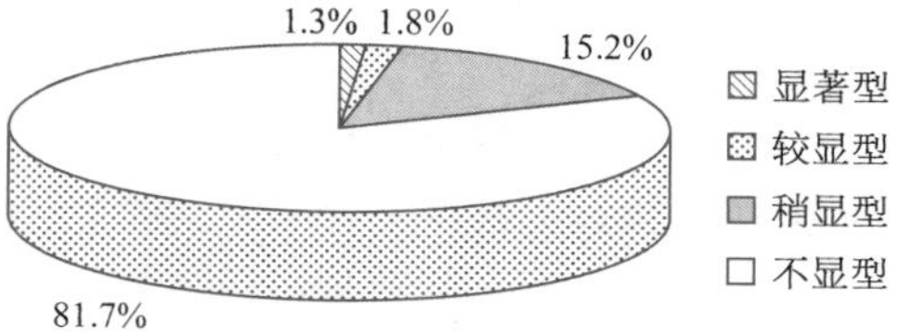

3. 循经感传的特征

（1）感传路线：感传路线通常与古典经脉主干循行路线基本相符，但也有一定差异，在不同个体、不同经脉、不同线段常发生偏离，表现为不及、超过、审行或不循经等。总的来说，四肢部基本一致，躯干部常有偏离，头面部则变异较大。

1.3%　1.8%　15.2%　　▨ 显著型
▧ 较显型
▨ 稍显型
□ 不显型

81.7%

图 2-1　循经感传显著程度分布图

（2）感传感觉：循经感传的感觉大多数是以酸、胀、麻、痛为主的混合型感觉，少数受试者也可出现流水感、蚁行感、冷感及热感等。感觉的多样性常与刺激方法、部位、个体差异有关。① 艾灸时多出现温热感，电刺激时多出现麻感、触电感，毫针刺激多以酸、胀、麻感为主，指压刺激多以麻、胀感为主。② 针尖到达皮内时常引起痛感，且定位明确，多无感传现象；针尖深入皮下及肌层时，则以胀感为主；针尖进入更深的部位时，多出现酸、麻、重、胀或这几种感觉的混合感，且有明显的感觉传导。

（3）感传速度：速度缓慢是循经感传的一个重要特征。循经感传的速度大多数较周围神经传导速度为慢，每秒数毫米至数厘米不等，一般为 1～10 cm/s，但个体差异较大。不同经脉或同一经脉的不同部位其感传速度也各不相同，如上肢、下肢比躯干、头面部为快。经过肘、肩、膝、髋等大关节或主要穴位时，可出现速度减慢或停顿。此外，循经感传的出现有一定潜伏期，受试者需经过一定时间刺激后，方能出现感传。潜伏期一般为几秒至 10 多秒，其长短与传导速度呈正比，即传导的速度越快则其潜伏期越短。

循经感传速度常受各种因素的影响，其中刺激穴位方法、强度及温度影响较大。① 不同手法的影响：手法运针时的感传速度较电针者快，压迫穴位所引起的感传较电针者慢，艾灸引起的感传速度也较慢。② 刺激强度的影响：在受试者可耐受的范围内，加大刺激强度或增加艾灸壮数可加快感传速度。③ 温度的影响：在针刺穴位或感传经过的部位加热可使感传速度加快，降温则使之减慢。

（4）感传宽度：感传路线不是一条线，一般呈带状，为 0.5～5.0 cm。其宽度因部位而异，四肢部位较窄，躯干部位较宽。感传线有中心线和边缘线之分，中心线内感传强烈、清晰，边缘部分则较模糊。

（5）感传深度：感传深度因随机体部位而不同，肌肉丰厚处，感传线较深，似在肌肉中；肌肉浅薄处,感传线较浅,似在皮下。

(6)感传方向:感传的双向性是循经感传的重要特征。刺激井穴或原穴,感传向躯干、头面部传导;刺激头面部或躯干部的穴位,感传向四肢传导;刺激经脉中途的腧穴,则感传一般呈离心性和向心性的双向传导。

在感传延伸过程中,刺激停止,感传并不消失,而是沿着原路向刺激点回流,到达该穴后才逐渐消失,这种现象称为回流。如果针刺时间较长,尽管刺激并未停止,有些人的感传也自动向针刺穴回流,最终消失。而且在此后的一定时间内再刺激经穴,即使施以更强的刺激亦不会再引起感传,这种现象有人称为乏感传期。

(7)感传阻滞:可阻滞性是循经感传的另一个重要特征。感传一般呈匀速行走,但有的经过关节时稍有停顿,经行针后感传继续上行。若在局部机械压迫、局部冷冻降温和局部注射生理盐水、M 受体阻断剂、α 受体阻断剂、盐酸普鲁卡因等液体,甚至触觉刺激等,均可使感传有不同程度的阻滞。

研究发现,机械压迫和局部降温等因素不仅可以阻滞感传,而且随着感传的阻滞,针刺的效应亦随之显著减弱,甚至完全消失。解除阻滞后,针效即恢复。

(8)感传效应:当感传沿经脉到达所属络的脏腑器官时,可诱发相应脏腑器官的功能发生明显变化。例如,针刺足三里感传上达腹部时,受试者感到闷重感,觉胃内灼热或抽动,胃电图的波幅明显加大,肠鸣音加强;针刺内关感传到达胸部时,则感觉心前区舒畅、闷重感消失,有心率改变和心功能改变。

(9)感传激发:循经感传激发与控制的方法很多,主要是通过改变刺激方法或改变机体状态起到作用的。感传可使用传统针刺手法进行激发,如采用反复轻微捻针,伴以小幅度快速提插或辅以沿经撮提循按,可使 90% 的受试者出现感传,30% 的受试者感传通达经脉全程。对于短程感传,也可用电针或声电针,在其终止部位继续施加刺激进行激发,常可使感传继续前进,此即为循经感传的"接力"或"接力循行"。该法可使感传出现率提高到 84.4%,通达全程占 22.1%。

此外,用循经加热,或同时结合电针刺激方法激发感传,效果更显著。也有研究指出,应用 ATP、辅酶 A 和活血化瘀的药物也可使感传显著提高;其他如气功入静、热水浴及提高室温等方法均可激发感传。

4. 机制分析

(1)中枢兴奋扩散:这种观点认为,感传的基本过程是在中枢神经系统内进行的。感传是兴奋在中枢神经系统(特别是大脑皮质)内的定向扩散,即"感在中枢,传在中枢"。感觉的产生是大脑皮质功能的一种表现。针刺穴位时所产生的特殊感觉沿一定的路径循行,就表明大脑皮质中有相应的神经细胞兴奋,这些神经细胞间兴奋扩散的路径的联线,即表现为躯体上的经脉路线(图 2-2)。其主要依据有:

1)皮质感觉功能:当大脑皮质或中枢系统功能损害后,循经感传就不能发生。

2)幻肢感传:针刺截肢患者断肢残端以上穴位仍然可引起感传,并可通达已不存在的肢体末端。大多数受试者的感传路线基本循经,速度缓慢,但也有一些受试者无法分清感传的路线和过程。

3)自发感传:是指在不给穴位进行任何刺激,自发出现循经感传的现象。如颅内疾患可引起自发性感传和循经感觉异常,经常气功锻炼者常易出现自发感传。

4)气功入静后感传出现:气功入静诱导后,可使感传出现率显著提高。

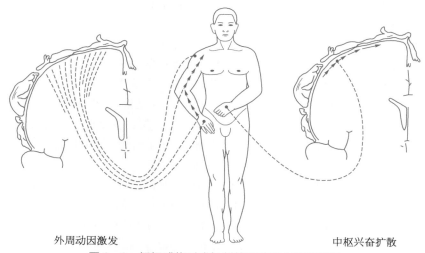

外周动因激发　　　　　　　　　　　　　　　　　中枢兴奋扩散

图2-2　循经感传形成机制的两种观点的示意图

（2）外周动因：这种观点认为感传循行时，外周或"体表"可能有某种实质性的过程在循经进行，这一过程决定了感传的路线和特征。针刺穴位时，沿经传导的某种"动因"依次兴奋体表神经感受装置，神经冲动相继传入中枢神经系统，从而在主观上感觉到针感在外周循经传导，即"传在体表，感在中枢"（图2-2）。其主要依据有：

1）循经感传路线：循经感传的路线与已知的神经、血管、淋巴管的分布很不一致，感传的速度较周围神经的传导速度慢得多。

2）感传阻滞现象：循经感传可被机械压迫、局部冷冻降温等因素所阻滞。感传阻滞对针刺效应有显著影响，感传被阻滞，针效随之显著减弱（甚至完全消失）；解除阻滞，针效又很快恢复。

3）伴随循经感传出现的各种功能反应：循经感传线有时会出现白线、红线、皮丘带、皮下瘀斑、带状出汗、立毛和肌电等反应，甚至可以发生循经皮肤病。这说明循经感传并不只是一种单纯的主观感觉现象，在外周还可以引起各种可见的形态变化。

4）感传改道：肌肉、肌腱手术后循经感传遇到创伤、关节或瘢痕时会受阻或绕道。这些现象说明，在体表感觉缺失区内仍有某种依照其固有路线行进的传递过程通过。

5）感传的路线与体觉系统分域定位的关系不符：一些研究观察到，针刺足三阳经的膝以下穴位时，感传循行的路线是沿着下肢上行，经过躯干直上头面，而不经过上肢。用现代神经解剖学和生理学有关体觉系统分域定位的知识很难解释足三阳经感传的特殊路线。

（3）外周中枢统一观点：这种观点认为，在循经感传的形成过程中，外周和中枢是不可分割的整体。外周有循经现象，中枢则有循经的投射和特定的功能联系；外周有循经感传的实质过程，中枢则有外周循经感传的反映和投射的特定功能联系；循经感传是外周与中枢的协同活动的结果，起决定作用的是外周的实质过程。但在一定条件下，中枢环节也可能表现出自己特定的影响。

（二）其他经络现象

1. 循经皮肤病　是指由于某些遗传因素，或内、外环境的刺激，沿经脉循行路线出现带状皮肤病损，是可见的经络现象之一。循经皮肤病可分为先天性循经皮肤病和后天性循经皮肤病两种。先天性循经皮肤病可见于各种痣、汗孔角化症、鳞状毛囊角化、单纯性血管瘤等；后天性循经皮肤病可见于神经性皮炎、扁平苔藓、湿疹、过敏性紫癜、硬皮病、银屑病、线状色素沉着、带状疱疹、皮下脂肪萎缩等。

(1) 表现特征

1) 基本循经：皮肤病损有一定规律地沿经脉体表循行线分布，可广泛分布于十四经。一般上肢多分布于经脉全程，下肢多分布于股部或臀部以下，少数可达上腹部。皮肤病损的分布也有一定程度的变异，出现偏离、曲折，甚至串经。但总的来说，循经是基本的特点。

2) 单经出现或多经并发：常以单经出现，也可见多经并发。多经并发是指同一患者同时并发有 2 条以上的循经皮损，多者可达 5～7 条。其皮肤病损可互相融合，相互连通。皮损多经并发的现象既可见于先天性循经皮肤病，也可见于后天性循经皮肤病。

3) 病损的宽度与断续：皮肤病损的宽窄不一，细者如线，宽者可达 2～3 cm，但绝大多数循经皮损的宽度都在 1 cm 以下，呈窄带状。分布于同一条经脉上的皮损，宽窄也不完全一致。在多数情况下，皮损间断分布，并不连续。有一些皮肤病损呈连续的线状或带状。还有一些皮损如丘疹、丘疱疹，虽然孤立存在，但沿经排列成行，经络的路线仍清晰可察。

4) 伴发症状：循经皮肤病与相关内脏的病变可能有联系。对部分病例的观察发现，足少阴肾经皮损伴发肾脏及神经、精神方面变化为主；足太阴脾经皮损伴发消化不良症状为主；手阳明大肠经皮损伴发胃肠和咽部变化为主；手少阴心经皮损伴发心脏病变为主。但也有报道指出，经各种检查未发现循经皮损与内脏病变关系密切。

(2) 机制分析：研究者认为，循经皮肤病的形成既与自主神经和大脑皮质的控制有密切关系，也与局部的微循环和神经、体液变化有关。有人认为，先天性循经皮肤病主要是由于外胚层细胞发育异常造成的；中胚层的血管变化异常也可能是产生机制之一。后天性循经皮肤病可能是由于经脉线组织处于致敏的病理状态下，某些原因刺激局部释放生物活性物质诱发了变态反应所致。

2. 循经性皮肤血管功能反应　在某些循经感传显著的受试者身上，针刺时常伴随感传出现一些皮肤血管功能反应，如红线、白线、红疹、皮下出血、局部皮肤温度和血流的变化，以及肌电反应等。这类反应持续时间短，大多可自行恢复，无明显后遗症。

(1) 表现特征

1) 反应现象：包括针刺后在经脉循行路线上出现的红线、白线、红疹、皮丘带和皮下出血等现象，其中以红线、白线为多。

2) 先兆症状：红线出现之前，感传经过的部位常伴有痒、凉、麻木、酸胀和疼痛等感觉。持续时间因人而异，长短不一，潜伏期也不尽相同，有些人留针后立即出现，有些人次日才出现，有的人可多次重复出现。

3) 分布特点：一般只出现在感传线上的某一段，很少通达全程。这类线较细，为 1～2 cm。出现后持续时间长短不等，短则 10 多分钟，长则数小时。

(2) 机制分析：这种现象可能与自主神经和血管功能有关，但其走行的路线却与血管、淋巴管及神经的走行不同，仍需要进一步研究。

3. 循经感觉障碍　是指沿着经脉循行路线自发出现的疼痛、异常感觉或其他感觉障碍，是病理状态下自发出现的一种经络现象。

(1) 表现特征

1) 感觉性质：循经性感觉障碍表现多种多样，包括感觉过敏和感觉迟钝，以循经性疼痛最为常见，表现为抽痛、灼痛、钝痛或压痛，也可表现为麻、酸、热、冷、水流感、气流感和蚁行感等，尤以麻感较多。

2) 分布特点：① 感觉障碍分布于体表，呈线(带)状，当深入体腔时则范围增宽，并趋于弥散。② 感觉障碍多数出现于经脉全程，有的仅见于经脉行程一部分，亦有串经现象。③ 出现感觉障碍频率最高的经脉是膀胱经，其余依次是大肠经、督脉、胃经和胆经。

3) 发作特征：① 一般每日发作 1 至数次，但也有日发 10 余次，或数日或数个月才发作 1 次者。② 发作时从某一恒定的始发点开始，循经扩延一定的距离，扩延速度为 10～40 cm/s，或者更慢，每次发作的持续时间短者数分钟，长者数小时。③ 少数患者，发作时可有精神障碍、内脏危象或其他反应，这些症状多在发作停止后 3～4 h 内消失。在始发点或扩延路线施加艾灸或压迫，可阻止其发作。

(2) 机制分析：内脏疾患、躯体的损伤性病灶或中枢神经系统的疾患，是引起循经性感觉障碍的主要原因。有人认为是一种大脑皮质功能失调为基础的病理性反射，也有人认为可能是一种具有局灶性癫痫和反射性癫痫双重性质的循经走行的感觉性障碍。

二、经络检测

(一) 经络的生物物理学检测

应用生物物理学方法在经脉循行线上检测经络的生物物理学特性，发现经络具有多种与周围非经线处不同的特性，如经络电学特性、声传导特性、热学特性、光学特性、磁学特性、核素循经迁移现象和肌电反应等。

1. 循经低电阻特性　　20 世纪 50 年代，日本学者中谷义雄用直流电阻测定仪测量到某肾病患者沿肾经有皮肤导电量较高的点分布，随后在其他患者身上也发现了类似的现象；日本学者笹川将这种皮肤导电量较高的点命名为"良导点"，由"良导点"连成的线称为"良导络"。其后我国学者自制了多种测量体表阻抗的仪器，对人体经脉循行线系统地进行了研究，发现经脉循行路线上的皮肤电阻较经脉循行路线两旁为低。其主要表现特征为：① 皮肤低电阻点的分布基本是循经的，但排列并不相连。② 穴位低电阻点的阻抗一般较其周围非穴点的阻抗值低。③ 低电阻点的连线绝大多数分布在经脉线上，或在其两侧 0.5 cm 的范围之内。在测试经脉与其两侧相邻经脉之间的对照区内，则很少有低电阻点的出现。④ 循经低电阻探测结果受人体功能状态和测试电极压力、通电时间、重复次数，以及室温等因素影响。

2. 循经声传导特性　　20 世纪 80 年代，研究者发现在人体经穴输入低频声波，用声电传感器在穴位所在经脉其他穴处可以记录到较经外较强的声信号，这一现象被称为循经声传导现象。其表现特征为：① 输入经穴的低频声波在体内具有循经传导的特点。② 声波循经传导的速度为 10 m/s 左右，声波在传导中有衰减。③ 若受试者有病痛，声波传导受阻，病愈后则恢复。④ 动物实验显示，切断皮肤、皮下浅筋膜对声信号的传导均无明显影响，而切断深筋膜组织后循经声波消失。⑤ 循经声波在人体体表及内脏均在筋膜类组织上传导。

3. 循经热辐射特征　　20 世纪 70 年代日本学者用液晶薄膜法观察到，给予合谷穴灸刺激后，大肠经区域温度上升了 1～2℃，这一现象后来被称为循经热辐射现象。此后，我国学者用红外线热像仪进行循经热辐射的研究，其表现特征为：① 受试者主观感觉(热感或冷感)的强度与热像图亮带辉度的变化基本一致，辉度改变的部位也与经脉的循行路线基本符合，但与神经、血管和淋巴管的走向不同。② 如果感传的性质为酸、胀、麻而无冷、热的感觉，则热像图上也记录不到温度变化的图像。③ 针刺后出现的循经高温带的温度较针刺前可升高 1℃以上。高温带的出现与发展都稍迟于感传出现的时间。高温带与针感的强度有明显关系,针感强者高温带也比较明显。

一般认为,皮肤温度的变化是局部血液循环和代谢状态的反映,与自主神经功能密切相关。接受刺激出现循经感传时,可能是感传信号刺激毛细血管收缩或扩张,使循经血流量发生变化而出现循经热辐射现象。

4. 循经光学特性 20 世纪 70 年代后期,有学者发现,人体经穴上能发出较强的"冷光",这种特性被称循经光学特性。其特征主要为:① 所探测到的冷光波长为 380~420 nm。② 针刺得气可增加发光强度,有循经感传者经穴发光强度上升更明显。有研究者认为,冷光的发光强度在一定程度上反映了机体生命活动能力的强弱,它对经脉的客观显示、疾病的诊断等可能具有重要意义。

5. 经络磁学特征 我国学者对健康人经穴经外磁特性、健康人和疾病患者经穴内外磁信号的差别、针刺前后经穴磁信号的变化进行研究发现,经脉具有一定的磁特征。其主要表现为:① 自然状态下,经穴上磁信号的低频成分较多,经穴外的相对高频成分较多。② 针刺后,经穴上磁场的频谱表现为低频成分进一步增加,高频成分进一步降低,而经穴外结果相反。其机制尚待进一步研究。

6. 核素循经迁移现象 从 20 世纪 60 年代初,我国学者开始应用放射性核素检测经脉的循行路线,研究发现了核素循经迁移现象,主要特征为:① 放射性核素注入穴位后可循经迁移。② 核素循经迁移的平均距离为 57.36 cm。③ 核素循经迁移的方向呈双向性,但以向心性为主。④ 核素循经迁移有一定潜伏期,平均潜伏期为 37.28 s,迁移的速度也快慢不等,平均为 17.35 cm/ min。⑤ 核素循经迁移可被施加在经脉线的压力阻断。⑥ 在穴位的不同深度注射核素,迁移轨迹与经脉线符合率也不尽相同。在穴位深部肌肉处找到针感后,再注入放射性核素,其移行轨迹与古典经脉线的吻合率高达 95%。

北欧学者 AuclMd 证实,人体内组织间隙存在非均质空间,由胶体和自由液体两种成分组成,在毛细血管和淋巴管之间有快速的组织液运输渠道,放射性核素可能是通过这种通道循经运行。

7. 循经肌电现象 我国研究者应用电生理技术研究发现,循经感传现象伴有循经肌电的发放。其表现特征为:① 循经感传现象与循经肌电同时出现,循经感传轨迹与循经肌电行进在同一位置中,肌电振幅在 10~150 μV,行进平均速度为 2.3 cm/ s。② 上达胸、腹、头部的循经感传几乎记录不到明显的肌电信号。③ 循经肌电可阻滞。如臂丛神经阻滞后,在上肢出现的循经感传和循经肌电信号一同消失。

在动物实验中观察到,脊髓运动神经元对穴位刺激的反应具有循经的耦联特性。针刺穴位后,刺激引发局部神经、肌肉组织兴奋,骨骼肌在兴奋过程中肌电形成的电流能够对穿行其间的神经组织施加刺激,使其产生继发性兴奋,并反映在经脉循行的部位,从而沿经脉出现感觉迁移和步进性运动反应。

(二) 经络的循经离子分布现象

循经离子分布现象是指在循经路线上发现与周围非经脉处有不同的离子特性。研究发现,Ca^{2+}、K^+ 与经络活动有非常密切的关系,是构成经络活动的重要因素之一。其表现特征为:① 经穴处的 Ca^{2+}、K^+ 浓度高于非经穴处。② 当脏腑出现病变时,相应经脉线细胞外的 Ca^{2+} 浓度明显下降,且下降幅度与脏腑病变程度呈明显正相关的关系。随着脏腑病变的痊愈,Ca^{2+} 浓度逐渐恢复正常。内脏病时,K^+ 表现出与 Ca^{2+} 类似的变化趋势。③ K^+ 在针刺前后的浓度有明显差异。④ 针刺经穴可使本经其他穴位处的 Ca^{2+}、K^+ 浓度升高。其具体机制有待于进一步研究。

三、经络假说

目前经络实质的假说大体上有以下 3 种观点：① 经络是以神经系统为主要基础，包括血管、淋巴系统等已知结构的人体功能综合调节系统。② 经络是独立于神经、血管、淋巴系统等已知结构之外(但又与之密切相关)的另一个功能调节系统。③ 经络可能是既包括已知结构，也包括未知结构的综合功能调节系统。围绕经络实质提出了多种假说，这些假说可能都反映了经络实质的某一侧面，但都还不能对经络现象和针灸作用的种种规律作出十分圆满的解释。现将部分有代表性的假说简介如下。

（一）二重反射假说

现代生理学认为，人和动物生理功能的调节是通过神经、体液综合调节机制而实现的，但器官功能的神经调节可通过两种形式来完成。其一，是通过中枢神经系统的长反射；其二，是通过位于器官内部的局部神经丛而实现的短反射。基于这些生理学中已知的事实和国内对经络现象研究的结果，有学者于 1977 年提出经络实质的二重反射假说。该假说认为，经络现象是由针刺引起中枢神经系统的长反射和一系列相继激发的局部短反射而产生的。二重反射假说的基本观点是：① 经络循行线上的组织存在着相对丰富的血管和淋巴管，其分布可能有特殊的构型。② 经络循行线上的皮肤、皮下组织与血管周围有相对丰富的神经丝(网)，主要由交感肾上腺素能纤维、胆碱能纤维和传入神经所组成，这些游离的神经末梢可以相互发生影响。③ 针刺时，由于局部组织损伤而产生的一些酶化学物质作用于游离神经末梢，可成为引起另一个短反射的动因。如此相继触发，向一定方向推进，从而引起循经出现的各种经络现象。④ 在一系列局部短反射相继激发的过程中，每一个反射环节所引起的兴奋，通过传入神经进入中枢，上升为意识。这些局部短反射的代表区在大脑皮质上相互接通，就形成了经络在大脑皮质上的投影图。⑤ 在经络循行线上，以神经和血管为基础的局部短反射效应可以认为是一种比较古老、低级的外周整合系统，是进化过程中遗留下来的一种比较原始的功能。

（二）经穴—脏腑相关说

1981 年，有学者提出"经穴—脏腑相关"的观点，并认为这是经络现代研究发现了现代生理学所没有发现的新功能。这个假说的依据为：① 任何穴位都有神经纤维，即使是在血管周围也不能排除有神经末梢。经麻醉阻滞神经传导后，穴位刺激毫无效果。② 循经感传的感觉过程必然经过外周神经到达高级中枢，否则就不可能产生感觉。③ 在效应器上产生的功能变化，是由穴位刺激经过各级中枢产生的调节反射。④ 体表穴位因内脏疾患产生病理反应，其他病理、生理变化也可以理解为反射现象。⑤ 从穴位沿经络线到效应器，所有的变化大多是属于自主性的。⑥ 形态学、组织化学关于交感神经调节局部血流的研究支持上述假说。

目前，经络现象的研究结果不仅证明了古人有关经络生理学的一些主要论述，而且为现代生理学开辟了一个新天地。经络联系可能是以自主性联系为主的混合联系，它同样可能受到各级自主神经中枢(丘脑及脑干)的影响，体液因素也可能参与这一过程。

（三）轴索反射接力联动假说

1980 年，有学者提出了轴索反射接力联动假说。该假说基于对针刺时循经出现的红线、皮丘带等经络现象与皮肤三联反应特点的对比分析，从组织生理学的角度对循经皮肤反应等经络现象的产生机制和经络的组织结构基础作出解释。这个假说与二重反射假说有类似之处，但其构思更为具体。

轴索反射接力联动假说认为,穴位中的感觉神经末梢受到各种形式的刺激产生兴奋,神经冲动向中枢传导至该轴索分支的分岔处,然后返转逆向,沿其另一分支传向皮肤,在此分支的终末处释放扩血管物质或其他效应物质,使皮肤小动脉扩张、微血管通透性增高,并使接近此分支终末的肥大细胞进入活跃状态。小动脉扩张形成潮红,微血管通透性升高形成风团,由穴位直接刺激和由轴索反射引起的肥大细胞活动改变了中间物质的成分和含量。这些中间物质包括从上一轴索终末释放的递质、微环境中的各种生物活性物质或电解质和构成荷电基质的大分子物质,其将信息从一个神经元的轴索终末传递给下一个神经元的终末。由于中间物质导电能力的增强,激动皮肤中按经络路线排列的、与上一神经元末梢重叠分布的下一个神经元轴索终末产生兴奋,进而使下一神经元进行轴索反射,反射的结果同样形成相应区域的潮红或风团,增强中间物质的导电能力;如此一个接一个地传下去的潮红或风团就从局部延伸成为跨过若干个皮节的红线或(和)皮丘带。突触样接头是满足信息传递的结构基础,它包括构成接头的两个或两个以上的轴索终末和介于其间的中间物质。

(四)第三平衡系统假说

1978 年,有学者提出了"第三平衡系统"假说。该学说认为,经络系统应列为体内第三平衡系统,其生理功能属于整体区域全息性质。该假说的主要依据为:① 鉴于经络的主要作用就在于调节体表和内脏的相互关系,使体表和内脏的功能活动保持相对的平衡,因此经络也是一个平衡系统。② 循经感传的速度为 2.7~8 cm/s,较已知的自主神经的传导速度至少要慢 10 余倍。由此可见,经络是不同于目前已知的调节系统,研究者把这个系统命名为第三平衡系统,该系统把人体功能活动的总枢纽分为 4 个部分(表 2-1)。

表 2-1　人体 4 种平衡系统及速度

平 衡 系 统		速　　度	作　用
第一平衡系统	躯体神经	70~120 m/s(传导)	快速姿势平衡
第二平衡系统	自主神经	2~14 m/s(传导)	内脏活动平衡
第三平衡系统	经络	2.7~8 cm/s(感传)	体表内脏间平衡
第四平衡系统	内分泌	以分钟计(作用)	整体平衡

除以上假说之外,尚有脉管外组织液流动说、脊髓脑干神经网络假说、经络波导说等;也有研究者认为经络是某种传导系统古老的应激系统、特化的胚胎"表皮传导"量子系统;另有研究者从系统论、控制论、信息论和耗散结构理论的角度来探讨经络实质;但目前都未能完整、系统地揭示经络的科学内涵,有待于进一步深入研究。

第二节　穴位的研究

穴位的研究主要包括穴位结构、穴位功能两大部分。

一、穴位的结构

自 20 世纪 50 年代以来,运用层次解剖、断面解剖、巨微解剖和显微解剖等方法,对穴位形态结构观察显示,尽管不同部位的穴位组成略有差异,但它们均与神经、血管、淋巴管、肌肉、肌腱等组织关系密切。穴位是由皮肤、皮下组织、筋膜、肌肉、肌腱、神经、血管、淋巴管等已知和未知的特殊结构共同构筑的立体空间结构,即一个多层次的"立体构筑"。

(一)穴位的形态结构特点

1. 穴位与神经、血管关系密切

(1)穴位与神经关系密切:① 绝大部分穴位均与周围神经有关。其中,有些穴位的针刺点直接刺中神经干,有些是在针刺点周围 3～5 mm 以内有神经干或其分支通过。徐州医学院的研究证实,全身 361 个穴位中,靠近神经主干者 205 穴,其中靠近皮神经主干者 104 穴,靠近深部神经主干者 122 穴;上海中医药大学对十二经 309 个穴位的解剖观察表明,针刺进穴位后直接刺中神经干者 152 穴,针旁 0.5 cm 内有神经干者 157 穴。② 穴位区神经干支较比非穴区多。如 Nakazo 等研究发现,穴位和非穴位皮肤组织中的神经纤维数量之比为 7.22∶5.26(约 1.4 倍)。③ 穴区的游离神经末梢、神经束和神经丛等神经装置要较非穴区丰富得多。如 Kellner 通过穴位连续切片观察发现,穴位是效应器和感受器明显集中的部位。穴区的一个感受器所支配的皮肤表面积仅为 2.80 mm^2,而非穴区为 12.83 mm^2。

(2)穴位与血管关系密切:① 大部分穴位分布在大血管周围。上海中医药大学对十二经 309 穴针下结构的观察表明,针刺入穴位,针下正当动脉干者 24 穴,针旁有动、静脉干者 262 穴,两者合计占观察穴位的 92.6％。② 穴区血管密度较非穴区高。有学者用质子激发 X 线荧光发射技术(PIXE)观察到骨间膜外丘穴位处血管密集,其血管密度值为非穴位区的 3.27 倍。对胆经小腿部其他穴位、心经前臂穴位的观察结果也大致相当。穴区血管结构较非穴区具有相对特异性,采用巨微解剖方法对足三里穴的血管网组织结构的研究显示,穴区的小血管分支多,微血管相互交叉、吻合,形成致密的毛细血管网,而非穴区的小血管仅呈树干样分支的稀疏分布。复旦大学等研究发现,穴位区域有丰富的毛细血管存在,这些毛细血管的排列并非杂乱无章,而是呈平行于经络的走向而一层一层分布的。

2. 穴位区域有丰富的感受器 感受器是指分布在体表或各种组织内部的,能够感受机体内、外环境变化的特殊结构或装置,包括游离神经末梢、肌梭、腱梭、环层小体、克氏终球等。研究发现穴区的表皮、真皮、皮下、筋膜、肌层及血管组织中都有丰富而多样的神经末梢、神经束、神经支或各种特殊感受器,刺激它们容易引起酸、麻、胀、重等针感。不同部位的穴位中,其特殊结构或装置的种类、数量和组合形式差别很大。例如,指尖部的穴位,在表皮的基层细胞之间有新月状或小环状游离神经末梢,真皮网状层有游离神经末梢、露菲尼小体和克氏终球,皮下组织与真皮交界处有大量环层小体;足趾部的穴位,主要是触觉小体和游离神经末梢;耳穴,既能见到丰富的血管、淋巴和游离神经末梢,还可见到环层小体、露菲尼小体等;血管丛周围的穴位,多有粗、细两类纤维构成的神经丛伴行;有毛部位的穴位,以毛囊感受器和各种游离神经末梢、露菲尼小体、麦氏小体、克氏终球、环层小体等多见;肌肉丰厚部位的穴位,则以肌梭、肌肉内的神经或血管较多见。截至目前,用显微镜在穴区内所见到的主要是血管(包括血管壁神经丛)、游离神经末梢及穴位深部的多种感受器等已知结构,尚未见到新的可作为穴位或经络普遍特征的任何特殊结构。

3. 多数穴位深部结缔组织丰富　研究发现,肺经、胆经、胃经穴位针刺点深部多位于骨膜、骨间膜、肌肉肌腱筋膜、血管神经鞘膜、关节囊等结缔组织丰富的部位。在这些结缔组织中不仅血管密集,而且 Ca^{2+} 浓度远高于非穴位区。结缔组织分布广泛,是生物进化过程中出现较早、分化较低的组织,其作用长期以来未被重视而只被视作连结性结构,现代蛋白质分子结构的研究已明确 20 多种类型胶原蛋白的氨基酸排列顺序及侧链位置等信息。结缔组织中的胶原纤维就是这些胶原蛋白首尾错开排列而形成长短有序的液晶态结构,并具有光学超晶格结构的特征。结缔组织的这些特性可解释经络的一些主要特征。

4. 穴位区域有丰富的肥大细胞　与非穴区比较,穴位区域有较丰富的肥大细胞存在,多沿经络线走行方向的小血管、神经束分布。有研究发现,穴区深层中心区肥大细胞呈梭形密集成群;浅层肥大细胞呈单个存在,且数量较少。深层穴区环磷酸鸟苷(cGMP)显色反应强,环磷酸腺苷(cAMP)显色反应弱,而非穴区显色差别不明显,提示穴区肥大细胞代谢旺盛。针刺对穴位肥大细胞数量和形态有一定影响,如有研究观察到针刺后穴区深层筋膜处肥大细胞数量显著减少,当在穴位处进行提插或捻转手法时,针体刺激到结缔组织平面,引起穴区胶原纤维的形变,促使穴区局部肥大细胞脱颗粒可见局部肥大细胞呈脱颗粒反应。

(二) 产生穴位针感的形态结构基础

1. 穴位针感点的分布　穴位下针感点可存穴区的各层组织中,但大多数分布在深层组织内。例如,1974 年有研究者用蓝点法证实足三里等穴位的 35 个针感点均分布于深层组织中。也有人用亚甲蓝标记法研究发现偏历穴等穴位的 30 个针感点中,6 个在皮下结缔组织中,其余均在深部组织内。用改良蓝点法研究足三里等穴位的 44 个针感点发现,约 90% 针感点位于深层组织内。

2. 穴位针感点的感受器　有蓝点法研究发现足三里等穴的 16 个针感点 1~4 mm² 的范围内见到组织结构的比例为:神经束 35.2%,游离神经末梢 14.8%,肌梭 4.5%,血管 45.5%。有人同法研究了足三里等穴的 44 个针感点周围 1.8 mm 直径范围内的组织结构比例,发现神经干、支和小血管(管壁神经丛)为 100%,游离神经末梢为 54%,肌梭为 37% 左右。其中神经干、神经支、血管和游离神经末梢与针感呈平行关系,这些事实表明穴位下的血管、小神经束、游离神经末梢或各种特殊感受器等组织结构和针感的形成密切相关,它们共同构成穴位的感受装置。此外,穴位针感点内血管壁上的自主神经有可能参与针感的形成。如有人在针刺兔"足三里"穴促肠蠕动效应研究中,先后切断后肢的皮肤、肌肉、坐骨神经和股骨后,该针刺效应依然存在,只有切除该侧髂外动脉或用石炭酸在股动脉上环形涂抹 1 周后,该针刺效应即消失。病理检查证明,血管壁上的自主神经丛可能是这一针刺效应的传入途径之一。组织化学的研究也证实,穴区内小血管上确有自主神经纤维,其中有的属肽能神经纤维,它们与躯体神经及其游离末梢分支到血管的纤维相吻合,形成躯体神经与自主神经在血管丛的汇合区,也可能是针刺穴位时产生针感反应的组织形态学基础。

(1) 穴位所处环境与感受器种类的关系:不同穴位内的组织形态结构差异很大,其中所含神经感受装置的种类也不同,究竟是哪种感受装置与针感性质有关,尚难以从形态学研究作出判断,不过也有了一些初步的规律。通过形态学和穴位肌电,以及神经细束分离法等研究发现,在肌肉丰厚的穴位(如合谷、内关等),肌梭分布密集;肌腱附近穴位(如昆仑、曲泽等)中主要是环层小体最多;肌与肌腱接头部的穴位(如承山)中心则以腱器官为主;头皮处穴位(百会、印堂、攒竹和丝竹空)中主要是游离末梢和包囊感受器;关节囊处的穴位(内外膝眼)则以露菲尼小体为主。可见与针感有关的感受装置,很可能是多种多样的,这对于认识穴位针刺时针感性质的多样性也许会有所帮助。

(2)针感性质与组织结构的关系:用亚甲蓝标记针感点并记录患者主诉的方法,或直接刺激不同组织时产生的感觉与针感的对比研究发现,针刺刺激到神经时多引起麻感,针刺到血管多引起痛感,刺激到肌腱、骨膜多引起酸感,刺激到肌肉多引起酸胀感。同时还发现,同一神经干,当用手术器械碰它时产生麻感,针刺时产生酸感,手术刀分解它的鞘膜时又产生麻感,手搓它时产生重的感觉。在各种组织刺激中可引起针感反应者,仍以刺中神经的发生机会最多。这些说明针感可产生于各种组织之中,但针刺作用于不同组织时产生的针感性质不同,即使在同一组织内,由于针刺手法不同(刺激方式及质和量不同)也可能引起不同性质的针感。这可能就是针刺不同穴位可能产生多种性质(酸、麻、胀、重等)针感的原因。

二、穴位的功能

穴位的功能包括感受刺激和反映病证两个方面。感受刺激是指穴位在接受针灸等刺激后,可将刺激信号转换成生物信息,调节机体功能。反映病证则是指机体的病理变化,通过各种途径,导致穴位功能、形态发生变化,表现为感觉异常、组织形态学变化和生物物理特性等的改变。

(一)感受刺激

针灸推拿等治疗方法作用于穴位后之所以能调节人体功能状态,使病变得以痊愈,是因为穴位具有感受刺激的功能,可将这些外界刺激转换成有效的生物信息。

1. 感受器的换能与感受器电位　各种感受器在功能上的一个共同特点,是能将作用于它们的各种形式的刺激能量转换为传入神经上的动作电位,这种能量转换称为感受器的换能作用,因此可以将感受器看成生物换能器。在换能过程中,一般不是直接将刺激能量转变为神经冲动,而是先在感受器细胞内或感觉神经末梢引起相应的电位变化,前者称为感受器电位,后者则称为发生器电位。对于神经末梢感受器来说,发生器电位就是感受器电位。外来刺激作用于感受器细胞后,主要是通过具有特异感受结构的通道蛋白质或膜的特异受体将外界刺激转换成跨膜电信号,由此将不同能量形式的外界刺激转换成跨膜电位变化。对具有化学敏感性的感受器来说,换能过程则与化学物质的释放有关。伤害性刺激使受损伤的组织释放某些化学物质,通过直接和间接作用,激活不同的受体,使感受器去极化,产生传入冲动。这些化学物质包括:① 从损伤细胞中溢出的 K^+、H^+、组胺、乙酰胆碱(ACh)、5-羟色胺(5-HT)和三磷酸腺苷(ATP)、缓激肽、前列腺素等。② 由感受器本身释放的肽类物质如 P 物质等,它们进入组织液中刺激肥大细胞释放组胺,使感受器的活力进一步增强。

感受器将外界刺激转换成神经动作电位时,不仅仅是发生了能量形式的转换,更重要的是将刺激所包含的环境变化信息也转移到了动作电位的序列之中,这就是感受器的编码功能。通过不同动作电位序列的排列与组合,感受器将外界信息转换成中枢神经能够理解的生物信息,经各级神经中枢最终传送至大脑皮质产生感觉,并进而发出各种调节指令。感受器的换能机制尤其是生物信息生成机制的研究是感觉生理学的研究热点之一,从实验针灸学角度,了解穴位感受器如何将外界刺激转换成生物信息以调节人体功能,对阐明针灸临床机制、提高临床疗效是有益的,目前这一研究正在深入开展。

2. 穴位感受器特点　与其他感受器相比,人体的穴位感受器具有自身独特的特点。

(1)穴位感受器可感受多种形式的刺激:每一种感受器只对一种特定的能量变化最为敏感,

换句话说,一种感受器对于某一种形式的刺激具有很低的阈值。这种形式的刺激就被称为该种感受器的适宜刺激。例如,视网膜上的感光细胞对光波比较敏感,内耳的耳蜗毛细胞则对声波比较敏感。穴位中包含多种形式的感受器,可以感受多种形式的刺激,这些刺激包括毫针的机械刺激、艾灸的温热刺激、推拿的压力刺激、电针的电流刺激、激光或红外线照射的光照刺激等。对穴位而言,这些刺激都是适宜刺激。穴位感受器可将这些刺激转变成感受器电位或直接产生神经冲动,并产生酸、麻、胀、重等多种感觉。

(2) 不同穴位感受器的阈值不同:作用于感受器的适宜刺激必须具有一定的刺激强度才能引起感觉。引起某种感觉所需的最小刺激量称为感受阈,包括强度阈值和时间阈值。强度阈值是指引起感受器兴奋的最小刺激强度;时间阈值则是指某一强度的刺激引起感受器兴奋所需的最短持续时间。作用于穴位的刺激必须达到一定强度和一定的持续时间,才能引起穴位感受装置的兴奋,产生相应感觉。常用的穴位刺激方法如手法运针、电针、艾灸、指压等作用于穴位时,应使穴位产生酸、麻、胀、重等"得气"感觉。产生这种感觉的强度,也就是上述刺激方法作用于穴位感受器时所需要的阈值强度,不同的穴位感受器具有不同的阈值。相比之下,艾灸兴奋的感受器阈值较高,手法运针次之,电针兴奋的穴位感受器的阈值较低。

(3) 穴位感受器对不同的刺激有不同的适应性:当某一个恒定强度的刺激作用于感受器时,虽然刺激仍在继续作用,但感受器对刺激的敏感性会逐渐降低,发放冲动的频率逐渐减弱,感觉也随之减弱,这种现象称为感受器的适应。适应是所有感受器的一个功能特点,根据适应的速度不同,感受器可分为快适应感受器和慢适应感受器两类。如感受皮肤触觉的环层小体是快适应感受器,对其施加恒定压力刺激时,其传入冲动频率很快下降至零,它适用于传递快速变化的信息。肌梭和关节囊等感受器属于慢适应感受器,对其施加刺激时,所产生的感受器电位可持续相当长时间,衰减得很慢。因为穴位处有多种多样的感受器,感受刺激的形式也各自不同,因此适应的发生有快有慢。例如,穴位对电针刺激发生适应相对较快,对毫针的机械刺激发生适应相对较慢。即使对电针刺激而言,穴位的适应速度也不一样,单调重复的电脉冲刺激易使穴位感受器产生适应,而频率、节律和振幅不断变化的复合波则较难产生适应。穴位感受器对刺激产生适应后,将使刺激的效应降低,这在临床应用上应加以关注。

3. 穴位针感的形成与传导

(1) 穴位针感的形成:针感指的是针刺入人体穴位后,受试者所产生的酸、麻、胀、重、痛、凉、热、蚁走感和触电感等感觉,以及施术者手下的沉紧感。针刺刺中穴位感受器中的小神经束、神经干(支)、游离神经末梢、某些包囊感受器、血管壁上的神经装置等之后,引起感受器的兴奋,后者将针刺刺激转换成相应的神经冲动,即针刺信号;该信号沿一定的外周和中枢路径逐步传入到大脑的高级神经中枢,最后导致针感的形成。

在人体上利用钨丝微电极可记录到对针刺敏感的感受单位;在经细心制备的动物神经纤维细束上,也可记录到针刺"穴位"引起的单位电活动。这类实验证明,针刺可以兴奋深部组织中的各类感受器(牵张感受器和压力感受器)。其中,有的只是在运用捻转手法时才大量放电,有的则是对提插手法更敏感。有相当一部分 C 类神经纤维(简称 C 类纤维)末梢对针刺或压迫很敏感,表现为大量放电,有的在留针时甚至在起针后仍有放电,持续数十分钟至数小时,而这种长时间的后放电可能与针感的后效应有密切关系。现已知道游离神经末梢对局部化学环境的改变很敏感,实验证明当组织受损伤时,能产生某些化学物质。故有人设想针刺有可能引起肥大细胞和其他组织损伤或破裂而释放出某些生物活性物质如组胺、5-羟色胺、缓激肽和慢反应物质等,上述的 C 类纤维末梢之所以能在停止针刺刺激后继续发放冲动，可能是因为它们与皮肤中的游离神经末梢一样，不仅对针刺的机械刺激起反应，而且对针刺刺激造成的局部损伤引起的化学环境改变也起反应。

那么，为什么同是刺激神经结构甚至是同一神经结构而针感不一样呢？这可能是不同穴位内组织结构不同，不同的刺激方式或刺激量使被兴奋的神经纤维数目与种类有所差异，而这些数目不同、粗细不同的神经纤维（或末梢）在兴奋时产生的冲动则以不同的编码形式传导到高级神经中枢，从而产生酸、麻、胀、重等复杂针感。

（2）穴位针感的外周传入通路：针刺引起穴位感受器兴奋，感受器发出的针刺信号沿着一定的外周和中枢路径逐步传递到脑的高级部位，最后导致针感的形成。

根据穴位感受装置的形态学研究，多数学者认为穴位针刺效应的主要传入通路是支配穴位的躯体感觉神经，还可能有部分交感神经的传入成分也参与了冲动的传递。有人曾在人体用分别封闭皮神经和肌神经的方法证明，合谷穴针刺镇痛效应的传入路径是深部的躯体神经，因为仅封闭皮神经对该效应影响不大，但封闭深部肌神经后该效应消失。还有人证明针刺大鼠"合谷"穴的镇痛效应只在桡神经完整的情况下出现。用交叉灌流、血管架桥、神经切断等多种方法证明，"足三里"穴的传入通路主要是支配该穴区的腓神经，因为切断此神经后，在兔身上的针刺镇痛效应消失，但其他各组处理后变化不显著。针刺"内关"穴的镇痛和升压效应，在切断支配该穴的正中神经后即消失；针刺"水沟"穴的抗休克或升压效应，在切断眶下神经后不再出现；在人体针刺出现针感时，即可在支配有关穴位的神经纤维上记录到相应的放电反应。以上大量事实均证明，躯体神经的感觉纤维是针刺效应的传入通路。

（3）穴位针感信号的脊髓传入通路：针刺信号传入脊髓后，还须经各级中枢才能逐步传递到大脑高级部位。

在介绍针刺信号的脊髓传入通路之前，先了解躯体信号在脊髓内的两条主要上行路径：脊索通路和脊髓丘脑通路。

1）脊索通路（图2-3）：来自肌肉、肌腱、关节等处的大部分粗大有髓鞘纤维（主要是Ⅱ类纤维），经由后根进入脊髓后，就在同侧后索上行至延髓下部，在薄束核和楔束核更换神经元，换元后的第二级神经元再发出纤维交叉到对侧，经内侧丘系抵达丘脑的腹后外侧核和相关的特异感觉接替核。这条通路主要参与躯体深感觉（位置觉、运动觉和振动觉）的形成。

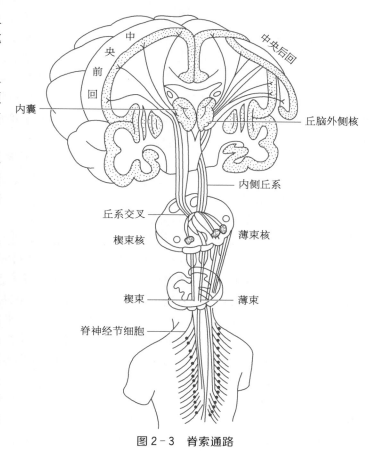

图2-3　脊索通路

2) 脊髓丘脑通路(图2-4)：脊髓丘脑通路包括脊髓丘脑前束、脊髓丘脑侧束和脊髓网状束3条不同的束径。传导触觉和痛觉、温度觉的纤维进入脊髓后在后角更换神经元,换元后的第二级神经元再发出纤维在中央管前交叉至对侧,在脊髓的前外侧1/4部分形成前外侧系的上行纤维,其中传导痛觉、温觉的纤维走行于脊髓丘脑侧束,而传导触压觉的纤维走行于脊髓丘脑前束,这些纤维中一部分抵达丘脑的特异感觉接替核,另一部分投射到丘脑的中线区和髓板内非特异感觉接替核。除脊髓丘脑前束和脊髓丘脑侧束的纤维外,还有另外一些纤维也与这两条束的纤维一起,它们起源于脊髓的背角,但从不延伸到丘脑。这些纤维终止于延髓和中脑区域的网状结构中,因而构成了脊髓网状束。

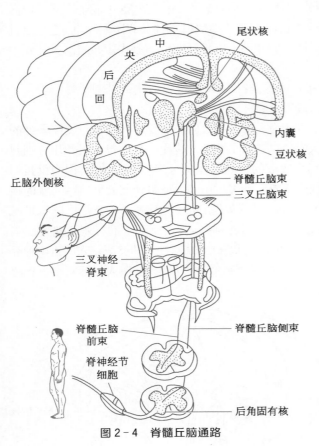

图2-4 脊髓丘脑通路

对针刺信号在脊髓上行通路的研究,主要是在通过观察不同脊髓通路受损的各种脊髓疾病患者中得到的。研究显示,针刺信号的传递与背索通路,即深感觉传递通路的关系不大,针刺信号的脊髓通路主要是与传递痛、温觉的脊髓丘脑侧束有关。临床上后索损害病例,如病损部位以薄束为主,两下肢深感觉近乎消失;而浅感觉无明显障碍的脊髓痨患者,病损区的穴位针感无明显异常;切断实验动物后索后其针效也未见有明显影响。但与对照区相比,针刺脊髓痨患者病变区穴位的得气不易持续,当停止运针时,针感和针下肌电迅速消失,这表明背索通路与针感的维持有关。当脊髓空洞症患者的病损部位涉及脊髓前连合和侵犯经前连合交叉的痛、温觉纤维时,临床表现为节段性的痛、温觉障碍。此时针刺患区的穴位,针感和针下肌电活动都明显减弱,减弱的程度与病变的严重程度呈正相关。针刺痛、温觉完全消失区的穴位则无针感,针刺存在轻微痛觉区的穴位则有迟而轻的针感。脊髓肿瘤引起布朗塞卡(Brown Sequard)综合征,由于脊丘束的损害,在病变水平以下病灶对侧出现浅感觉障碍;而由于脊髓后索的损害,在病变水平以下病灶同侧出现深感觉障碍;若针刺患者病损水平以下躯体两侧穴位,痛、温觉减退区的穴位针感远比锥体束受害与深感觉减退区的穴位针感迟钝,后者针感与病损水平以上躯体穴位针感大致相同。

目前倾向认为,针刺穴位传入冲动,在脊髓内换元后其二级冲动主要经腹外侧索向高位中枢传递。如切断动物脊髓背索并不影响针刺效应,但切断或损毁两侧腹外侧索后针刺镇痛效应或对内脏功能的调整效应消失。临床上发现,脊髓空洞症患者由于病变破坏了脊髓温觉传导束——腹外侧索的连结,针感和针效都明显消失,这也证明针感和镇痛效应的脊髓上行通路是腹外侧索。此外,进入脊髓后角的针刺信号还可对前角或侧角神经元发生影响而发动躯体内脏或躯体反射,经交感纤维或γ传出纤维分别对相同或相邻节段区域内的痛反应和内脏或活动进行调节、控制。

总括上述事实,穴位针刺信号进入脊髓后作用于背角细胞,主要经腹外侧索向上级中枢传递。

(4)针感信号的脑内通路:针感信号经脊髓上行入脑后,只有经过丘脑换神经元上行到大脑皮质后才能最后形成针感,如丘脑感觉神经细胞的轴突与皮质联系中断时,则患者不能确定针感的位置。

(5)针刺信号的外周传出通路:针刺穴位后,针刺信息由外周传入通路进入中枢有关各级脑部,经中枢整合调制后,通过传出途径对脏腑器官的活动和痛反应进行调节、控制。已有实验证明,针刺效应的外周传出途径与神经反射性通路和神经体液途径有关。

1)神经反射性通路:由外周传入神经通路的针刺信息,通过各级中枢作用后转换为传出神经冲动。其神经冲动沿脊髓背外侧索下行至有关节段,对脊髓背角、中间外侧角及前角神经元发生作用,作用后的神经冲动再沿相应的躯体运动神经或自主神经传至各自的效应器,引起其功能活动的各种变化。实验发现如针刺有关穴位,引起心率减慢、血压降低、胃肠运动和分泌功能增强等针刺效应的传出途径,可能与迷走神经胆碱能纤维有关。针刺不同穴位产生心率加快、血压升高、胃肠运动及分泌功能减弱等针刺效应的传出途径,可能与交感神经有关。

2)神经体液途径:在针刺效应的传出途径中,除神经机制之外,还有体液因素的参与,即神经体液途径。其环节主要是经过神经反射性通路引起内分泌腺功能的变化,由此产生的激素等物质经血液循环到达全身各部,对相应的脏器和组织发生影响。如针刺有关穴位可引起白细胞总数增加,有提高机体免疫功能等效应。而切除肾上腺、脑垂体后,可明显影响针刺效应,此类反应大多范围广泛、缓慢、持久。针刺对机体各组织器官的调整作用大多与调节多种内分泌腺的分泌功能相关。

3)脊髓γ传出系统:这一系统随躯体神经到达相应支配区穴位下的肌梭,引起梭内肌的收缩和肌电发放,以及局部的肌紧张。

(二)反映病证

机体在病理状态下,体表穴位具有反映病证的作用。脏腑器官疾病通过经络,在体表某些穴位出现各种异常变化的现象,称为穴位病理反应。

1. 穴位病理反应的形式　主要包括感觉异常、组织形态改变和穴位生物物理、生物化学特性的变化等表现形式。感觉异常和组织形态改变在临床实践中经常碰到,因难以进行定量观察,其实验研究并未深入开展。与非穴位区域比较,穴位组织生物物理特性具有一定的特异性,常作为反映穴位存在的客观指标,而以穴位生物物理特性变化为指标观察穴位反映病证的初步研究也获得了一些进展。

(1)感觉异常:感觉异常是内脏病变时最常见的穴位病理反应,常在与病变内脏相关的经脉上的某一穴位或多个穴位,或某些特定穴处出现。感觉异常有酸、麻、胀、痛、热等多种,最常见的感觉异常是痛觉过敏,即穴位处出现疼痛,或按压穴位时出现明显的压痛。尤其是急性病时,压痛明显,其程度因病情而异。有学者提出,脏腑病变时相应经脉的井穴或原穴对热的敏感度发生变化,称为知热感度变化。正常人左右同名穴的知热感度基本对称,脏腑病变时则不对称,或升高或降低,或失去平衡。也有观点认为,穴位处的感觉异常是穴位敏化的反应。即当机体功能正常时,穴位处于"闭合"的"沉寂态";当机体处于病理状态时,穴位则逐渐转化为"开启"的"激活态",穴位的这种随着机体功能状态的变化而由"沉寂态"向"激活态"的转化过程即为穴位敏化。

(2)组织形态改变:脏腑病变时,穴位病理反应形式表现为穴位局部皮肤色泽的改变或组织形态的变化。如皮肤出现瘀点、白斑,或皮肤局部出现凹陷或隆起、丘疹、脱屑等,或在穴位皮下出现硬结、条索状反应物等。

(3) 生物物理特性改变:脏腑病变时,穴位处的生物物理特性会出现一系列改变,主要表现为穴位电学特性、光学特性的变化等。穴位电学特性的变化主要表现在穴位皮肤电位或导电量的增高、降低或左右失衡等变化,如内脏病变时在相应经脉的井穴、原穴及相应的耳穴上即出现低电阻点(导电量增高)或皮肤电位的变化等。而穴位的光学特性也可发生变化,研究显示,高血压患者穴位的超微弱发光特性发生了变化,还有研究显示心脏病患者、肺功能异常患者的穴位红外辐射光谱将发生明显改变。

(4) 生物化学特性的改变:有人在动物实验中发现,当家兔出现实验性心律失常时,心包经上的穴位出现 pH 降低,即 H^+ 浓度的升高。提示在脏腑发生病变时,在其相应的经穴处可能出现能量代谢障碍,导致乳酸等化学物质堆积。这也可能是压痛点形成的原因之一,值得进一步研究。

也有学者发现,脏腑病变时,相关穴位的氧分压和胞外 K^+、Na^+、Ca^{2+} 浓度也存在特异性变化。

2. 穴位病理反应的产生机制　　其机制尚不明确。脏腑、器官出现病理变化时,在某些穴位处出现的感觉异常以痛觉过敏为主,这种穴位病理反应类似于牵涉痛,其产生机制与神经节段分布理论有密切关系,可参考经穴—脏腑相关中有关神经节段分布及牵涉痛产生机制等内容,其中躯体交感神经反射学说还可在一定程度上解释穴位处出现的组织形态学改变等病理反应现象。但穴位病理反应又与牵涉痛不尽相同,其一,除痛觉过敏之外,穴位处出现的感觉异常还包括感觉的减退(麻木)和知热感度变化等。其二,穴位病理反应产生的部位与神经节段理论并不完全一致,而与经络理论比较吻合。脏腑器官出现病理变化时,穴位出现的生物物理特性改变,除与穴位处组织形态学的变化有关外,可能还与穴区组织能量代谢的改变有关。

3. 穴位病理反应的基本规律

(1) 穴位病理反应的主要部位:穴位病理反应主要集中发生在背俞穴、募穴、原穴、郄穴,以及其他特定穴和个别经外反应点(阿是穴)。在耳郭则出现在与患病脏腑有联系的耳穴反应区。

(2) 穴位病理反应与脏腑相关具有一定的特异性:穴位病理反应在体表的分布区域和部位,与患病脏腑之间有一定对应关系。例如,胃病患者在胃俞的反应远较肝病患者多而明显;而肝病患者在阳陵泉穴的反应又比胃病患者多。胆病患者主要在足临泣、外丘穴及阳陵泉穴下一横指(大约相当于胆囊穴部位)出现反应,肺及支气管疾病患者则以肺俞、中府及其各特定穴为主要反应点,心脏病患者以心经、心包经穴位或心俞为主。

(3) 穴位病理反应与脏腑疾病进程有关:穴位病理反应的性质及强弱常随病情的变化而发生相应改变。病变轻时阳性反应的穴位数量少,结节性病理反应的质地较软;病变加重时出现阳性反应的穴位增多,结节性病理反应的质地较硬。例如,胃癌或肝癌患者出现阳性反应的穴位总数可达 25～50 个,并可分别在胃俞或肝俞见到质地较硬的结节性病理反应。而胃功能紊乱或轻症肝吸虫病患者则无结节性反应物出现,仅在胃俞或肝俞穴出现松弛感或凹陷反应。穴位皮肤色泽、形态改变也有类似规律,慢性病时相关的穴位多以形态改变为主,皮肤色泽的改变则既可见于急性病也可见于慢性病。例如,急性炎症或慢性炎症急性发作时,穴位区皮肤色泽的变化呈点片状充血红晕、红色丘疹,有脂溢和光泽。而慢性器质性疾病时,穴位区皮肤色泽的变化则以点片状皮肤变白、白色丘疹、点片状隆起增生等为主。点片状凹陷、线状凹陷可见于慢性炎症、溃疡病等;结节状隆起或点片状暗灰色等则多见于肿瘤疾病。穴位病理反应变化的快慢依病情而异,病情轻、好转快则病理反应物消失快,而病情重、好转慢则病理反应物消退慢。穴位生物物理特性的改变同样与脏腑疾病进程有关,如胃炎活动期患者穴位伏安特性发生明显的改变,而当病情趋于稳定时则发生改变的穴位减少,程度降低。由此根据病理反应穴位多少、反应轻重及反应形式的变化可提示病情轻重缓急及进退消长。

4. 穴位病理反应的临床应用　其主要应用于两个方面:一是协助诊断疾病,二是帮助选取治疗穴位。当内脏有病时常常会在体表相应穴位处出现阳性病理反应,观察这些阳性病理反应有助于疾病的诊断。临床上选取那些反应最为明显的点或者穴位敏化点作为首选的穴位施治,常可以取得满意的疗效。

(1)协助诊断疾病:穴位病理反应能比较准确地提示疾病的发生、发展和病变的性质、部位等,甚至可以提示疾病的转归或预后,因而具有协助诊断的作用。临床上常用的穴位诊断法有以下几种。

1)穴位压痛诊断法:其基本方法是先按患者主诉初步分析预测部位,然后用右手拇指指腹或点压工具逐次点压进行测定,寻找出敏感点。若发现敏感点,可结合其他临床表现和体征推测病变的虚实轻重和转归预后。

2)经穴触诊诊断法:这是通过循、摸等特定的手法在经络线或其特定穴上寻找阳性反应物或阳性反应点作为客观指标,来诊断经络、脏腑疾病的诊断方法,较之穴位压痛诊断法有更强的客观性。

3)穴位异常现象诊断法:这是根据俞募穴、下合穴、耳穴及阿是穴等处出现的异常现象来协助诊断的方法。

4)耳穴诊断法:脏腑器官出现病理变化时,在耳郭上相应的耳穴部位会产生各种病理反应,如变色、变形、丘疹、血管充血和脱屑等。根据病理反应发生部位所在的耳穴区域病理反应的特征等,可协助临床诊断。

(2)帮助选取穴位:临床上常利用检查穴位的病理反应作为针灸取穴的一种依据,如《灵枢·背腧》指出"按其处,应在中而痛解,乃其腧也"。临床研究证明,不少压痛点与穴位的定位及分经有一定的关系,如坐骨神经痛患者在臀、腘窝、腓骨头、腓肠肌等处可找到明显的压痛点,这些点大多是环跳、秩边、委中、阳陵泉、承山等穴的所在位置,故坐骨神经痛常选取这些穴位治疗。

第三节 ｜ 经穴—脏腑相关研究

经穴—脏腑相关是经脉穴位与脏腑之间的一种双向联系,脏腑生理或病理改变可反映到体表的相应经穴,表现出特定的症状和体征,此可称为脏腑经穴相关;而刺激体表一定的经穴,又可对相应的脏腑生理功能和病理改变起到调节作用,此可称为经穴脏腑相关。它是脏腑、经络学说的核心内容之一,是指导中医诊断和治疗的重要理论基础。

一、经穴—脏腑相关现象

大量事实表明,体表与内脏或经脉穴位与脏腑之间,确实存在着规律性联系,其主要表现有以下两个方面。

(一) 脏腑生理病理变化可反映在体表经穴

脏腑疾患可在体表一定部位出现病理反应,病理反应可表现为感觉异常和皮下结节、条索状阳性反应物、局部血管扩张等组织形态学改变,以及穴位电学特性变化等生物物理学改变,也可表现为生物化学的改变。不同脏腑疾病常在不同经脉和穴位出现病理反应,有比较明显的部位特征(详见本章第二节)。

(二) 刺激体表经穴对脏腑功能有调整作用

刺激体表经穴对相应脏腑的功能有调整作用,其调节也具有相对特异性,如心包经和心经的穴位以治疗心脏疾患为主,脾经和胃经的穴位以治疗脾胃疾病为主。

有学者以胃蠕动为指标,观察针刺胃经足三里穴、非胃经穴(臂臑、侠白)和非经非穴对照点对胃蠕动的影响。结果表明,针刺对胃蠕动的频率、幅度、胃的张力和排空时间等都有影响,针刺足三里的效果也确实较针刺非胃经穴和非经非穴处更为显著。也有人观察到针刺对正常人和胃病患者的胃电图都有双向调节作用,其中胃经的足三里、梁门和头维以及胃俞和中脘的作用较胆经的阳陵泉更为显著。

二、经穴—脏腑相关机制

经穴与脏腑相关的机制非常复杂,许多学者从不同的角度进行了研究,取得了显著的进展,其中从神经、体液角度研究较多。

(一) 经穴—脏腑相关的神经节段机制

神经节段支配观点认为,体表(穴位)和内脏器官以神经节段支配为中心,并经过躯体神经和内脏神经联系成一个表里相关、内外统一的整体,使体表的经穴和在内的脏腑联系起来。

1. 神经节段分布的形成 神经系统节段性支配在具有链状神经系统的低级动物就已显示出分节的形态结构。人类脊神经或脑神经的分布,仍保存着不同程度节段性支配的特征。脊椎动物胚胎早期(大约受精后第14日),除头部不易识别外,躯干的节段性结构已经形成。胚胎的每个节段性单位,称之为体节。每个体节由3部分组成,包括体壁部(生骨节、生肌节、皮节)、内脏部和相应的神经节,这个时期人体结构的基本形式是沿身体的纵轴从头到尾排列,各节段伸展呈横列位(图2-5)。

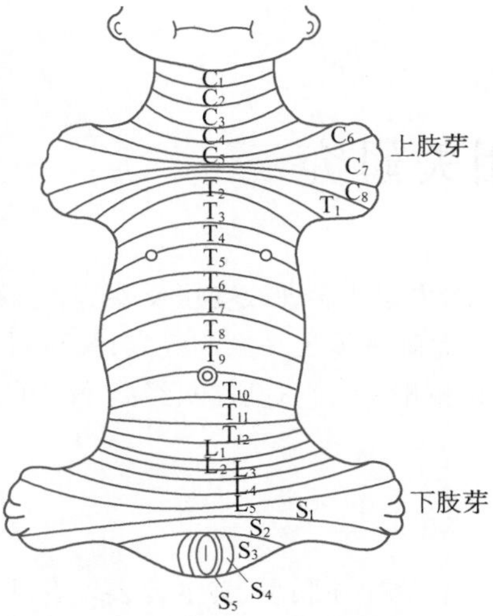

在胚胎发育过程中,体躯部演化成为未来的四肢和躯干;内脏部演化为未来的内脏器官,神经节段则向体躯部和内脏部分别发出躯体神经和内脏神经,将两者连成一体。胚胎有一脊髓节段所发出的传出神经纤维,经过相应的前根,到达相应的肌节、皮节和内脏器官,以支配运动(分泌)。同样,皮节和内脏的感觉信息,则由其传入神经纤维相应的后根传入同序列的脊髓节段。

但随着胚胎发育分化,体节各部发生很大移位,肌节和皮节的节段性变得难以辨认,有些器官已转移至其他处形成异形体节,但不管肢节如何变位或转移,内脏演化成什么形态,神经系统与体躯(包括肌肉及皮肤)和内脏之间却仍保持着原始的节段性关系。如由颈部肌节发生的膈肌,虽已转移至胸

图 2-5 第 7 周人胚正面观

腔、腹腔之间,而支配膈肌的膈神经仍起于 C4 节段;再如睾丸,因胚胎时期存在于腹腔内,发生后虽然已转入阴囊,但支配它的神经仍来自 T10 节段。

2. 神经节段支配与内脏性牵涉痛

(1)内脏性牵涉痛:有些来自内脏器官的疼痛常常是弥散且定位困难,患者感觉体表某局部区域疼痛,即所谓牵涉痛。这个局限区域称为 Head 带(图 2-6)。

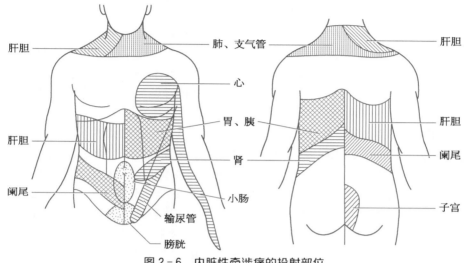

图 2-6 内脏性牵涉痛的投射部位

自主性传入纤维和躯体传入纤维的神经元都在脊神经节,经后根进入脊髓。内脏器官的自主神经纤维和来自相应肌节、皮区的躯体传入纤维,在后角的特定区域会聚,形成一个共同的投射区。两种冲动在此经脊髓丘脑侧束内的同一纤维向中枢传导。因此,源于一内脏器官的疼痛则向相应皮区或肌节的投射区内放射,从而产生牵涉痛(图 2-7)。

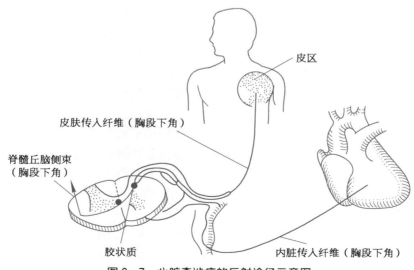

图 2-7 心脏牵涉痛的反射途径示意图

内脏器官是由交感神经和副交感神经双重支配的,但引起牵涉痛的通常以感觉神经为主。例如,心绞痛的产生通常是通过交感性感觉支配,发生从前胸到上肢尺侧的牵涉痛,而迷走神经性的头颈部放射痛则是很微弱的。此外,食管、胃、十二指肠、胆道等器官以交感性上腹痛为主,同时有微弱的迷走感觉性恶心、嗳气和肩部放射痛,而交感性感觉占优势的小肠只有上、中腹部疼痛,而不伴有特殊的脏器感觉;卵巢和睾丸为交感性感觉占优势,仅发生侧腹部与腰部的牵涉痛。与此相反,迷走神经占优势的肺脏疾患,能产生颈部的牵涉痛,并可以从肩部放射到上肢桡侧。盆腔脏器除卵巢外,亦属脊髓骶段副交感占优势感觉传入。

此外,一些反射活动也是超节段的,如咳嗽、喷嚏、呕吐、排便、排尿、分娩、射精等反射活动,绝非某一些脏器单独所能完成的,其必须在延髓以上高位脑中枢进行功能整合,调动有关脏器和体壁肌肉的协同作用才能完成。因迷走感觉纤维和脊髓骶段内脏感觉纤维的第 1 级神经元的纤维都能投射到延髓同一迷走神经核,为延髓和脊髓骶段发生协同反射提供了结构基础。

必须说明的是,有些内脏疾患,其牵涉痛出现的部位,从体表看来似乎不符合神经节段性支配的原则,这是因为内脏神经支配是由胚胎期体节决定的。在胚胎生长发育过程中虽然内脏发生了移位,但其神经支配仍然保持原始的隶属关系,故牵涉痛的定位仍然可追溯到原始的节段关系。例如,消化道的牵涉痛往往发生在人体的中线附近,这可能由于消化道在胚胎发生的初期,是以位于中线上的管状物而出现的。它接受两侧的感觉神经支配,以后消化道发生了复杂的左、右移位,但消化道固定在中线的“记忆”一直保留下来。再如睾丸的疼痛并不发生在阴囊内,而是发生在患侧腹股沟上部或侧胸部,这与睾丸在胚胎期位于腹腔内有关。

皮肤的 Head 带有重要的诊断意义,来自皮肤的冲动可以影响与相应的皮肤节段有关的内脏神经支配器官;反之亦然。确切地说,通过脊髓内的中继神经元传入的躯体传入纤维和内脏反射弧间必然存在着某些联系,否则很难解释皮肤的冷热刺激、各种通过皮肤治疗的作用机制。通常刺激皮肤可减轻自主神经支配的内脏器官的疼痛。关于内脏牵涉性痛发生的机制,曾提出多种学说,这些学说都与神经节段性分布的理论有密切的关系。但试图用这些理论学说解释牵涉痛的产生机制,尚难取得共识。

(2) 内脏性牵涉痛与经脉线:通过对某些内脏病变牵涉痛或过敏带在体表出现的部位与经脉线比较发现,有些牵涉痛的放射方向与有关经脉的部位十分一致。如心绞痛的放射方向是从心前区,沿左上肢尺侧放射到小指尖,与心经循行路线很相似。肺和气管的内脏传入迷走神经占优势,而迷走神经传入纤维是从 C2 节段经脊髓上传至孤束核,当其病变时病理性冲动便可从 C2 节段沿C3、C4、C5、C6 方向扩散(从肩部沿上肢向拇指方向放射)。如哮喘、肺结核等患者,当气候变化时,主诉后头有沉重感、上肢拇指侧酸胀感,这个方向与肺经上肢的循行部位相似。电刺激输尿管肾端时,患者主诉在脐水平沿直肠边缘的肌肉出现典型的疼痛;而刺激肾脏时,则在背部脊柱与肋骨联合处出现疼痛,前者与肾经走行一致,后者相当肾俞部位。脊髓骶段副交感性牵涉痛的放射(S2、S3)与膀胱经方向一致。用气球刺激十二指肠时,牵涉痛自剑突沿中线投向脐部,与任脉循行相一致。这些牵涉痛的体表放射方向与有关经脉循环部位的一致,并不是偶然的巧合,很可能是古人形成“经络”概念的重要根据。

3. 神经节段支配与经穴分布、功能主治　研究发现,经络穴位的分布与神经节段支配关系密切,有其一定的规律性。同一经脉穴位处的神经分布基本上都属于相同脊髓节段,或在该脏器所属的神经节段范围内。各对阴阳表里经的神经分布属于脊髓的相同节段,而有关神经的侧支也有重叠和吻合的现象,尤其在躯干腹、背侧两种形式的吻合更为典型。十四经穴的主治证候(尤其在四肢部)同节段反射联系、四肢远侧的腧穴也基本符合这一规律。

(1) 神经节段支配与躯干腹、背侧经穴分布排列:躯干部腹侧和背侧的神经分布形式呈原始节段状态分布,彼此距离相等,排列匀称。而躯干部穴位的分布也是距离均等,排列匀称,与神经分布极其吻合(图2-8)。

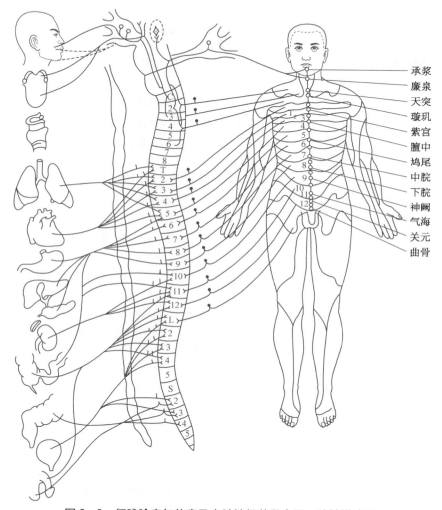

图2-8 任脉腧穴与体表及内脏神经节段支配一致性模式图

1) 任脉:穴位位于腹正中线上,为两侧胸神经前皮支末端的交界处,穴位的排列与胸神经前皮支分布相吻合。

2) 肾经、胃经、脾经:此三经在腹部的穴位平行排列于腹正中线两旁的皮神经前皮支附近。腹部皮神经前皮支的外侧支较短,而在腹部此三经的穴位排列也距正中线较近。待此三经到达胸部时,随胸廓扩大,胸神经的外侧支变长,其穴位排列也随之向外侧转移,与腹部比较,离正中线较远。

3) 督脉和膀胱经:位于背部后正中线及两旁,穴位排列与腹侧完全相似,也与胸神经后支分布完全吻合。

（2）神经节段支配与穴位功能主治：分析任脉、督脉、胃经、膀胱经、肾经和脾经的躯干段各经穴主治病证，发现都有非常明显的神经节段特性。躯干部穴位在功能主治的神经节段特性表现为"分段"性特点，即同一条经脉的穴位，由于所处神经节段不同，可有不同的主治，表现为"同经异治"；或虽属不同经脉，但其穴位如在同一神经节段上，则其主治病证大体相同，从而表现了"异经同治"的功能主治（表2-2～表2-4）。

表2-2 颈项部穴位主治功能与神经节段支配

穴 位	神经节段	主 治 功 能
廉泉	C2	舌下肿痛、舌纵流涎、咳逆喘息、胸满胸痛、舌强不语、口舌生疮、暴痦、咽食困难、口腔炎、咽炎等
风府	C2	头痛、感冒、眩晕、颈项强、鼻衄、舌缓不语、咽喉肿痛、癫狂、痫证、半身不遂
天柱	C2	头痛、眩晕、目赤痛、鼻塞、鼻衄、视力减退、咽喉肿痛、项强、肩痛、小儿惊痫、热病
风池	C2	头痛、项强、目赤痛、青盲障、目泪出、鼻衄、鼻渊、眩晕、耳鸣、癫狂、痫证、瘿气、中风昏迷、感冒、鼻炎、高血压、近视、视神经炎
完骨	C2	头痛、颈项强痛、颊肿齿痛、项强、癫狂、失眠、面神经麻痹、腮腺炎
翳风	C2、C3	耳鸣、耳聋、口眼㖞斜、齿痛、牙关紧闭、瘰疬、暴痦、牙床急痛、腮腺炎、颞下颌关节痛
陶道	T1	头痛、感冒、喉痹、项强、发热、癫疾、项背强痛、疟疾
天突	C2、C3	咳嗽气喘、咳吐脓血、喉痹、暴痦、喉鸣、瘿瘤、支气管哮喘、支气管炎、神经性呕吐
气舍	C2、C3	咽喉肿痛、咳嗽气喘、咽食不下、项强痛、瘿瘤、瘰疬等
缺盆		咳嗽气喘、胸闷、瘰疬、咽喉肿痛、上肢麻痹等

表2-3 上胸背部穴位主治功能与神经节段支配

穴 位	神经节段	主 治 功 能
大杼	T1	头痛如破、身热目眩、颈项强、腰背痛、喉痹、咳嗽喘息、虚劳膝痛
中府	T1	咳嗽、喘逆、咳吐脓血、胸痛、喉痹、肩背痛、气管炎、肺炎
俞府	T1	咳嗽气喘、胸痛、呕吐、食欲不振、支气管炎、支气管哮喘、肋间神经痛
神藏	T2	咳嗽气喘、胸满、胸痛、呕吐、食欲不振等
屋翳	T2	咳喘、胸胁痛、咳唾脓血、噎塞、乳痈
附分	T2	肩背痛、肘臂麻木、感冒
风门	T2	伤风咳嗽、鼻塞流涕、发热头痛、哮喘、项强、胸背痛、呕吐、痈疽发背、百日咳、支气管炎、肺炎、胸膜炎、肩背劳损等
紫宫	T2	咳嗽气喘、胸满呃逆、喉痹咽塞、饮食不下等
肩中俞	T1、T2	肩背痛、项强、咳嗽气喘、唾血、寒热目不明、瘰疬等
胸乡	T3	背胸痛、支气管炎、胸膜炎、肋间神经痛
肺俞	T3	肺痿痨瘵、骨蒸潮热、盗汗自汗、胸满气短、吐血唾血、咳嗽喘息、肺痈、喉痹、胸膜炎、肋间神经痛
天池	T4	胁肋痛、胸膈烦闷、咳嗽、心绞痛、肋间神经痛、瘰疬、腋下痛
心俞	T5	心胸烦闷、惊悸怔忡、心痛、咳嗽、吐血、肋间神经痛
乳根	T5	心胸烦闷、惊悸怔忡、心痛、咳嗽吐血、肋间神经痛、乳痈、乳汁不足

表2-4 下胸背、腰骶部穴位主治功能与神经节段支配

穴 位	神经节段	主 治 功 能
期门	T5～8	胁肋痛、胸胁胀满、食欲不振、呕吐、泄泻、心痛气短、膈肌痉挛、乳腺炎、胰腺炎
不容	T7	胃痛、腹胀、呕吐、食欲不振、消化性溃疡、胃下垂、胆绞痛
日月	T7、T8	胁肋痛、胃脘痛、呕逆、吞酸、胆囊炎、胆石症、肋间神经痛
魂门	T7、T8	胸胁胀满、肠鸣泄泻、呕吐、饮食不下、浑身骨节疼痛、小便赤黄、大便不节、胸背疼痛等
肝俞	T9	黄疸、胸胁痛、背痛、积聚痞痛、目赤、目眩、白翳、雀目、青盲、鼻衄、吐血、月经不调、少腹满胀、四肢抽搐、胆石症、胃炎、消化性溃疡、肋间神经痛
中注	T10	月经不调、热结便秘、腰痛、腹痛、泄泻等
天枢	T10	绕脐痛、腹胀肠鸣、泄泻、痢疾、便秘、水肿、月经不调、赤白带下、经闭、产后腹痛、肠道蛔虫症、肠梗阻、肠粘连、肠麻痹
章门	T10	呕吐、泄泻、咳逆、黄疸、腰背胁肋痛、腹胀、水肿、食欲不振、饮食不化、痞块、二便不通、肝炎、肠炎、肝脾肿大、肋间神经痛
肓俞	T10	腹痛、腹胀、呕吐、便秘、五淋、疝气、胃下垂、急性阑尾炎
外陵	T10	腹痛、腹胀、肠鸣泄泻、痢疾、痛经、疝气、阑尾炎、输尿管结石
三焦俞	T10～L1	腹胀、肠鸣、水谷不化、呕吐、泄泻、痢疾、水肿、遗精、小便少、腰背痛、胃炎、肠炎、尿崩症、神经衰弱
京门	T11	肠鸣、泄泻、呕吐、腹胀胁痛、腰痛、小便不通、肾炎、肋间神经痛、脊强
大巨	T11	腹胀、肠鸣、遗精、早泄、月经不调、疝气、小便不利、尿闭、急慢性肠炎、肠梗阻、输尿管结石
腹结	T11	绕脐痛、腹寒泄痢、便秘、疝气、肠梗阻
肓门	T12	腹痛、痞块、便秘、产后病痛、脾肿大等
志室	T12、L1	腰脊强痛、下肢瘫痪、遗精阳痿、阴部肿痛、小便淋沥、水肿、吐泻、肾炎、肾绞痛、肾下垂、前列腺炎等
胃俞	T12	胃脘痛、胸胁痛、饮食不化、腹胀满、肠鸣、泄痢、反胃呕吐、水肿、鼓胀、胃痉挛、胃炎、胃扩张、胃溃疡
大肠俞	L3	肠鸣腹胀、泄泻痢疾、绕脐切痛、二便不利、腰脊强痛、脱肛、遗尿、痛经、急慢性肠炎、细菌性痢疾、急性肠梗阻、骶髂关节炎
小肠俞	S1	小腹胀痛、泄泻、痢疾、小便赤黄、尿血、遗精、疝气、痔疾、妇女带下、肠炎、腰骶神经痛等

在11个脏腑22个俞、募穴(三焦经未统计)中,21个俞、募穴是位于所属脏腑神经节段分布范围之内,或邻近节段上下不超过2个脊神经节段(表2-5)。

表2-5 脏、腑及其俞、募穴的神经节段

器 官	器官的神经节段	俞穴神经节段	募穴神经节段
肺	T1～5	肺俞 T3	中府 T1
心	T1～5	心俞 T5	巨阙 T5
肝	T6～9	肝俞 T9	期门 T5～8
脾	T6～10	脾俞 T11	章门 T10
肾	T11、T12	肾俞 L1	京门 T11
胆	T6～10	胆俞 T10	日月 T7、T8
胃	T6～10	胃俞 T12	中脘 T7

器　官	器官的神经节段	俞穴神经节段	募穴神经节段
大肠	T11、T12	大肠俞 L3	天枢 T10
小肠	T9～11	小肠俞 S1	关元 T12
三焦		三焦俞 T10～L1	石门 T11
膀胱	T11、T12,S2～4	膀胱俞 S1、S2	中极 T10、T11

　　神经的节段性支配较好地解释了俞、募穴对所属脏腑功能有良好的调整作用,且也解释了为什么俞、募穴位置都定位于躯干部的腹、背侧,而不在本经循行线上。

　　四肢部的经穴主治也与神经节段支配相关,但与躯干部比较,四肢部的经穴主治病证有不同的特征。由于躯干部的神经节段支配表现为沿长轴从上到下分段排列,故凡处于同一神经节段各经的穴位其功能主治大体相同,表现有明显"分段"特征;而四肢的神经节段是原始的体节沿肢体长轴纵向延长,每一条经线位于 1～2 个神经节段上,如上肢桡侧是肺经(C5、C6),尺侧是心经(T1),中间为心包经(C7、C8),故经与经之间主治有所差别,但每条经各穴位主治基本相同。以手少阴心经为例,本经走行于前臂内侧,上达腋窝前缘,从神经节段支配角度看,该经线位置正是脊髓胸段上部节段区(T1～3);支配上肢内侧躯体感觉神经进入上部脊髓胸段后角,而支配心脏的交感神经初级中枢也在上部脊髓胸段(T1～5),两者在上部脊髓胸段后角内发生会聚。因此,这条经各穴位主治病证都与心脏疾患有关。

　　前头、面部及耳区为三叉神经感觉支支配区,而后头和枕部为 C2 脊神经支配区,由于这些部位的经穴分布于神经附近,故主治病证是以局部病证为主,主要为口、眼、耳、鼻五官科病证。由于头面部针感的初级传入是通过三叉神经感觉支,因此面部穴位针刺效应的初级调整中枢不是在脊髓,而是通过延髓三叉神经脊束核(感觉核)实现的。近年来的研究发现,三叉神经感觉纤维除投射到三叉神经脊束核外,还有纤维投射到三叉神经运动核、迷走神经感觉核和运动背核等核团。因此,头面部穴位除对局部病证有良好疗效外,对内脏功能也有一定的调整作用,如针刺水沟穴可以抑制针麻手术过程中内脏牵拉反应和对失血性低血压有升压作用。

　　以脊髓背表面电位为指标,观察电针胃经头面、胸腹和下肢某些穴位针刺传入冲动在脊髓内投射部位。研究结果表明,每一穴位的针刺冲动都集中投射到一定的脊髓节段,但也弥散到上下邻近几个节段。同一经脉上的穴位,若其在身体所处的部位不同,则其投射节段不同;不同经脉上的穴位,若神经节段相同,则冲动可有相同的重叠投射。这一投射特征,可能是同一经脉的不同穴位具有不同主治,虽属不同经脉,但处于同一神经节段的穴位,可具有相同功能主治的神经学基础。

　　(3) 神经节段取穴原则的临床应用:在针灸临床上,有人不断尝试按神经节段取穴,并取得较好的治疗效果。如《现代针灸理论与临床应用》《针灸原理与临床实践》等书中,将针灸穴位按身体部位及神经节段说明主治病证。原武汉医学院和上海第二医科大学主编的《外科学》(高等医学院校试用教材),在 10 种针麻手术中,第一组穴位(即首选穴位)都是按神经节段选穴的,而这些是经过长期、大量针麻临床实践筛选出来的。

(二) 经穴—脏腑相关的自主神经机制

　　人体每个体节以神经节段为中心,通过躯体神经联系体表,通过自主神经联系内脏。因此,自主神经系统是体表内脏相关的一个重要环节。

1. 自主神经系统在脏腑—经穴相关中的作用

(1) 交感神经肾上腺能纤维与耳郭低电阻点形成：在实验性胃溃疡耳郭皮肤电阻研究中观察显示，单侧切除颈交感神经节者的同侧耳郭低电阻点数量比对照侧少，出现时间也较对照侧延迟，消退时间也延缓，双侧切除组与对照组比较也获同样结果。提示交感神经活动参与了耳郭低电阻点的形成过程，它可能在内脏、体表联系途径中起着传出的作用。

(2) 迷走神经与耳郭低电阻点形成：在利用慢性埋藏电极方法持续地刺激迷走神经腹支的实验观察到，随着刺激迷走神经时间增长，家兔耳郭低电阻点也随之增多，并呈现一定的线性关系。当停止刺激 72～96 h 后，耳郭低电阻点也随之下降，并逐渐恢复到原有水平。这一实验的事实说明，迷走神经的持续刺激所造成的传入冲动对于耳郭低电阻点的生成和存在也是必需的。

2. 自主神经系统在经穴—脏腑相关中的作用

(1) 自主神经与针感传入：针刺穴位产生的神经冲动，一般认为是由躯体神经传导的。近年来研究发现，交感神经及血管壁神经丛也有参与针刺效应传导。如切除家兔一侧腰交感链，或切除一侧灰、白交通支都能减弱同侧针刺"足三里"穴的镇痛效应，而针刺健侧"足三里"穴则镇痛效应不受影响。针刺只保留股动、静脉与肢体相连的"足三里"穴，也能看到引起肠管运动，或牵拉股动脉也有类似效应。如果两种措施合并进行，则多数动物这种抑制作用消失，少数动物还存在轻微抑制作用。如再切断大腿全部躯体神经，并高位阻断股动、静脉和闭孔动脉血管壁的神经传导，则电针对皮质痛觉诱发电位的即时抑制作用完全消失。以上结果说明，针刺"足三里"穴时，针刺效应的传入，除穴位的躯体神经外，交感神经、血管壁神经丛及其周围的神经结构均有可能参与针刺冲动的传入。

(2) 自主神经与针刺调整信息传出：针灸临床证明，针灸对一些自主神经功能障碍性疾患有很好疗效。在针刺镇痛原理研究中发现，交感神经系统和副交感神经系统的功能状态与针刺镇痛关系十分密切。在针刺麻醉手术中观察到，凡针刺麻醉手术效果优良的病例，其交感神经活动各项指标，如指容积脉搏波、皮肤电活动、心率、血压、汗腺活动、交感神经递质(去甲肾上腺素)合成酶活性，均处于平稳或低下状态；反之，针麻效果则差。诸多研究报道证实，针刺调整心血管系统功能可能以交感神经传出为主，针刺调整支气管、消化道的运动和分泌可能以迷走神经为主，针刺还能激活下丘脑垂体靶腺系统而调整内分泌系统的功能。

(三) 经穴—脏腑相关的中枢神经机制

大量研究证明，脊髓、脑干网状结构、丘脑和大脑皮质等各级中枢，都存在着既受来自内脏传入信息的影响，又受到自体表(皮肤和肌肉)传入信息的影响，或两方面传入的信息投射在同一部位的会聚现象。

1. 经穴和脏腑传入信息在脊髓中枢会聚

(1) 穴区和相关内脏传入纤维在脊髓交汇和重叠：应用各种神经追踪法对胃与"足三里"穴、心脏与"内关"穴、肝脏与"期门"穴、胆囊与"日月"穴及子宫与"次髎"穴等器官和穴位进行了神经逆向追踪标记，结果发现各穴区与相应的内脏初级传入神经在脊髓有若干神经节段发生交汇与重叠，在交汇脊髓节段的后根节内出现被来自穴区与相关内脏注入的标记物质所标记的神经细胞。如胃和"足三里"穴在 T10～L4，心脏和"内关"穴在 C8～T1，肝脏和"肝俞"穴在 T6～L1，胆总管和"日月"穴在 T4～10，子宫和"次髎"穴在 L2～S4 节段重叠标记(表 2-6)。

表 2-6 内脏及体表传入在脊髓会聚及重叠节段

内脏器官	方法	标记节段	密集部位	穴位	标记节段	密集部位	汇聚重叠节段	重叠节段数	动物
胃	HRP	C4~8 T1~12 T1~L4	T5~12	足三里	T10~12 L4~7 S1、S2	L4~S2	T10~L4	7	兔
心脏	HRP	C8~T10		内关	C6~8 T1		C8~T1	2	兔
				间使	C6~8 T1	C8 C7 T1	C8~T1	2	
				神门	C6~8 T1、T2		C8~T2	3	猫
				少海	C6~8 T1、T2		C8~T2	3	
肝脏	HRP	T3~12 L4		期门	T5~8		T5~8	4	兔
				梁门	T7、T8 L1、L2		T7~L4	7	
				肝俞	T6~L1		T6~L1	8	
				脾俞	T8~L2		T8~L2	7	
胆囊	HRP	T1、T2		肝俞	T6~L1		T6~1	8	豚鼠
				脾俞	T8~L2		T8~L2	7	
				梁门	T7~L2		T7~L2	8	
				期门	T5~8		T5~8	4	
胆总管	HRP	T3~11		日月	T4~10		T4~10	7	家兔
				期门	T4~8		T4~8	5	
子宫	HRP	T1~S4	L2、L3 S2、S3	次髎	L2~S2	S2~4	L2~S4	9	大鼠

此外,将辣根过氧化物酶(HRP)分别注入猫的膀胱(盆神经)和躯体(坐骨神经和阴部神经)后,发现两者都在脊髓骶段后连合核(DCN)发生交汇,在该处既可被来自内脏的 HRP 所标记,又有被来自躯体神经(阴部神经或坐骨神经)的 HRP 所标记,提示后连合核可能是内脏和躯体初级传入纤维的交汇处。

(2) 穴区和相关内脏传入纤维在脊髓同一神经元会聚:为进一步证明所标记是否属于同一神经元,学者们采用真蓝(true blue, TB)和双苯甲亚胺(bisbenzimide, Bb)荧光双标技术分别对心神经、内脏神经、膀胱和外周躯体神经进行双标记追踪,用双苯甲亚胺分别标记心神经和第 2 肋间神经,在 T2~5 出现了双标细胞。用快蓝(fast blue, FB)和核黄(nuclear yellow, NY)分别标记膀胱壁和胫神经,在 L6 后根节出现了快蓝和核黄双标细胞。由于在后根节、脊髓后角内存在双标细胞的事实,不仅使牵涉痛的机制得到进一步的解释,而且提示针刺对内脏功能的调节,可能在低级中枢(脊髓)就能进行调节,针刺穴位(或外周神经)的感觉冲动通过分支的传入轴突影响内脏功能和感觉(表 2-7)。

2. 经穴和脏腑传入信息在脑干的会聚

(1) 三叉神经一级传入纤维投射:当切断三叉神经根,其溃变的一级纤维传入投射至三叉神经感觉核、颈段脊髓后角、脑干网状结构、孤束核、中缝大核、楔束核等;损毁三叉神经脊束核,其溃

表2-7　内脏及外周分别注入标记物质在会聚部位出现双标记细胞(荧光双标)

内脏器官或神经	方法	标记节段	体表部位	标记节段	汇聚重叠节段	重叠节段数	动物
心神经 内脏神经	Bb+PI 双标记		第2肋间神经 第8肋间神经		T2~5 T5~10	4 6	家兔 家兔
左侧膀胱壁	FB(1) NY 双标记	L6~S1 后根节	同侧胫神经	L4~T6 后根节	L6 后根节	1	大鼠

注：Bb：双苯甲亚胺，染细胞核呈蓝绿色(bisbenzimide)；PI：碘化丙啶，染胞质呈橘黄色(propidium iodide)；FB：快蓝，染胞质呈亮蓝色(fast blue)；NY：核黄，染细胞核呈黄绿色(nuclear yellow)。

变纤维投射到丘脑腹后内侧核、板内核及内侧膝状体、脑干网状结构等核团。这些形态资料证明，三叉神经一级传入纤维和三叉神经脊束核与脑内许多核团发生了会聚，这种会聚可能是面部穴位调整内脏功能和镇痛的神经学基础。

（2）三叉神经和迷走神经传入纤维在低位脑干的共同投射：用溃变的方法，在分别切断猫和家兔单侧结状神经节和损毁一侧三叉神经半月节后，观察到三叉神经(头面部感觉)和迷走神经部分溃变纤维共同投射到三叉神经脊束核、孤束核、迷走神经运动背核。在分别切断猫和家兔单侧结状神经节和左侧高位脊髓水平前外侧索(躯体感觉投射)后，观察内脏和躯体两种神经纤维溃变踪迹，发现两种动物均有纤维共同投射到孤束核、连合核、延髓中央背侧和三叉神经脊束核等核团。实验证明，无论是头部感觉传入或躯干、四肢部位感觉传入，都与支配内脏感觉有关的迷走神经孤束核和运动有关的迷走神经运动背核有关。当针刺颜面、躯干、四肢部穴位时，调整迷走性内脏功能可能与这些核团有关。

3. 经穴和脏腑传入信息在下丘脑的会聚

（1）下丘脑在针刺"内关"穴调整心功能效应中的作用：在急性心肌缺血(AMI)的动物模型上，以微电极记录细胞外单位放电方法，系统观察 AMI 和针刺"内关"穴对下丘脑不同脑区电活动的影响，发现视前区下丘脑前部(POAH)和下丘脑后区(PHA)神经元的电活动都能被来自内脏性的 AMI 刺激和电针"内关"穴以及各种躯体刺激所激活或抑制。也就是说 AMI 的信息和电针"内关"穴的信息在下丘脑有关部位发生会聚，AMI 对下丘脑电活动的影响可被电针"内关"穴信息所逆转。当用实验的方法毁损 POAH 后，电针"内关"穴效应则大为减弱，提示电针"内关"穴使心脏功能正常化效应有赖于下丘脑的完整性。研究表明，下丘脑在电针"内关"穴促进心肌缺血性损伤恢复中起着重要作用。

（2）下丘脑与耳郭低电阻点形成：以实验性胃溃疡家兔为观察对象，观察延髓孤束核、下丘脑外侧区、中脑中央灰质、大脑皮质等核团或脑区对家兔耳郭皮肤低电阻形成的影响。观察到化学性溃疡形成后，家兔耳郭皮肤电阻点升高，3 日达高峰，持续 7 日，以后开始下降，说明内脏病变能引起体表(耳郭)低电阻点的形成。而当毁损上述核团或脑区后，在形成溃疡时，家兔耳郭低电阻点升高延迟，持续时间缩短，最高峰值降低。以慢性埋藏电极刺激核团或脑区，也能显著地引起家兔耳郭低电阻点形成。结果表明，上述核团或脑区可能是内脏与体表联系途径的"交接点"之一。进一步研究还证实，形成实验性低电阻点主要与自主神经有关，即传入主要通过迷走神经，传出则通过交感神经。也证实，这几个核团或脑区中有神经纤维直接或间接与下丘脑有突触联系，下丘脑前区主要与副交感神经活动有关，下丘脑后外侧区则与交感神经活动有关。因此，下丘脑外侧区对耳郭低电阻点形成有着重要作用,传入纤维(迷走)与传出纤维(交感)可能在此"交接转换"。

4. 经穴和脏腑传入信息在大脑皮质的会聚　大脑皮质是中枢神经系统的最高级中枢,不仅是感觉和运动的最高级整合部位,也是针刺信息和内脏信息的最高会聚部位。研究表明,针刺穴位的传入信号与内脏病变信号可在大脑皮质相应部位产生会聚和交互。

(1) 大脑皮质存在内脏痛投射区:以矩形电脉冲刺激内脏大神经中端时,在对侧皮质体感Ⅰ区的躯干部(在后乙状回中部靠近十字沟旁),可引导出诱发电位,故将此区称为内脏大神经投射区。当强电脉冲刺激内脏大神经中端时,在内脏大神经投射区深部通过微电极可以记录到对自发放电的影响,有的呈增频反应,称皮质内脏痛兴奋单位;有的呈减频反应,称皮质内脏痛抑制单位。

(2) 大脑皮质存在穴位信号投射区:电针刺激"内关"穴时,可在对侧皮质后乙状回引导诱发电位和单位放电,最大诱发电位集中在沟前外侧方,相当于内脏大神经投射区后面一些小范围,将此区称为"内关"投射区。

(3) 针刺"内关"穴对皮质痛放电的两种效应:刺激内脏大神经在皮质内脏大神经投射区引起的痛放电,可被电针刺激"内关"穴的传入信号影响而加强,使其放电频率增加呈增频反应;反之,"内关"穴刺激传入信号也使一些减弱的单位痛放电呈减频反应。表明内脏痛传入信号和"内关"穴刺激的传入信号可以在皮质一些单位发生会聚,增频者呈兴奋性会聚,而减频者呈抑制性会聚。抑制性会聚电位活动可能是电针抑制内脏痛的生理基础。

(四) 经穴—脏腑相关的体液机制

研究发现,针刺穴位的脏腑效应既有其快速的、特异的、专一的、特定的、局部的一面,又有较为缓慢的、普遍的、广泛的、非特异的、全身性的一面。如果说前一种现象的发生与神经系统的调节关系较为密切的话,那么,后一种现象的出现可能与体液因素关系密切。

采用动物交叉循环方法(图2-9),观察到电针刺激供血动物双侧"足三里""内关""肾俞""合谷"等穴时,不仅可使供血动物因刺激内脏大神经所引起的皮质痛觉诱发电位受到抑制,而且还可以使受血动物因刺激内脏大神经引起的皮质痛觉诱发电位也受到一定程度的抑制,其抑制率为71%～73%。进一步研究观察到,由供血动物流入受血动物动脉内血浆皮质酮含量与这种抑制效应有平行关系,即电针刺激供血动物穴位时,使受血动物皮质痛觉诱发电位完全抑制者,针刺后其血浆皮质酮含量也明显升高。当给供血动物预先利血平化(耗竭肾上腺素能神经末梢囊泡中的去甲肾上腺素存储量),则电针不能使受血动物皮质痛觉诱发电位获得抑制。当给受血动物利血平化,则针刺供血动物仍能使受血动物皮质痛觉诱发电位获得抑制。证明电针供血动物穴位时,使其释放出某种体液因素,通过交叉循环作用于受血动物,从而使受血动物皮质痛觉诱发电位获得抑制。

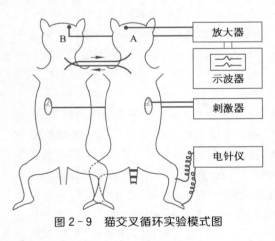

图2-9　猫交叉循环实验模式图

此外,同样采用交叉循环方法对内脏耳穴反应中体液因素的作用进行了研究。实验观察到,当电刺激供血动物心脏后,除供血动物的耳穴平均导电量显著增加外,两只家兔的增加程度和变化趋势呈一致和同步反应(图2-10),且被刺激心脏的家兔(供血者)有心电图改变,说明在内脏耳穴反应中也有体液因素参与。

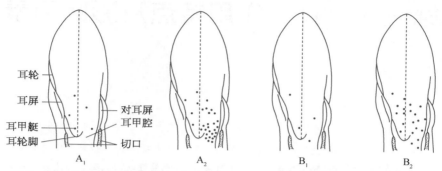

图2-10 家兔交叉循环(CC)和心脏刺激(CS)后耳屏低电阻点的数量和分布变化

A_1:为心脏刺激的家兔(供血者)在 CC 和 CS 前;A_2:为 CC 和 CS 后第 7 小时
B_1:为非心脏刺激的家兔(受血者)在 CC 前;B_2:为 CC 后第 7 小时
图中表示低电阻点(LRP)

第三章 针灸作用特点及影响因素

导学

本章介绍针灸作用特点及其影响因素。学习本章,应掌握针灸作用的整体性、双向性、功能性、早期性调节的基本特点,腧穴特异性,毫针、艾灸刺激方法及参数,个体因素对针灸作用的影响;了解时间因素、脉冲电针及其他刺激方法、参数对针灸作用的影响。

针灸作用特点及其影响因素是针灸作用规律与机制研究中的重要环节。针灸作为一种良性应激原刺激,具有不同于药物的特点,它不是直接针对病原体及患病的组织器官,而是通过启动内源性的自稳调控机制对机体发挥多水平、多层次、多靶点的调节作用,即可以在不同水平上同时对机体多个器官、系统的功能产生调节作用,使失调紊乱的生理病理过程得以恢复。这种调节作用与神经内分泌免疫网络的调控有着密切的关系,并与中医学的整体观念相一致。通过长期的临床与实验研究,已总结出针灸作用具有整体性、良性、双向性、功能性、早期性调节的基本特点;并对影响针灸作用的因素进行了研究,包括腧穴特异性、刺激方法及参数、时间因素、个体因素等。正确认识与把握针灸作用特点及其影响因素的科学内涵,不仅对针灸的临床实践具有重要的指导意义,而且对进一步揭示针灸的作用规律也具有重要意义。

第一节 针灸作用特点

针灸作用是指针灸刺激对机体生理、病理过程的影响,以及这种影响在体内引起的反应。针灸刺激是一种非特异性刺激,通过激发或诱导体内固有的调节系统功能,使失调、紊乱的生理生化过程恢复正常。因此,针灸效应并不是针灸刺激直接产生的,而是通过体内介导的固有调节系统所产生的,这就决定了针灸作用是调节作用,并具有整体性、良性、双向性、功能性、早期性的特点。

一、整体性

整体性是指针灸对机体可以在不同水平上同时对机体多个器官、系统的功能产生综合性的调节,这与中医学的整体观念是相一致的。《内经》将人体看作是有机统一的整体,提出"十二官者不得相失"。它之所指,是强调脏腑等各组织器官不是独立存在的,而是相互联系和制约的。人体各脏腑有自己独特的生理功能,并保持着功能间的动态平衡;脏腑经络之间有特定的络属(如足厥阴经,络胆属肝)关系,在体表有不同的"开窍"(如肺开窍于鼻),在体内各有所主(如脾主运化)。因此,局部可能影响全身,体表可以反映内脏;反之亦然。也就是说,体表的色、脉、神、形必然反映脏腑功能,这是"四诊合参"诊断学的根本依据。中医学运用这一整体观念总结了有效的诊断治疗规律:在诊断上,"视其外应,以知其内脏,则知所病矣"(《灵枢》)。在治疗上,用清肝办法治疗暴发火眼;用宣肺办法治疗感冒鼻塞,用温肾办法治疗虚火牙痛等。经长期临床实践证明,是行之有效的。

　　针灸作用的整体性调节特点一方面表现为针灸穴位可在不同水平上同时对多个器官、系统功能产生影响。如针刺麻醉,在对相应组织器官产生镇痛效应的同时,既增强机体各器官和组织的功能,还可减少术中对生理功能的干扰,调节免疫功能,促进术后恢复。另一方面则反映针灸对某一器官功能的调节作用,是通过该器官所属系统甚至全身各系统功能的综合调节而实现的。针灸临床与实验研究均表明,针灸能使人体的神经—内分泌—免疫系统等发生显著变化,从而发挥整体调节作用。又如针刺镇痛过程中,针刺信号可以到达许多脑区,激发多种中枢递质的释放。此外,针刺在镇痛的同时,还具有抗炎、调节免疫的作用。因此,针刺镇痛既是针刺调节作用的具体表现形式,又是针刺调节作用的综合性结果。

　　针灸作用整体性的特点体现了其整体协调性的作用,不但包括与现代生物医学相同的对痛证或功能障碍采用的对症治疗,而且具备较系统的整体医学的方法论。针灸作用通过调节整个身心的脏腑经络信息,最终使失衡的机体达到新的整体平衡、稳态得以恢复。

二、良性、双向性

　　双向性是指针灸作用具有兴奋或抑制的双重效应,即在机体功能状态低下时,针灸可使之增强;机体功能状态亢进时,针灸又可使之降低。针灸作为一种非特异性"应激原",可以激发机体固有的调节功能,使失调、紊乱的生理生化过程得到调整,从而使机体的物质代谢、能量代谢向正常水平转化,恢复功能与结构之间、各器官系统之间,以及机体与环境之间的协调一致,以维持机体正常的功能。这种良性的双向调整作用表现在各个生理系统,而对正常的生理功能无明显干扰,这就是所谓针灸刺激属于良性应激原的原因所在。针灸通过刺激某些特定的穴位或采用不同的针灸方法与手法,常可治疗性质截然相反的两种疾病,改变机体的虚弱或亢进状态,中医学多将之归纳为调整阴阳或扶正祛邪等作用。究其实质,即现代医学所谓的双向调节作用。实验研究证明,针刺足三里对胃肠蠕动及消化液的分泌有调节作用,并能促进溃疡愈合;针刺足三里既能治胃痉挛,又能治胃弛缓症。针刺百会既可以平肝潜阳治疗高血压,又可以升阳固脱治疗低血压。膏肓既可补肺,又可泻肺,因而虚喘、实喘均可治疗。针刺内关、郄门能使心动过速患者心率减慢,又可使心动过缓者心率恢复正常。针刺合谷配复溜既可发汗,又可止汗。针灸三阴交既能治疗经闭又能治疗月经过多等。这里的关键在于,针灸的作用不会矫枉过正,仅使其恢复正常,即中医所谓的由阴阳的偏胜偏衰恢复到"以平为期"。这种使截然相反的病理状态复归于正常生理状态的作用,称之为针灸的双向调节作用。但这种双向调节作用受诸多因素影响,尤其受机体功能状态的制约。

　　针灸作用的双向性特点,使得针灸在治疗中具备了一种良性调整作用。古代医籍中已明确提出机体处于动态平衡中,即处于"阴平阳秘,精神乃治"的健康状态中,一旦阴阳失衡,就会出现病态。针灸治病的关键就在于根据疾病的证候属性,调节阴阳盛衰,使机体转归于阴阳互衡,恢复其正常的生理功能,从而达到治愈疾病的目的。针灸穴位能"激发经气""疏通经络""调整阴阳""处以百病",囊括在针灸学科中的各种疗法如毫针刺法、灸法、拔罐、刺络放血等,都具有双向调整的特性。《医学入门》所说:"虚者灸之,使火气以助元气也;实者灸之,使实邪随火气而发散也。寒者灸之,使元气之复温也;热者灸之,引郁热之气外发。"表明灸法同样具有温通与温补的双向调整作用。

现代神经生理学认为,机体的正常生命活动是在神经—内分泌—免疫网络的调节下得以使机体处于稳态,稳态是指机体内环境的各种理化因素都保持相对的稳定状态。机体的各器官系统的生理活动常处于相对稳定的状态,需依靠机体内部的各种综合调节方式实现。现代针灸研究的一大发现是观察到针灸的调节方式呈所谓的双向效应,从而实现机体功能的稳定状态。这一现象不仅在临床和实验中普遍被意识到,而且在条件严格,以同样参数刺激同一穴位或同一神经的实验中得以证实。双向效应显然是一种稳态调节。

针灸的临床效果取决于机体的功能状态,不同功能状态下接受针灸,神经—内分泌—免疫系统所产生的整合作用不仅会与当时的功能状态相适应,而且其效应强度、维持时间在人体生理潜能的范围内。既然针灸效应产生于机体自身的多种调节系统,机体内的许多相反相成的因素,如交感神经与副交感神经系统、阿片样物质与抗阿片样物质、环磷酸腺苷(cAMP)与环磷酸鸟苷(cGMP)、基因转录与逆转录等,它们的对立统一,维持着机体自稳状态。所显示的和谐生命的规律,就成为针灸双向调整特性的基础。

总而言之,针灸双向良性调节作用具有不同的表现形式:① 对不同性质疾病的双向良性调节;② 对同一种疾病不同功能状态下或具有不同功能的生物活性物质的双向良性调节;③ 对同一种功能在不同状态下的双向调节。

三、功能性、早期性

针灸作为一种良性的功能调节方法,可激发机体自身的调节潜力,调动机体自身的生物学功能而达到治疗的目的。针灸疗法与药物或手术治疗的区别在于它不直接针对病因,而是施于躯体相应部位的一种物理刺激,从而激发或促进机体自身的抗病作用,故属功能调节。针灸治疗提倡未病先防、已病防变、病后康复的科学治疗理念,指出针灸介入应针对疾病发生发展的不同阶段早期适时介入。所以,针灸作用的功能性、早期性特点也正是其局限所在。显然,针灸只能激发机体自身的调节潜力,不可能依赖针灸达到机体自身生物功能达不到的调节水平,这也说明人体自身功能调节的生物学极限就是针灸疗效的极限。例如,某些严重感染、某些寄生虫疾病、严重的器质性病变等是针灸疗法难以治愈的。而各种功能性疾病或各种疾病患者的某些功能状态的改善则是针灸疗法的适应证。因此,个体功能潜力因体质因素的差异决定针灸疗效的差异,故针灸疗法的个体差异很大。

针灸作用的功能性主要表现在以下两点。① 针灸的效应强度只能局限在机体的生理阈值范围内:针灸效应所依赖的是机体自身组织的结构与功能,这不但意味针灸的效应所依赖的相应组织结构必须完整,潜在的功能具有足够的强度,而且也提示针灸的效应不可能超越和突破机体的自稳系统。如针刺麻醉可以调动人体自身的抗痛功能,但不可能改变机体对疼痛会产生反应的生理特性,因而不可能像药物麻醉那样达到完全无痛的状态,因此,单纯针刺麻醉的镇痛不全就是十分自然的现象。② 每次针灸效应所能维持的时间是有一定限度的:针灸后的效应有一个发生和渐进发展的过程,针灸的效应可以在高效应的水平上维持一段时间,然后逐渐回落。由于针灸赖以发挥效应的机体功能,其潜力大小各不相同,相应组织系统的生理功能,其盛衰涨落具有时间的节律性,超过一定的时间限度,针灸的效应也会逐渐消失。例如,针刺内关穴,可使高血压者的血压降低,但不会导致低血压;在休克急救时可使血压上升,而不会导致高血压。针灸对正常人的功能不产生显著影响,但对异常的功能,或对预先被药物改变了功能的状态,针灸可以产生较为明显的影响,且其结果总是向生理稳态的方向发生转变。这可以理解,针灸调节作用的功能性,其实质也是针灸双向整体调节特性的必然结果。

第二节　针灸作用的影响因素

一、穴位

穴位是影响针灸作用效应的重要因素,主要表现在穴位特异性和穴位配伍两方面。

(一) 穴位特异性

穴位特异性是指穴位与非穴位、穴位与穴位之间在作用上的差异,即每个穴位都有其相对特异的作用范围(靶器官／系统)和作用方向。目前多数人认为,穴位功能特异性既有普遍性,也有相对性。

1. 穴位与非穴位之间的效应　针刺穴位一般具有较好的治疗作用,其作用明显而持久;而针刺非穴位一般治疗作用不明显或作用很小。有人采用 DDRT - PCR 法,展示基因表达图谱,从基因表达的差异来分析针刺穴位与非穴位效应的不同。结果显示,针刺穴位可引起某些基因表达的增强,而非穴位则作用不明显,但也可以引起一定的应激反应,表明穴位具有一定的特异性,临床上应准确取穴以增强疗效。

有学者在研究针刺"大椎"穴对慢性应激大鼠行为学影响的穴位特异性中发现,慢性应激可致大鼠体重增加和蔗糖偏嗜度、旷场实验中活动次数较正常组显著减少。针刺"大椎"穴后以上指标有明显改善作用,而针刺尾部下 1/3 处(非穴位)组仅对部分指标有一定的影响,说明针刺"大椎"穴的改善作用明显优于尾部下 1/3 处。

有人对运动员分别进行穴位刺激和非穴位(穴位旁开 2 寸处)刺激,观察运动员下肢运动神经传导速度的差异。结果显示,穴位刺激能够使胫神经 H 反射速度加快、动作电位波幅显著增加,而非穴位刺激对神经传导速度的各项指标影响却不显著。

穴位注射研究也发现了经穴特异性的存在。有研究分别在心包经曲泽、天泉穴及该经脉线上 2 个非穴位点注射利多卡因,观察其对抗心律失常的作用,并与肌内注射组比较。结果显示心包经脉线上的穴位及非穴位点给药均能增强利多卡因纠正心律失常的作用,其中以穴位注射效果更强。穴位注射组纠正心律失常的作用大于肌内注射组,尤其 65 min 后作用更为显著。

有学者用功能磁共振成像(fMRI)方法研究穴位和非穴位电针镇痛时脑功能区的变化。该研究采用穴位深刺、非穴位深刺不同的针刺方法,分别电针 20 例健康右利手志愿者左侧足少阳胆经的阳陵泉和悬钟穴。研究发现,穴位深刺与非穴位深刺引起的脑功能区的变化有显著差别:穴位深刺组表现为中脑导水管周围灰质(PAG)、双侧豆状核区等信号升高,双侧扣带前回(BA24、32区)、左侧杏仁体(NA)、双侧海马结构等信号降低。非穴位组双侧扣带前回(BA24、32 区)等信号升高,双侧豆状核等信号降低。结果提示,穴位深刺电针镇痛的作用可能是通过抑制和兴奋与痛觉调制相关的多个脑功能区而实现的,而非穴位针刺则可能更多的是一种不良刺激。也提示穴位的准确定位对电针镇痛有明显影响。

上述研究结果表明,穴位与非穴位之间的效应存在着明显的不同,穴位因素是影响针刺效应的关键因素之一。

2. 不同经脉上穴位效应不同　十二经脉各络属其相应脏腑,每条经脉上的穴位各有其不同作用、产生不同效应,这也是穴位功能特异性的一个方面。

电针不同穴位对家兔微循环障碍影响的研究发现,电针"水沟"穴对微循环障碍有改善作用,电针"阳陵泉"穴对微循环障碍则无改善作用,提示电针改善微循环障碍存在穴位相对特异性。有研究发现,电针"内关"穴后,31 个脊髓胸段背角神经元中有 11 个放电频率显著增加,4 个显著减少,16 个无明显变化;电针"足三里"穴后,28 个神经元中仅有 2 个放电频率显著增加,14 个显著减少,12 个没有显著变化;在同一神经元上对电针"内关"穴和"足三里"穴都产生反应的 6 个神经元中,5 个电针"内关"穴时呈兴奋性反应,而电针"足三里"穴呈抑制性反应,另 1 个对两者均呈抑制性反应;检查 18 个神经元的感受野及生理学类型,表明胸髓背角可接受来自"内关"穴和"足三里"穴区的信息。研究结果提示,不同经脉穴位有相对特异性作用。

针灸治疗胎位不正的研究发现,针灸手太阴肺经少商、鱼际、尺泽穴,足太阴脾经隐白、太白、三阴交穴,足太阳膀胱经至阴、京骨、飞扬穴,手太阳小肠经少泽、后溪、腕骨穴,均有一定程度纠正胎位不正的效应,但其作用大小却不尽相同,按作用大小可依序排列为:脾经穴位＞肺经穴位＞膀胱经穴位＞小肠经穴位。

也有研究结果提示,不同经脉上的穴位作用有不同偏性,如针刺"足三里"穴可使家兔血清刚果红清除率上升,但改刺"环跳"穴则见清除率下降。针刺"内关"穴可使心肌电活动加强,而针刺"神门"穴则见心肌电活动减弱。足三里穴有降低血管通透性的作用,而大椎穴则有升高血管通透性的作用。这表明不同经脉上的穴位在疗效上存在差异。

上述研究结果从一个方面证明了中医针灸理论的科学性。一般来说,穴位效应与其所属经脉的络属规律具有明确的对应关系,本经穴位对其所属脏腑的影响较他经明显,即古人所谓"经络所过,主治所及",这是穴位特异性的重要表现。

3. 同一经脉上不同穴位效应不同　同一经脉的穴位作用也有差异。从经络联系上说,同一条经脉的穴位有大致相同的治疗作用,但每个穴位又有治疗上的特殊之处。如肺经穴位均有治肺脏病的共性,但各穴位有各具治疗特色,如少商开窍泻热、鱼际行气泻热、太渊培补肺气、列缺通宣肺气等,故各穴位相互之间不能完全替代;正如《难经·六十八难》云"井主心下满,荥主身热,输主体重节痛,经主喘咳寒热,合主逆气而泄"之差别。又如膀胱经各穴除治疗膀胱相关疾病外,至阴可治疗胎位不正,昆仑可治疗后头痛、项强,背部第 1、第 2 侧线的背俞穴可主治与其相关脏腑、组织、器官的病证,即肺俞主治咳嗽、气喘、咯血、骨蒸潮热、盗汗等,肾俞主治遗尿、遗精、阳痿、月经不调、白带、水肿、耳鸣、耳聋、腰痛等,大肠俞主治腹痛、腹胀、腹泻、便秘、腰脊痛等。以上所述均表明同一经脉上不同穴位的效应不同。

在针刺小肠经不同穴位对听性脑干反应影响的特异性研究发现,听宫穴对听性脑干反应的影响明显强于其他穴位(后溪、肩贞);电针"足三里""四白""天枢"穴对大鼠胃电均具有一定的调控作用,但"四白"穴作用与"足三里"穴相似,有时甚至优于"足三里"穴。针刺同一经络不同穴位的磁共振脑功能成像对比研究发现,针刺足三里穴时激活的脑区位于左侧海马回、颞中回、颞上回和右侧颞上回、缘上回,针刺丰隆穴激活的脑区位于左侧颞上回、颞中回和右侧颞上回、扣带回、额内侧回、中央旁小叶。结论提示,除两侧颞上回和左侧颞中回可能是针刺足三里和丰隆穴后共同激活脑区外,两穴针刺激活脑区不完全相同。

上述研究结果表明,同一经脉上的不同穴位对其相同的"靶"器官产生效应不同,或具有不同的"靶"器官,这反映了同一经脉上不同穴位在主治上的差异。

(二) 穴位配伍

在针灸临床上,除了单穴治疗外,更多的是两个或两个以上穴位的配伍使用,穴位配伍有增效(协同效应)或减效(拮抗效应)的可能。对于穴位的协同效应,古人早有认识,并系统提出了增强针灸协同效应的配穴方法,如上下配穴、左右配穴、前后配穴、远近配穴、表里配穴等,这些方法大大提高了针灸疗效,已为古今针灸临床所证实。对于穴位的拮抗效应,古人未有提及。虽然20世纪50年代有人观察报道了穴位配伍存在拮抗效应的存在,但未引起现代针灸临床的广泛重视,甚至有些针灸临床医生完全忽视拮抗效应存在的可能,临床取穴较为随意性,或见患者浑身是针的现象,这不但影响疗效,也使患者产生畏针心理,从而抵触针灸,这也是影响针灸临床发展的原因之一。

在针灸多个穴位的过程中,对于功能低下的器官,如果起兴奋作用的因素占优势,并使其兴奋作用优于针灸其中单个穴位或穴位组合,则这些穴位配伍呈协同效应;反之,则起拮抗效应。对于功能亢进的器官,如果起抑制作用的因素占优势,并使其抑制作用优于针灸其中单个穴位或穴位组合,则这些穴位配伍呈协同效应;反之,则起拮抗效应。

在针刺对小鼠胃肠蠕动功能影响的研究发现,"内关""脾俞""足三里"穴均能提高胃肠推进率,但三者之间无统计学差异;而"内关"配伍"脾俞"与单穴治疗相比则统计学差异显著,提示两穴配伍呈协同效应。针刺镇痛研究也发现,电针合谷穴的镇痛效应为颈＞胸＞腹＞下肢＞上肢,但若与三阴交配伍使用,其效应恰好相反,即上肢＞下肢＞腹＞胸＞颈。

一般而言,不同穴位的"靶"器官系统通常是相互重叠的,故不同穴位配伍可对它们共同的"靶"器官系统产生影响,或表现为增强效应,或表现为拮抗效应,从而说明穴位之间存在着配伍作用(协同或拮抗)。

迄今为止,穴位配伍对针灸作用的影响已是共识,但对穴位配伍的规律、机制等的研究还有些不足。因此,深入研究穴位的配伍规律及其对针灸效应的影响和机制,是未来从穴位配伍角度把握影响针灸作用的因素,提高针灸临床疗效的重要研究内容。

二、刺激方法及刺激参数

传统针灸学论述了很多针灸的操作技法,随着现代科学技术的发展又出现了很多新的针灸技术。不同方法会产生不同的效应,同一种方法的不同刺激参数也会产生不同的效应。掌握不同的刺激方法及其刺激参数效应差别及特点,对于指导临床实践和实验研究均有重要意义。

(一) 毫针

毫针针法是针灸疗法重要组成部分,不同的毫针操作技术会产生不同的针刺效应。毫针刺法参数有广义和狭义之分。广义的是指针刺操作的全部施术方法,包括进针、行针、留针、出针等。狭义的是指毫针进针后到出针前的行针法,大致区分为基本手法(捻转法、提插法)、辅助手法(循、弹、刮、摇、飞、震颤等)、补泻手法(捻转补泻、提插补泻、徐疾补泻等单式补泻,烧山火、透天凉等复式补泻)。在此对常用的行针法进行量化的阐述。

1. 基本针刺手法与辅助手法的针刺效应

(1) 不同针刺术式对皮肤感受器的距离性影响：应用分离神经纤维细束和电生理技术，鉴别家兔股后侧皮神经小腿分布区内的皮肤感受器。对每个单位取 8 个针刺点，以感受野为 0 点，感受野边缘外 2 mm、5 mm、10 mm、15 mm、20 mm、25 mm 和 30 mm 各定一个点分别做不同针术处理，观察单位放电反应(图 3 - 1)。

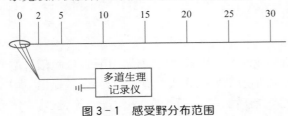

图 3 - 1   感受野分布范围

结果表明，不仅针刺感受野可引起神经兴奋放电，而且与感受野外一定距离之内针刺亦可出现放电反应，不同术式针刺对不同类别感受器的这种距离性影响互有出入。针刺距离性高敏感受器(有髓低阈单位)有绒毛、触觉Ⅱ型、潘氏小体感受器、剪毛、触觉Ⅰ型、场感受器 6 类。前三者对针刺的距离性影响最敏感，后三者对针刺的距离性影响次之。针刺距离性低敏感受器有髓高阈、无髓低髓、高阈感受器 3 类，其敏感性最低。不同针术对高敏感受器的距离性影响的关系为：捻转＞提插＞摇针＞弹针＞刮针。如在 0 点外 25 mm 与 30 mm 处捻针有 50％以上的反应率，而另外 4 种针术则需近移至 15 mm 处才可产生相似效应。不同针术对低敏感受器的距离性影响的关系为：捻转＞提插、摇针、弹针＞刮针。如引起 50％反应率的距离，捻转为 5 mm，提插、摇针、弹针的距离均小于 2 mm，而刮针即使在感受野内行针也只有 64％的机会有反应。

(2) 不同术式针刺对皮神经和肌神经传入纤维放电的影响

1) 对皮神经传入纤维放电的影响：运用提插、捻转、摇、刮、弹、叩等针法刺激家兔"合阳"或"承筋"穴，以股后侧神经为标本，采用阳极阻滞和逆向碰撞两种方法观察神经纤维放电。结果表明，诸类针法均可兴奋 Aα、Aβ、Aδ 纤维。叩针和捻转针法能引起 C 类纤维活动。提插和弹针只有部分机会能使 C 类纤维产生诱发冲动。摇针和刮针时 C 类纤维不参与或偶尔参与针刺信息传导。

2) 对肌神经传入纤维放电的影响：运用提插、捻转、摇、刮、弹、叩等针法刺激家兔"膝关"穴，以阳极阻滞和逆向冲动碰撞法分析针刺诱发内侧腓肠肌神经传入神经纤维放电情况，分析神经类别。结果表明，捻转通常可引起Ⅰ、Ⅱ、Ⅲ、Ⅳ 4 类纤维兴奋。提插和摇针可以同时兴奋 4 类纤维的机会约占实验次数的 1/2。刮针、弹针和叩针往往仅有Ⅰ、Ⅱ、Ⅲ类纤维参与针刺信息传导。

(3) 不同术式针刺对效应器官作用的影响：比较提插、捻转两种基本针刺术式对家兔心脏单相动作电位的影响，捻转术使 APD10、APD90(复极至 10％、90％的时程)延长，提插术则使之明显缩短。

在同一条件下提插、捻转对家兔胃肠运动虽均表现为抑制效应，使其频率下降、波幅降低，但两种术式之间存在着明显的程度差异。

不同术式的针刺刺激对感受器的距离性影响和可兴奋的感受器及传入神经纤维类别与数量各不相同，说明不同针刺手法所产生的不同刺激量是有其相应的物质基础的。不同术式针刺所引起的生理效应差异，其原因也许正是与这种针下反应的不同直接相关。

2. 针刺补泻手法的效应

(1) 徐疾补泻的针刺效应：针刺健康人左合谷、左外关，徐疾补法多引出热感，以升温为主，升温多在针刺局部和距离针刺较近的部位。泻法多引出疼痛感和一部分凉感，以降温反应为主，降温反应面较大。

对于外科手术后吸收热属于实热证的患者，用徐疾泻法有明显的退热作用，补法则不明显；平均体温恢复正常的天数,泻法组在第3日,补法组在第4日,不针刺的对照组在第5日,说明泻法的退热作用优于补法。对于乳癌根治术后接受化疗的虚证患者,补泻两法皆能明显地改善造血功能,防治白细胞总数减少,减轻症状,但补法的疗效略优于泻法。对于中风患者下肢血流量,补法可使其每搏血流量增加,泻法则使之降低。而徐疾补泻对大鼠痛阈的影响,补法可显著降低嘶叫阈,而对甩尾阈无明显影响;泻法则使甩尾潜伏期显著提高,对嘶叫阈则无显著影响。

(2)提插、捻转补泻的针刺效应:提插补法可引起大多数受试者针刺局部皮肤温度升高、体表胃电波幅增高、沿经血管舒张、肠鸣音减弱。提插泻法则使针刺局部皮肤温度下降、体表胃电波幅下降、沿经血管收缩、肠鸣音增强。对于家兔实验性发热,提插泻法的降温幅度要明显大于提插补法。

针刺足三里穴,施捻转提插补法,无论是健康人还是疾病患者,大多数受试者出现脉搏波传导速度减慢,提示血管紧张度下降;当手法由补法转为泻法时,大多数受试者出现脉搏波传导速度加快,提示血管紧张度增高。捻转提插补法还可引起运动从属时值延长,泻法则多出现运动从属时值缩短。

(3)烧山火、透天凉的针刺效应

1)烧山火、透天凉针法对体温的影响:烧山火、透天凉针法对体温的影响不仅有局部变化,而且有全身反应。对慢性病患者或健康人的合谷、内关穴施以烧山火针法时大多数受试者针刺局部皮肤温度升高,施以透天凉针法时则呈下降反应。在对侧对应穴、同经五腧穴、病变部位、口腔、肛门、同经和表里经井穴、脸部、同经经络循行部位等处测温,也可观察到烧山火和透天凉两种针法对测温部位温度有不同程度的升降变化影响。

2)烧山火、透天凉针法对血管运动的影响:根据病证虚实选用相关穴位,在烧山火手法针下出现热感时,肢体末梢血管多呈舒张反应。而透天凉手法针下出现凉感时,末梢血管则多呈收缩反应。在健康人的特定单穴施术也可得到类似结果,且先补后泻和先泻后补还可相应地引起血管先舒后缩和先缩后舒的反应。

3)烧山火、透天凉针法对运动从属时值和视时值的影响:当施行烧山火、透天凉针法手法时,也出现运动从属时值的规律性变化,但此变化恰与捻转提插补泻时的变化相反。在烧山火针法针下出现温热感时,大多数受试者伴有运动从属时值和视时值的缩短。而当施行透天凉手法,针下出现凉感时,运动从属时值和视时值延长。

4)烧山火、透天凉针法对皮肤电位的影响:烧山火针法皮肤电位的即时变化以下降为主,透天凉针法则以上升为主。

5)烧山火、透天凉针法对血液成分的影响:对正常人足三里穴施以烧山火针法时,可使嗜酸性粒细胞数减少,改施透天凉针法后则使之增加,说明在促进白细胞吞噬功能方面透天凉针法优于烧山火针法。此外,烧山火针法还可使血糖与血浆柠檬酸含量明显增高,透天凉手法则使之明显降低。且在同一患者身上施行两种针法针刺,也具有相反作用,而施用平补平泻法则无明显影响。

(二)艾灸

艾灸与针刺的作用特点是不同的,其产生的效应也不同。不同的艾灸方法和参数所产生的效应也不同。

1. 灸温 根据艾炷灸具体的操作,可将其温热刺激主要分解为5个主要参数,即温度的幅值、升降速度、作用面积、壮数和每壮间隔时间。

(1) 幅值：是指艾灸部位或穴位皮肤表面或体表组织的最高温度。不同灸法的温度幅值不同，效应也不同。有研究表明，直接灸温度幅值＞隔盐灸，隔盐灸＞隔附子饼灸，隔附子饼灸＞隔姜或隔蒜灸。

1) 直接灸：① 无瘢痕灸由于人体被灸痛，至不可忍受时就要撤离燃烧的艾炷，不可使局部烧伤，故温度在 45～52℃，皮肤不起水疱。② 瘢痕灸时艾炷将在皮肤上燃烧尽，皮肤起水疱甚至形成瘢痕，温度可达 180℃左右。

2) 隔物灸：① 艾炷不燃尽，至不能耐受即撤离，温度在 45～55℃，部分穴位可能起水疱。② 艾炷燃尽，由于隔物不同，皮肤温度可达 60～90℃，灸后起水疱。

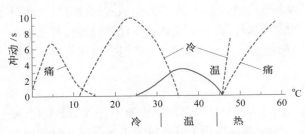

图 3-2 在不同温度时冷感受器、温感受器和痛感受器的冲动发放频率

不同的灸法的温度不同，可兴奋不同的感受器(图 3-2 中，冷感受器为克劳终球，温感受器为路菲尼小体，痛感受器为游离 N 末梢)，其所产生神经冲动强弱、频率不同，从而产生不同的效应。

(2) 升降速度：是指艾灸部位表面温度变化的速率。研究表明，温度的升降速度与艾炷燃烧的快慢(松紧)有关；也与艾灸的补泻、隔物与否、更换艾炷有关。

(3) 作用面积：是指被艾灸局部的面积大小。与施灸时艾炷的大小、隔物的大小和同时灸部位多少有关。

(4) 壮数：反映艾灸部位被加热到最高温度的次数。

(5) 每壮间隔时间：每壮间隔时间决定整个艾炷灸过程中温度曲线的波形，主要表现为温度上升、下降的梯度及两次高峰温度间隔的时间。艾炷灸过程中，波形不同，对机体的刺激亦不同，不同的病种需要不同的温度波形刺激。

2. 灸法　不同灸法的温度曲线特点不同，如下所述。

(1) 直接灸与间接灸的温度曲线：由图 3-3 可以看到，直接灸的温度曲线呈速升速降型，峰值温度高。间接灸的隔蒜灸较直接灸温度升得慢，降得更慢，呈缓升缓降型。由图 3-4 可以看到，直接灸与间接灸的隔盐或隔姜或隔附子饼灸比较也有类似特点的温度曲线。在肌肉浅层，直接灸的温度也明显高于间接灸。说明直接灸的热力透入较间接灸深。

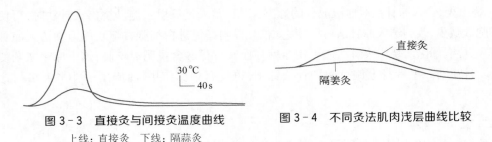

图 3-3 直接灸与间接灸温度曲线
上线：直接灸　下线：隔蒜灸

图 3-4 不同灸法肌肉浅层曲线比较

(2) 隔盐灸与隔附子饼灸、隔附子饼灸与隔(生)姜灸的温度曲线比较：由图 3-5 可以看出，在相同体积隔物的间接灸中，以食盐透热最快，峰值温度最高，隔附子饼灸次之，隔姜灸透热最慢，透

过温度最低。一般透热快的恢复也快,透热慢恢复也慢,这与隔物本身的导热性能有关。

（3）同体积但松紧不同的艾炷灸温度曲线:由图3-6可知松炷比紧炷升温的潜伏期小,峰值温度低,持续时间短。这与松炷艾量少,松炷易燃有关。

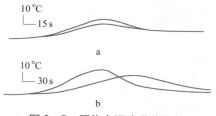

图3-5　隔物灸温度曲线比较

a 上线:隔附子饼灸,下线:隔姜灸
b 上线:隔盐灸,下线:隔姜灸

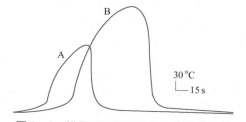

图3-6　松紧不同的艾炷灸温度曲线比较

A. 松炷 B. 紧炷;两艾炷高度一致,
松炷艾的重量为紧炷的一半

（4）多壮直接灸和间接灸的皮下温度曲线:连续施灸时,直接灸和间接灸的皮下温度曲线均呈现节律性波动。但直接灸温度曲线的波峰与波谷温差较大,各壮之间峰值温度变化不大,间接灸波峰与波谷温差较小,连续施灸时峰值温度逐渐升高（图3-7）。

3. 灸量　实验证明,灸量与灸效有相当密切的关系。据一组879例次的实验统计,底面积6 mm²、高8 mm的艾炷灸,平均19.6壮出现循经感传。随着壮数的增加,感传逐渐由线状加宽呈带状,速度也逐渐加快。

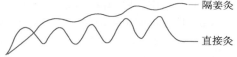

图3-7　不同灸法连续施灸时皮下温度曲线

不同灸量对"阳虚"动物脱氧核糖核酸合成率也有不同影响,艾灸"命门"穴3壮组与羟基脲组相比,差别不显著;但5壮组与羟基脲组比较有非常显著的差异,这说明虽然艾灸"命门"穴可以纠正"阳虚"动物的虚损症状,从脱氧核糖核酸合成率的水平来看,采用5壮比3壮为好。

灸量与灸效的关系并非都是灸量越大疗效越好,如艾灸至阴穴纠正胎位不正的效果,一般都以第1、第2次艾灸较明显,第8次以后效果则较差。因此,临证时必须根据不同情况采用不同的灸量。

4. 灸治时程　研究表明,不同灸治时程对免疫功能的影响不同,灸15 min可显著提高"阳虚"小鼠T淋巴细胞酯酶阳性率,灸5 min、25 min作用不明显;灸5 min、15 min、25 min均可显著提高阳虚小鼠淋巴细胞转化率,三者之间差异无显著性意义。说明艾灸作为一种外来刺激,需要达到一定的刺激时间和刺激量才能使机体产生相应的反应。灸5 min效果不佳,可能是因为时间过短,刺激量不够,不能达到兴奋高级中枢的目的而达不到治疗效果,25 min虽有一定效果,但并不比灸15 min效果好。进一步说明当刺激达到一定量时,机体的反应可能出现饱和状态,刺激时间过长,甚至可使高级中枢的兴奋转向抑制。

（三）脉冲电针

电针是在针刺得气的基础上,通过毫针在腧穴上接通适宜的电流以刺激穴位,防治疾病的一种疗法。脉冲电针所通的电流是双向脉冲电。电针以针和电两种刺激形式相结合作用于人体,故对某些疾病能提高疗效。同时,用电针代替手法运针,可以节省人力。

1. 电流、电针的性质及其对人体的作用　什么样的电流对人体腧穴是适宜刺激?首先要明白电流的性质及对人体的作用。生活中人们接触的电有多种形式,主要有直流电、交流电和脉冲电,对人体的作用不尽相同。

(1) 直流电

1) 特征:直流电是指导体中的电流方向或电子运动方向恒定不变者,一般可分为两种。① 平滑直流电:电流方向与电压幅度均不变(图3-8)。② 脉动直流电:电流方向不变,电压幅度有变化(图3-9)。

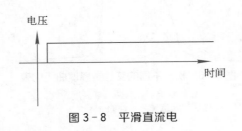

图3-8 平滑直流电

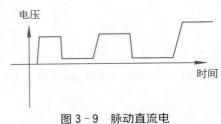

图3-9 脉动直流电

2) 对人体的作用

刺激:平滑直流电在刚通入人体及断开的瞬间,对穴位处的可兴奋装置有明显的刺激,在通电的中间部分,由于电阻滞现象而不再产生兴奋,失去刺激作用。脉动直流电的电压幅度有变化,输入人体时,脉动波形的前沿及后沿对人体有明显的刺激作用,而波形中间部分的作用基本上与平滑直流电相同。

产热:持续通电可产热,热效应可灼伤组织。

电解:人体皮肤下的体液是电解质,直流电产生电解,引起组织电化学伤,导致组织坏死。同时,引起针体锈蚀,反复使用易发生断针。

电泳:体液中的带电体在直流电场作用下发生电泳,其对人体的影响不能确定。

极化:体液中的带正电体聚集在负极周围,带负电体聚集在正极周围,形成电场,抵消电针电场,减小刺激,需不断增加电针电压才能产生刺激,而太高的电压人体又不能承受。

尽管直流电可对穴位有刺激,但其大部分能量不是用来产生刺激而是产生热、电解、电泳和极化,故直流电电针不宜使用,除非在某些特殊情况下可用,如药物离子导入、电化学治疗肿瘤。

(2) 交流电

1) 特征:交流电是指大小和方向随时间而变化的电流。交流电的方向和强度是按正弦曲线做周期性变化,故又称正弦交流电(图3-10)。

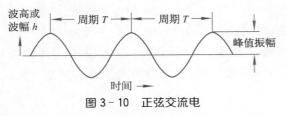

图3-10 正弦交流电

2) 对人体的作用

刺激:对人体的刺激作用发生在正弦波的0°和180°相位前后,故交流电可对穴位每秒钟产生100次的刺激。

产热:正弦波的90°和270°相位前后部分可产热,电流过大亦可灼伤组织。

干扰细胞功能:人体大部分的组织细胞在50 Hz正弦交流电作用下,细胞内的离子正好由一端到另一端往返1次,故对细胞的功能干扰最大,但这种干扰对人体的利害不确定。

低电压的交流电对穴位会产生刺激,产的热不会灼伤组织,由于其刺激频率每秒100次是固定的,故使用上受到限制,又因为其会干扰正常的细胞功能也不宜直接用于电针。

（3）脉冲电

1）特征：脉冲电是指在极短时间内出现的电压或电流的突然变化，然后恢复常态。根据电压或电流变化的方向是单向或是双向，可分为直流脉冲电和交流脉冲电。

直流脉冲电：在直流电的基础上突然发生电量单方向的变化，然后恢复常态；或电量为零时突然发生单方向的变化，然后恢复为零；因其具有较多的直流成分，前已述及，不宜用于电针，故不再讨论。

交流脉冲电：从零突然发生电量的变化，方向先指向一端，然后回零，再指向另一端，再回零，完成一个周期。

2）对人体的作用：此处所讲对人体的作用仅指交流脉冲电。交流脉冲电对人体产生刺激，几乎不产热，亦无电解、电泳和极化作用，不会对组织产生损伤，较少干扰人体正常的生理功能而可防治疾病。

目前临床和实验室中所使用的电针机基本上都是输出交流脉冲电，由于其每一脉冲的波形固定、强度一致，频率可调控，便于定量分析各个参数对机体的细微影响，故对其研究较多，进行重点讨论。

2. 脉冲电针机的输出参数及对机体的效应　脉冲电针机品牌和型号很多，但基本性能相似，以 G6805 电针机基本性能为代表讨论其参数及对机体的效应。

（1）脉冲波形

1）特征：电针机一般输出的波形多为双向脉冲波，为了说明脉冲波形的特征给它规定了一些参数。图 3-11 是一种脉冲波形参数的示意图，一个周期可分为 3 段。① 主脉冲：从 0 到最大值，这段时间为脉冲前沿（tg）；最大值持续较短一段时间，称峰值时间（tf）；然后恢复为 0，为脉冲后沿（th）。② 副脉冲：与主脉冲方向相反。③ 间歇期：副脉冲结束到第 2 周期开始。主脉冲电压较高，持续时间较短；副脉冲电压较低，持续时间较长；两者正负电量相加应该为 0。这样，可消除直流分量的影响，不产生电解、电泳和极化等，仅对穴位产生刺激。

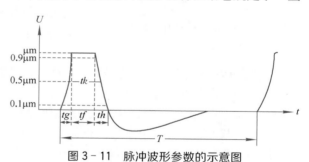

图 3-11　脉冲波形参数的示意图

μm：脉冲幅度；tg：脉冲前沿；tk：脉冲宽度；
tf：峰值时间；th：脉冲后沿；T：脉冲周期

2）对人体的作用：人体组织是由水分、无机盐和带电生物胶体组成的复杂的电解质电导体。当双向脉冲电作用人体时，处于电场中的带电粒子会发生双向运动，主脉冲到来时迅速向一侧运动，副脉冲到来时会相对缓慢地回到原来位置，这样来回的振动可能会激活组织和细胞的代谢；消除可兴奋组织细胞膜极化状态，使离子浓度和分布发生显著变化，从而影响人体功能。粒子运动、浓度和分布的改变，是脉冲电针治疗作用最基本的电生理基础。

（2）脉冲幅度

1）特征：一般指主脉冲跳变的幅度值，常用电压来表示。例如，电压从 0 V 变化到 100 V，那么电压的变化量为 100 V，则脉冲幅度就是 100 V。在脉冲电针中，脉冲幅度意味着电针的刺激强度。在保证安全的情况下，它的电压越高，刺激强度越大，所能适应的范围越广。一般情况下，人体两点间的等效电阻约为 1 kΩ，这时，电针机最大输出脉冲峰值电压不应小于 80 V。即由欧姆定律可知，1 V 电压加在 1 kΩ 的电阻上所产生的电流恰为 1 mA。一般电针机在承载 1 kΩ 阻抗的情况下输出的主脉冲电压有 50～60 V,副脉冲电压有 25～35 V,就能满足绝大多数治疗的需要。

在治疗过程中,当电针机的输出旋钮处于最大位置时,表示该机的最大输出刺激量,它主要用于说明电针机本身的能力,电针机的实际输出取决于人体两点间的等效电阻及输出旋钮所处的位置。电刺激的效应与通过组织的电流量有关,由于流经组织的电流强度和外加电压的大小在电阻恒定时,是平行增减的。当组织电阻恒定时,外加电压反映电刺激的强度。如果组织电阻有改变,则外加电压并不能表示真正的刺激强度,此时只有用脉冲电流值才能真正表示刺激强度。这一点在电针机上是无法直接读出的。

电针机上的输出旋钮,只表示电针机输出电压即外加于人体两点间的电压的大小,而不是作用到人体上的电流大小,故对于不同患者、不同穴位,甚至同一患者、同一穴位,在两次治疗时,由于人体等效电阻的差异,即使是输出旋钮处于同一位置,其实际输出功率也不会完全相同,因此旋钮位置并不能真正反映实际输出的大小,它仅作为一种相对参考值。如果要测量电针脉冲电流,可以在电针机接至人体的导线中串联一个 100 Ω 的电阻,电阻的两端各引一导线接至示波器输入端(图 3 - 12)。这样在示波器荧光屏上即可显示出电针的脉冲波,测量脉冲的幅度,然后根据欧姆定律即可算出脉冲电流。如脉冲幅度为 0.5 V,则其电流为 0.5 V／100 Ω＝6 mA。通过脉冲电流的测定,反映了电针机作用到人体上的实际刺激量,它不受各种外在因素的影响,较之电压有很大的优越性。

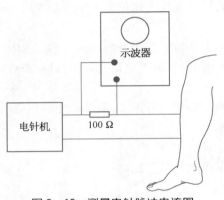

图 3 - 12　测量电针脉冲电流图

2) 对人体的作用

一般规律:电针对可兴奋组织的效应有一定规律,当电场从弱到强逐步增加时,效应依次表现为无作用→易化作用→弱抑制作用→强抑制作用。① 对兴奋性低下的疾病应使用稍弱的电针:周围性面瘫、小儿麻痹后遗症、中风的软瘫、肌无力等,电针治疗时刺激不宜强,这已被临床经验所证实。其机制可能是弱电针有利于神经纤维的再生,能提高肌肉的兴奋性。② 对功能亢进性疾病应使用稍强的电针:肌肉痉挛、胃肠蠕动亢进、躁动型精神病等,宜使用强电针,强电针可降低组织的兴奋性。③ 疼痛宜使用强电针:临床经验证实强电针镇痛效果好,针刺麻醉也证明需要强电针。实验研究说明足够的电针强度是使脑内 5 -羟色胺、内啡肽类物质升高的重要条件。例如,6 V 电针无论频率是 10 Hz 还是 200 Hz 均可使大鼠延脑、脑桥或皮质内 5 -羟色胺含量升高,而 3 V 电针无论频率是 10 Hz 还是 200 Hz 均不能使之提高。家兔静脉注射阿片受体阻断剂纳洛酮可明显对抗弱电针的镇痛作用,却不能对抗强电针的镇痛作用。生理学提示疼痛与细神经纤维信号传递有关,细神经纤维的绝对不应期较长;强电针可使更多的细纤维对疼痛信号传递得到改变,故产生镇痛作用。

强度是相对的:对机体各系统、各类组织和不同的疾病,用电针刺激时所说的电针强度是相对的,在应用时应注意其差异,不能用绝对量表示。

电针镇痛所需的电刺激强度,一般以能最大耐受为度,过弱效果不佳,过强则患者和动物都不能耐受也不利于针效的提高。

(3) 脉冲宽度

1) 特征:脉冲宽度是指主脉冲出现后所持续的时间。由于脉冲顶部和底部宽度往往不一致,故脉冲宽度一般是指 0.5 μm 处的宽度。脉冲宽度常以 ms 表示,换算单位是千分制,即 1 s 等于 1 000 ms,1 ms 等于 1 000 μs。一般情况下,电针机输出的脉冲宽度约在 0.3 ms,不能随意调整。

2) 对人体的作用:电针脉冲宽度越宽,意味着给人体的刺激量越大。

(4) 脉冲频率

1) 特征:脉冲频率是指每秒钟内脉冲的个数,用符号 f 表示,其单位为 Hz。频率的倒数或相邻两个脉冲之间的间隔称为脉冲周期,用符号 T 表示。例如,如果每秒出现 10 个脉冲,即两个脉冲之间相邻 100 ms,则脉冲重复频率就是 10 Hz,脉冲周期就是 100 ms。

电生理学对刺激频率的划分:其兴奋组织的作用是由于细胞膜的除极而产生的,在除极之后至复极达到一定程度之前是不可能再次发生除极的,在这一段时间阈电位可以看作是无限大,兴奋性是零,称此时期为绝对不应期。在此时期内无论采用如何强的刺激,兴奋细胞也不再发生兴奋。其后复极程度虽已达到可以再次除极的程度,但因其阈电位还相当高,只有采用较强于正常的刺激量才有可能再次引起扩布性兴奋,称此时期为相对不应期。在相对不应期中虽然用较强的刺激可以引起扩布性动作电位,但其幅度低于正常。随着相对不应期向正常恢复,动作电位的幅度也逐次增高至正常,即标志已完全脱离不应期。

兴奋细胞的绝对不应期的长短决定该细胞在每秒钟内的最大兴奋频率:例如,A 类神经纤维绝对不应期为 0.4~1.0 ms,故其最大兴奋频率为 1 000~2 500 次/s;而骨骼肌的绝对不应期约为 2.0 ms,故其最大兴奋频率一般不超过 500 次/s;心肌绝对不应期最长,故其最大兴奋频率是最小的。据此对电刺激频率可划分为以下方面。① 低频:每一次通电都能使 A 类神经纤维发生一次兴奋的频率范围。由于此期间 A 类神经纤维的绝对不应期最长为 1 ms。因此,要使每一次刺激都能引起一次兴奋,刺激就必须相隔 1 ms 才能再给 1 次,亦即频率至多不大于 1 000 Hz。这样将 1 000 Hz 以下频率定为医用低频范围。② 中频:在 1 000~100 000 Hz。每次刺激已不能引起一次兴奋,尚需综合多个刺激的连续作用或提高刺激强度才能引起一次兴奋,医学上把这一频率范围定为中频。③ 高频:超过 100 000 Hz。频率超过 100 000 Hz 时,已失去对神经的刺激作用,此时无论综合多少个刺激也不能引起一次兴奋,因为引起神经和肌肉兴奋的阈值为 0.03~1 ms。所以,医学上把这种不能引起运动神经兴奋的范围定为高频。高频作用于穴位可以产生热效应。

电针机输出的频率范围:一般不大于 1 000 Hz,即在医用低频范围。低于 15 Hz 称为低频电针,16~1 000 Hz 称为高频电针,因为低于 15 Hz 脉冲电作用于肌肉,能够看到肌肉舒缩的震颤,高于 16 Hz 肌肉则发生持续收缩。此外,从电针对脑内啡肽类物质释放的实验研究可看出,15 Hz、16 Hz 是不同内啡肽类物质释放的分界线。

电针机输出的频率组合:临床上常用的脉冲电针如 G6805 电针机,一般可输出 3 类频率,即连续波、疏密波和断续波。① 连续波:如图 3-13,使用时频率固定不变,即每个脉冲的周期相同。频率从 0.3~1 000 Hz 连续可调,一般低频(≤16 Hz)称为疏波,高频(17~1 000 Hz)称为密波。② 疏密波:如图 3-14,疏波和密波相间出现,各持续若干秒。例如,

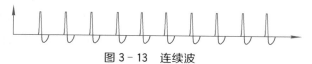

图 3-13 连续波

5 Hz/30 Hz,表示 5 Hz 频率持续若干秒,接着 30 Hz 频率持续同样时间,再接 5 Hz 频率……两种频率,低者称为疏波,高者称为密波,可有各种组合,其频率大小仅是相对而言,没有明确的界定,如 2 Hz/10 Hz 亦称疏密波。③ 断续波:如图 3-15,脉冲(频率可大可小)时有时无,各持续若干秒。

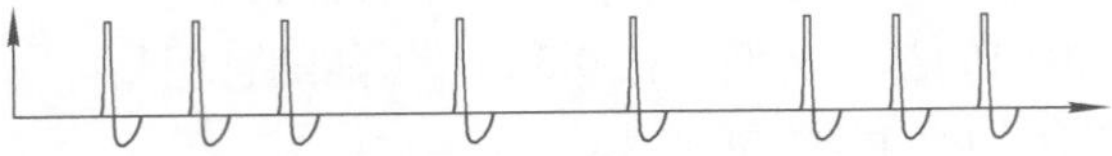

图 3-14 疏密波

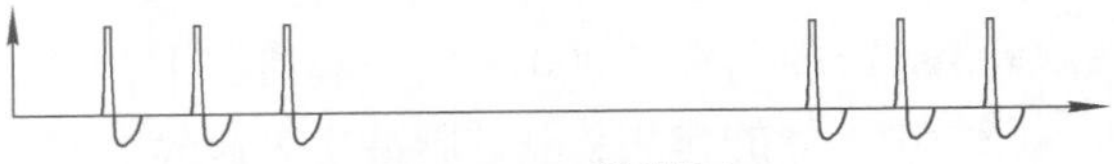

图 3-15 断续波

2) 对人体的作用

连续波：一般连续波对恢复机体疲劳效果较好，但由于连续波太有规律，机体容易耐受或适应。因此，较长时间作用于机体，会感觉刺激变小，从而失去作用。疏波和密波作用的差别如下：① 疏波可引起肌肉舒缩，产生较强的震颤感，提高肌肉韧带的张力，调节血管的舒缩功能，改善血液循环，促进神经肌肉功能的恢复，对感觉和运动神经的抑制发生较迟，对神经肌肉瘫痪性疾病有良好的效果。常用于治疗痿证和各种肌肉、关节、韧带、肌腱的损伤等。② 密波作用体表某些疼痛区，能有某些即时镇痛效果，但易出现适应性反应，时间过久则镇痛效果较差。密波用于手术切口旁，根据神经绝对不应期的特性，干扰痛刺激向中枢的传递，可引起较好的局部止痛效果，故对切皮镇痛效果较好。密波能够降低神经应激功能，先对感觉神经起抑制作用，接着对运动神经也产生抑制作用。常用于止痛，镇静，缓解肌肉和血管痉挛，针刺麻醉等。

疏密波：疏密波是疏波和密波轮流输出的组合波，疏密交替持续的时间各约 1.5 s。因组织不易出现适应性反应，常被选用。疏密交替出现的电流，能引起肌肉有节奏的舒缩，加强血液循环、淋巴循环和离子的运转，促进代谢废物从局部运出，消除炎性水肿，调节组织的营养，对一些软组织损伤、腰背筋膜劳损和一些神经肌肉麻痹等疾病有一定的疗效。常用于疼痛、扭挫伤、关节周围炎、坐骨神经痛、面瘫、肌无力、局部冻伤等。

断续波：断续波是有节律地时断、时续自动出现的一种组合波，机体不易产生适应。交替输出的这种脉冲电流对人体有强烈的震颤感，特别是密波形成的断续波其动力作用颇强，能提高的肌肉组织的兴奋性，对横纹肌有良好的刺激收缩作用，对脑血管意外、乙型脑炎、小儿麻痹症等出现的后遗症和一些周围神经病变引起的肌肉萎缩性疾病有较好的效果，也可用作电体操训练。

3) 对不同频率和组合效应的实验研究：不同频率的电针可引起释放不同种类的神经介质；电针引起中枢神经肽释放呈频率依赖性，不同频率的电针引起不同种类神经肽的释放。2 Hz 电针引起脑啡肽、内啡肽、内吗啡肽及催产素等神经肽释放，100 Hz 电针引起强啡肽、孤啡肽、胆囊收缩素及血管紧张素等神经肽的释放。① 2 Hz 的电针在大鼠"足三里"穴进行刺激，信号可到达下丘脑弓状核，使腹侧中脑导水管周围灰质释放 β 内啡肽，作用于 mu 型阿片受体，然后再把信息向下传到脊髓，释放脑啡肽，作用于 delta 型阿片受体引起镇痛。② 100 Hz 的电针传到脑桥臂旁核，再经导水管周围灰质下达脊髓，引起强啡肽释放，作用于 kappa 型阿片受体引起镇痛。③ 15 Hz 电针或 2 Hz 和 100 Hz 交替的疏密波电针，可引起这 3 类阿片肽同时释放，产生协同作用，引起强烈的镇痛作用。④ 在患者的足三里施加 2 Hz 的电针刺激，使腰部脑脊液中脑啡肽类物质含量升高，强啡肽含量不变。100 Hz 电刺激则使脑脊液中强啡肽含量升高，脑啡肽含量不变。采用 2 Hz 与 100 Hz 交替的疏密波，则可使脑脊液中脑啡肽与强啡肽两者同时升高，并得到了强烈的镇痛效果。⑤ 频率 200 Hz，电压无论是 3 V 或 6 V 的电针均可使纹状体去甲肾上腺素含量下降；而频率 10 Hz 时，电压 3 V 或 6 V 均不使之下降。表明一定的频率是引起纹状体去甲肾上腺素含量下降的重要原因。

不同频率的电针戒除不同物质的成瘾：Patterson 认为，麻醉剂和镇静剂成瘾的最佳刺激频率为 75～300 Hz，苯丙胺类成瘾的最佳刺激频率为 1～2 Hz，尼古丁则为 5～10 Hz。酒精成瘾的刺激频率也在低频范围。

不同频率电针不会产生交叉耐受：持续给予大鼠 100 Hz 电针达 4 h 以上，其镇痛效果明显下降，说明大鼠已对 100 Hz 电针产生了耐受，这时改变电针频率到 2 Hz，镇痛作用再现。反之，先使大鼠对 2 Hz 电针产生耐受，再改用 100 Hz 电针，也能重现镇痛作用。这表明，不同频率电针不会产生交叉耐受。

不同频率组合的电针预处理对诱导脑缺血耐受程度的差异：3 种频率的电针预处理(2 Hz/5 Hz、2 Hz/15 Hz、2 Hz/100 Hz)均能不同程度地诱导脑缺血耐受，其中 2 Hz/15 Hz 频率电针诱导脑缺血耐受效果最好。

3. 电针刺激与手法运针刺激的比较

(1) 电针和手法运针是两种不同性质的刺激：电针是依赖电流的作用来刺激穴位及组织，毫针与肌肤一起跳动，经过一系列的调节，使人体的神经、血管、肌肉兴奋或抑制，从而改变功能平衡，达到消炎、止痛、解痉、活血、消肿等功效。

手法运针是借助提插、捻转等机械动作刺激穴位及组织，根据患者机体的寒热与虚实、正气与邪气盛衰的情况进行施治，经捻转、提插，患者随之出现的酸、麻、重、胀的感觉，经过机体整合转化为治疗效应。

(2) 两者优缺点比较：电针刺激参数稳定，临床应用重复性好，对可兴奋组织作用强，临床应用方便省力，但机体容易适应或耐受，长时间应用效应降低，外加电场干扰人体的生物电场，有的效果未能确定。

手法运针历史悠久，经验丰富，临床可因人、因时、因地灵活掌握，行针产生的电能来自人体本身的生物电，不易被机体所适应，对机体呈现双向良性调整，但多人操作可重复性差。

(3) 两者不能完全互相代替：临床实例表明，大多数患者使用电针有效，用手法运针也有效。但也有少数患者用手法运针无效，用电针有效。亦有少数患者用电针无效，用手法运针有效。

(4) 两者差别的实验研究

1) 电针与手法运针针感的传入神经纤维类别不同：电针以麻为主，主要经 Ⅱ 类为主的粗纤维传入中枢，手法运针以酸胀感为主，主要经 Ⅲ 类为主的细纤维传入中枢。

2) 针刺效应也不尽相同：给家兔膀胱内充以等渗温氯化钠溶液 50 ml，大多可使膀胱呈平静状态，部分出现小的节律性波动。用 2～4 次／s、幅度 360° 的手法捻针刺激"次髎"穴，经 2～3 s 的潜伏期，则可见膀胱内压升高；每次运针 15 s 可使膀胱内压升高 0.392～0.980 kPa，针 500 次有效率达 90% 以上。用同法针刺穴旁 1 cm 的对照点，不能使膀胱内压升高，针 200 次升高率仅为 1%，且上升幅度不超过 0.196 kPa，具有显著的穴位特异性。而用适宜的电针刺激同一穴位则一般不能使膀胱内压升高，只有当刺激强度增加达血压升高、瞳孔放大时才能使膀胱内压升高，但经 1～2 次电针后针效减弱或消失，要加大刺激方可继续使膀胱内压改变，且对照点及其他穴位也有同样的效应，无明显的穴位特异性，这种现象显然是痛刺激造成的应激反应。因此就针刺"次髎"穴提高膀胱内压作用而言，手法运针的效果较电针明显。实验证明，手法运针在提高皮肤温度、镇痛针麻、调整胃电、促进淋巴细胞转化、抑制痫样放电、降低癫痫状态下升高的皮质 ACh 和 K^+ 活度、提高病证状态下降低的 Na^+ 浓度等方面也均较电针为佳，而电针对促进网状内皮系统吞噬功能和对与前阿皮素有关的多肽的影响方面则较手法运针为好。

三、时间因素

近年来实验研究证明，时间是影响针灸效应的重要因素之一，掌握针灸效应与时间因素的相关性及其理论基础,对提高针灸临床疗效有重要意义。

(一) 针灸治疗时间与针灸效应

针灸治疗时间的选择有二:一是源于中医的天人相应观和气血流注学说形成的择时针灸方法,其择时针灸的合理内涵在针灸研究中得到一定揭示,并在与现代时间生物学的融合研究中有新的发展。二是指针灸治疗时机不同,效应各异。

1. 择时针灸与针灸效应

(1) 择时针灸的理论基础:择时针灸指的是在中医天人相应观和气血流注学说的指导下,选取一定的穴位在一定时辰进行针灸治疗的方法,其理论基础主要是中国古代的天人相应观和气血流注学说。中国古代先民很早就观察并领悟到,世间万物生生化化于宇宙之间,与大自然构成浑然不可分的整体。《淮南子·天文训》认为,"孔窍肢体皆通于天""通天下一气耳"。从这种人与自然界是一个统一体的观点出发,《内经》系统论述了外界环境中各种周期性变动的因子对人体生理、病理的影响,认为"人以天地之气生,四时之法成",宇宙变化、日月运行、四时八气更替、昼夜的往复都要作用于人体,而"人亦应之",于是一切生命活动无不随之抑扬起落,彼弛此张,呈现节律性变化。这是中医"天人相应"的基本思想,也是现代时间生物学对人体节律产生根本原因的早期论述,是中医时间医学的核心观点。同时,中医的气血流注学说认为,经络是人体气血运行的通路,人体营卫气血的运行规律是卫气昼行于体表经络 25 周,夜行于五脏 25 周,营气寅时由肺经开始,以后每一个时辰流注一条经脉,到肝经结束,如此循环往复。这与现代时间生物学描述的近似昼夜节律极其相似。因此,根据天人相应观、气血流注学说,再结合中国传统的哲学思想等,从而衍生出了择时针灸取穴法的纳甲法、纳子法、灵龟八法、飞腾八法、养子时刻注穴法等。

(2) 择时针灸的针灸效应差异:古今医家从治疗时间切入,主要形成了古典择时针灸方法的针灸效应差异研究和结合现代时间生物学理论、方法、技术的针灸效应差异研究。

古典择时针灸方法的针灸效应差异研究主要集中在纳甲法、纳子法、灵龟八法、飞腾八法、养子时刻注穴法等。纳甲法的针灸临床研究显示,运用子午流注纳甲法逐日按时开穴治疗,对中风后遗症、痹证、面瘫、高血压、慢性浅表性胃炎、外阴白色病变、血管性头痛、三叉神经痛、坐骨神经痛等痛症,主要依患者来诊的时间纳甲开穴,结果显示,均比常规的循经取穴、闭穴等配穴法疗效显著。实验研究表明,按徐凤纳甲法的十日开穴按时取穴法,与常规针刺法比较,可显著增加心输出量、改善微循环、降低胃酸、提高血浆前列腺素 E1 水平、促进胃溃疡的愈合等。且徐凤纳甲法按时取穴法的不同开穴之间,在相同条件下电针对正常人心收缩时间间期(STI)调整效应的差异结果研究显示,按时电针的 120 个时辰、66 个穴位中,有 39 个时辰、33 个穴位的 STI 在电针前后的差别有显著性差异。纳子法的针灸临床研究显示,用纳子法午时针刺心经原穴神门穴,可引起心功能的部分指标出现变化,使心率减慢,收缩期、舒张期延长。实验研究表明,按纳子法治疗肾虚患者,酉时施刺疗效高于非酉时施刺,对血浆 cAMP/cGMP 比值和皮质醇含量的调整,也以酉时为优。灵龟八法的针灸临床研究显示,灵龟八法取穴针刺对中风后遗症、胃痛、偏头痛、颈肩腰腿痛、原发性痛经等疗效显著。实验研究表明,灵龟八法开穴与闭穴存在皮温、痛阈差异。飞腾八法的针灸临床研究显示,飞腾八法对中风偏瘫、更年期潮热、汗出、黄褐斑、单纯性肥胖症等疗效显著。养子时刻注穴法的针灸临床研究显示,对神经根型颈椎病、椎动脉型颈椎病、腰椎间盘突出症、原发性痛经等疗效显著。

结合现代时间生物学理论、方法、技术的针灸效应差异研究,主要是借用传统的干支计时方法,选取与传统子午流注不同的穴位针刺,研究其效应差异。

　　临床研究显示,以足三里、大椎、三阴交为基本方,在辰、巳、午、酉4个时辰艾灸,并设西药、安慰剂治疗白细胞减少症对照。结果表明,艾灸组在临床疗效、证候疗效、升白细胞作用及改善红细胞、血色素、免疫球蛋白等方面均优于对照组,不同时辰组间有差异,以酉时为佳。对缺血性中风的临床研究显示,不同时辰针刺对缺血性中风患者血浆血栓素 B_2(TXB_2)和6-酮前列腺素 $F1\alpha$(6-酮 $PGF1\alpha$)含量有影响,辰时针刺能显著降低血浆 TXB_2 水平,且使6-酮 $PGF1\alpha$ 水平略有升高,而戌时针刺则无明显作用,辰时针刺能有效抑制脑缺血时体内血小板的激活,纠正 TXB_2 和6-酮 $PGF1\alpha$ 的平衡失调。

　　动物实验研究显示,不同时辰电针大鼠"足三里"穴,效应存在明显差异:亥时电针胃排空的作用强于其他时辰,白天针刺较之夜晚更能促使胃酸分泌和尿淀粉酶的排出;辰时针刺对胃电的影响明显强于酉时;子时低频(20 Hz)电针促进小肠吸收功能优于午时;亥时低频(20 Hz)电针促进胰淀粉酶分泌优于午时;午时电针对血浆 cAMP/cGMP 比值的影响优于子时、卯时和酉时;11时和17时电针"足三里",使视交叉上核血管活性肠肽(VIP)免疫反应比23时、5时和17时电针明显增强。不同时辰电针家兔"足三里"穴,效应也存在明显差异:亥时低频(20 Hz)电针降低"实验性高脂血症"家兔血清胆固醇含量优于午时;酉至子时之间提高佐剂性关节炎家兔痛阈、降低单胺类物质和组胺含量效应优于其他时辰;针刺家兔"足三里"穴引起的白细胞总数增加,在酉时较午时更明显。不同时辰针刺小鼠"足三里"穴,效应也存在明显差异:在8~24点,每2 h 1组研究结果显示,不同时辰针刺小鼠"足三里"穴,脑组织亮脑啡肽含量增高不一,以8:00~10:00和22:00~24:00两组最明显。对"环跳"穴的动物实验研究也显示,不同时辰电针效应存在明显差异:血浆皮质酮23时针刺后升高非常明显,17时针刺反而有所下降,痛阈变化也在11时针刺上升最高,5时最低。对"涌泉"穴的不同时辰针刺效应差异系统研究显示,不同时辰针刺对脑内单胺类神经递质、视上核神经分泌细胞核体积、若干器官的时间形态学、肝脏等组织中的还原谷胱甘肽含量都有不同影响。不同时辰针刺家兔"三阴交"研究结果显示,巳、申、亥时针灸合用施治苦寒泻下加饥饱失常法模拟的脾阳虚家兔模型,均不同程度地增加脾阳虚家兔的体重、升高肛温、提高T淋巴细胞转化率、红细胞 C3b 受体花环率。以巳时疗效最佳,申时次之,亥时组又次之。不同时辰电针"肾俞"穴的针效差异研究显示:子午卯酉不同时辰针刺对"阳虚""阴虚"大鼠体温昼夜节律的峰相位有不同影响,酉时针刺能有效恢复"阳虚"大鼠的体温节律相位,卯时施针对"阴虚"大鼠的体温节律相位恢复作用明显;子、午、卯、酉不同时辰电针金黄地鼠"肾俞"穴,结果显示,午时针刺使金黄地鼠自发活动昼夜节律振幅降低,卯时针刺使其节律峰相位迟后,酉时针刺使其节律峰相位超前;卯时针刺使体温昼夜节律峰相位迟后22.36°,酉时针刺使体温昼夜节律峰相位超前39.32°。

　　不同时辰效应差异的中枢调控机制研究表明,大鼠视交叉上核被毁损后,大鼠血浆 cAMP/cGMP 含量失去双峰样昼夜节律变化,子、午、卯、酉各时辰电针双侧"足三里"穴,其血浆 cAMP/cGMP 含量变化幅度相比差别不明显。揭示不同时辰针刺效应差异的调控受到视交叉上核的中枢调控。

　　不同时辰效应差异的分子生物学机制研究表明,11时给予2 Hz电针一侧"环跳"穴对大鼠脊髓和脊神经节内 SOMmRNA 阳性神经元的表达有上调作用,5时电针 SOMmRNA 阳性神经元表达最弱。揭示不同时辰的针效差异有相应的分子生物学基础。

　　2. 针灸时机与针灸效应　针灸治疗时机不同,效应各异。对疟疾的研究表明,在发热高峰时针刺,几乎无效,而在其发热之前2 h针刺,可有明显的抑制发热及抑制疟原虫效应;对类风湿关节炎的临床研究显示,早期介入不仅可以消肿止痛,而且对于后期的致残、防残也有重要作用;对周围性面瘫的临床研究显示,在发病 7 d 内的急性期进行针灸治疗,可以提高疗效,缩短治疗时间;对中风的研究显示,发病 72 h 内介入针灸治疗与 2 周、4 周介入治疗结果比较,发病 72 h 内针灸介入和 2 周介入对中风患者运动功能和日常生活活动能力均较 4 周介入效优。对接受针灸治疗的疗程分析显示,病程在 3 个月以内疗效较好,6 个月以内次之,6 个月以后疗效较差。无论是缺血性中风还是出血性中风,研究结果均显示:介入越早,效果越好。

(二)针灸间隔时间与针灸效应

针刺间隔时间与针灸效应指的是两次针刺间隔的时间不同,针灸效应不同。针刺人迎穴治疗脑血管疾患时,施术 3 min 后其脑血流图改变最为明显,施术后 6 h,脑供血开始衰减。因此,主张对该病应 6 h 再次治疗。针灸治疗哮喘时,施捻转补法 3 min 后,肺内哮鸣音逐渐减少,患者症状缓解,有效治疗作用持续 3~4 h,提示 4 h 后需要再次治疗。目前的研究初步表明,获取最佳针灸效应的两次施术间隔时间为 3~6 h。

(三)留针时间与针灸效应

留针时间与针灸效应指的是留针时间不同,针灸效应不同。目前,比较一致的留针时间为 20~30 min。对循环系统的研究显示,留针 5 min 对气虚患者心搏量影响效差,15~30 min 针效才明显。也有研究显示,针刺对小气道功能的调节作用呈现出随着留针时间(20 min、40 min、60 min)的延长,针灸效应更优。但针刺内关留针 20 min、40 min、60 min 对 2 型糖尿病患者心脏自主神经功能变化结果显示,针刺 20 min 即有明显的效果,未见随留针时间延长疗效增加的效应。在急性软组织损伤的研究结果显示,留针 30 min 疗效最佳;而慢性损伤的留针以 60 min 疗效最佳。

(四)疗程与针灸效应

疗程与针灸效应指的是疗程不同,针灸效应不同。一般情况下,针灸的疗程为每日 1 次,7~10 次为 1 个疗程,连续治疗 1 个疗程后如尚未恢复,休息 3~7 日,再继续下一个疗程。一般情况下,针灸效应与疗程时间呈正比。如电针对家兔降血糖作用研究显示,电针 1 日、4 日、7 日后,降血糖效应随着针刺次数的增加而增强。

(五)针灸施术中的时间序列与针灸效应

针灸施术中的时间序列与针灸效应指的是针灸用穴先后顺序不同,效应各异。《长桑君天星秘诀歌》载:"天星秘诀少人知,此法专分前后施,若要胃中停宿食,后寻三里起璇玑。脾病血气先合谷,后刺三阴交莫迟……"现代研究显示,先针璇玑,后针足三里,针刺效应为消食导滞,用于宿食停滞;先针足三里,后针璇玑,针刺效应为健脾消食,用于脾虚食滞。

四、个体因素

早在《灵枢·行针》中记载:"百姓之血气各不同形,或神动而气先针行,或气与针相逢,或针已出气独行,或数刺乃知……"就指出个体因素会影响针灸疗效。大量针灸临床和现代动物实验研究证明,即使患者或动物的年龄、性别和生活条件完全相同,对于同样穴位、同一针法刺激也可能有不同反应,这与个体因素有关,包括体质因素、功能状态和心理因素三方面。

(一)体质因素与针灸作用

体质因素即个体差异,包括体质、年龄、性别、种族等,它决定了机体在接受针灸刺激时会有不同的反应。

1. 不同个体循经感传的差异 针灸得气、循经感传、气至病所,是针灸取得疗效的三大关键环节。而在循经感传这个环节上,个体差异表现得尤为突出。研究表明,人群中显性循经感传的出现率仅在20%左右,用同样方式、同样大小刺激量,仅能在小部分人中诱导出循经感传,这表明感传的出现有显著的个体差异。而感传出现与否与针灸效应之间关系密切。

2. 不同个体针麻效果的差异 大量研究结果表明,针麻效果与个体差异的关系非常密切。如在针麻下进行子宫全切除术时,针麻效果与月经周期有关,血清中雌二醇含量升高者针麻效果好;反之则差。针麻效果术前预测研究表明,凡耐痛阈高的个体、皮肤对电刺激敏感性较差的个体和耐针(即对针刺耐受性强)的个体,针麻效果较好。在针麻临床研究中,不同证候患者针麻效果也表现出较大差异。如在对15例双侧青光眼患者的先后两次虹膜嵌入巩膜术中,将影响针麻效果的各种因素做了同体对照观察,发现个体差异对针麻效果影响大于穴位和刺激方法的作用。用压迫眼球和皮下注射肾上腺素8 $\mu g/kg$,观察心率、血压、脉搏波幅变化作为自主神经功能指标,将受试者分为4型,比较其针麻优良率,其结果见表3-1。

表3-1 不同类型受试者针麻效果比较

个体生理特点类型	针 麻 效 果
交感与副交感神经均不敏感型	针麻优良率为37.0%
副交感神经敏感型	针麻优良率为28.6%
交感神经敏感型	针麻优良率为16.0%
混合敏感型	针麻优良率为9.0%

3. 不同个体电针镇痛效应的差异 以100 Hz电针30 min内辐射热甩尾潜伏期(TFL)升高百分数之平均值为指标,采用聚类分析方法,将168例大鼠分为优针效和劣针效两个群体,其针效至少在2 d之内保持相对稳定。结果提示,劣针效鼠群平均针效仅为16.6±1.93,而优针效鼠群平均针效为93.5±27.7(图3-16)。电针镇痛效果与基础痛阈呈显著正相关,即优针效鼠的基础痛阈显著高于劣针效鼠。针灸镇痛的研究还表明,循经感传显著程度是决定针刺镇痛效果优劣的主要因素。循经感传越显著者,针刺镇痛的效果也越好。

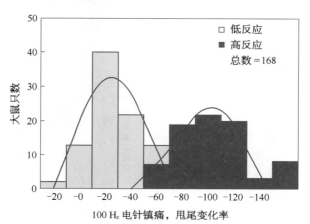

图3-16 大鼠100 Hz电针镇痛效果的频度分布图

(二) 功能状态与针灸作用

机体的功能状态在这里主要指机体的病理状态,包括机体功能的偏离和不同辨证证型等。针灸临床要求辨证施针,就是分析患者功能状态,以便有的放矢,个体化治疗,提高疗效。

1. 不同功能状态针灸效应的差异　同一靶器官在不同病理状态下,针灸呈现不同的效应,具有促进其恢复正常状态的作用。即对亢进的功能状态,针刺呈现的是抑制效应;而对于低下的功能状态,则呈现兴奋效应。临床上针刺内关,对心动过缓者有增加心率的作用,对心动过速者有降低心率的作用,就是一个常见的例子。在针灸实验研究与临床实践过程中,人们常常发现,即使使用同样针灸方法,刺激同样穴位,对亢进的功能状态针灸呈现抑制性效应,而对低下的功能状态则呈现兴奋效应(表3-2)。

表3-2　不同病理状态对针刺效应的影响

观 察 指 标	病 理 状 态	针 灸 方 法	针 灸 效 应
肾脏泌尿功能	给家兔注射30%葡萄糖溶液引起多尿	耳针刺激"肾区"及"膀胱区"	抑制肾脏泌尿
	给家兔注射垂体后叶素引起少尿	耳针刺激"肾区"及"膀胱区"	增加肾脏泌尿
白细胞计数	白细胞计数在7×10^9/L以上	针刺相关腧穴	白细胞数下降
	白细胞计数低于7×10^9/L者	针刺相关腧穴	白细胞数上升
膀胱收缩功能	家兔膀胱处于高紧张状态	针刺双侧"委中"穴	膀胱松弛
	家兔膀胱处于低紧张状态	针刺双侧"委中"穴	膀胱收缩
胃运动	胃运动波较高者	以平补平泻法针刺犬"足三里""胃俞"穴	出现抑制性变化
	胃运动波较低者		出现兴奋性变化
血糖	注射胰岛素造成低血糖状态	在相同穴位施以同样参数的电针	使高血糖者血糖降低而低血糖者血糖升高
	注射肾上腺素造成高血糖状态		

如图3-17示电针对家兔血糖耐量曲线的影响比较,在糖负荷后血糖水平剧烈升高的动物,电针刺激可使其反应削平;在血糖水平上升不剧烈的动物,电针刺激可使其稍有上升。

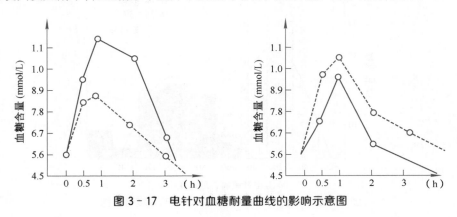

图3-17　电针对血糖耐量曲线的影响示意图

也有研究表明,对健康成人分别注射溴化钠以抑制中枢神经,注射咖啡因以兴奋中枢神经。结果,前者的白细胞吞噬功能下降,后者则上升,此时如针刺内关,针后前者上升后者下降。

2. 不同疾病证型针灸效应的差异　临床观察表明,针刺与辨证分型密切相关(表3-3)。

表3-3　不同疾病证型的针灸效应差异

疾病或针麻术	针灸方法	针　灸　效　应
支气管哮喘	针灸	表证型有效率高达90%,里证型有效率仅为25%
高血压	电针	阳虚型血压下降居多,阴虚型血压下降较少
遗尿	耳压疗法	肺脾气虚型疗效优于下焦虚寒型
青光眼手术	针麻	虚寒型效果最好,虚热型次之,实热型最差
子宫全切术	针麻	肾阳虚型患者效果优于肾阴虚型
胃大部切除术	针麻	脾胃虚寒型胃溃疡患者效果优于肝气犯胃型
甲状腺手术	针麻	阳虚型效果优于阴虚型

上述临床和实验资料表明,针灸的效应取决于机体不同的功能状态,针灸具有促进其从偏离状态恢复到正常状态的功效,对偏离正常状态越明显者其针灸的调节作用越强,对中医辨证分型中阳虚型患者其针灸的调节作用优于其他证型。

(三)心理因素与针灸作用

《灵枢·本神》曰"凡刺之法,先必本于神",这里的"神"与精神心理密切相关。人体是一个有机的整体,其生理功能、病理反应和针灸效应,均受心理因素的影响。所以,心理因素是影响针灸效应的一个重要因素。

1. 心理因素对机体功能的影响　心理活动是人类所特有的活动,由于所处社会环境、自然环境等不同,其个体情绪调节能力、应变能力等心理因素会有很大差别。

情绪(即情志)是人类一种短暂情感反应,属于心理现象。痛觉、视觉、嗅觉、听觉、干渴及饥饿都可诱发情绪活动,并伴随发生一系列生理功能变化,包括自主神经功能、躯体运动功能和内分泌方面的变化,这些统称情绪反应。

现代研究观察表明,人在发怒时,显示心率加快、血压升高、胃肠运动减弱、瞳孔散大、血液红细胞增多、血糖增高,同时呼吸加深、加快。在某些情绪活动中,也可表现为副交感神经活动相对增强,如人在焦虑时,可引起排尿和排便次数增多、消化液分泌增多。现代心理学研究表明,作为神经内分泌系统轴心的下丘脑垂体靶腺激素系统是心理因素影响躯体生理病理过程的解剖学基础。此外,心理因素还可以通过影响自主神经系统的功能,影响内脏功能和免疫功能。而针灸治疗是通过激发机体固有的生理调节系统功能,产生针灸调整效应,故针灸效应也要受心理因素的影响。

2. 心理因素对针灸效应的影响　情绪状态对循经感传有显著影响。实验证明,情绪安定时,循经感传显著程度可以提高,针灸效应大为提高。情绪紧张者进入手术室后,血浆17-羟皮质类固醇含量增高,在针麻手术中痛反应大,血压、脉搏、皮肤电波动等生理指标变化大,皱眉、呻吟、呼叫等情绪反应强烈,针麻效果较差。相反,情绪安定时,循经感传显著程度提高,自主神经系统功能活动也较稳定,因而针灸效应大为增强。所以,通过控制情绪,可以更加充分地发挥针灸效应。在临床上,有的患者虽明确地自诉疼痛,但并不带有烦躁不安等强烈情绪色彩,此类患者的针刺镇痛效果较好。

　　暗示对针麻效果也有影响。采用安慰针加语言引导并结合示波器显示针刺刺激波形的暗示方法,观察对照针刺、暗示、针刺结合暗示各组的镇痛效果。结果表明,针刺结合暗示组镇痛效果最好,针刺组次之,暗示组再次之,说明暗示对针灸效应有一定的影响。

　　临床研究表明,当患者具有战胜疾病的信心时,这种积极的精神状态就能加强针刺镇痛效果;反之当患者顾虑重重、悲观消沉时,就可能削弱针刺镇痛效果。但是,对于后者,如果术前经过解释诱导,消除顾虑,就有可能获得较好针刺麻醉效果。另外,针刺诱导后,用耳机听音乐,也观察到痛阈、耐痛阈升高的现象。

第四章 针灸作用效应及机制

导学

本章介绍针灸镇痛和针灸对神经系统、内分泌系统、免疫系统、呼吸系统、心血管系统、消化系统、泌尿生殖系统的影响及其机制。学习本章,应重点掌握针灸镇痛效应及其机制,熟悉针灸对各系统的影响规律及主要机制,了解针灸对各系统的影响效应。

作用效应是针灸生命所在,揭示针灸效应机制也是实验针灸学研究的重要任务。经历了近半个多世纪的发展,实验针灸学积累了相当丰富的有关针灸效应及机制的研究资料,尤其以针刺镇痛的研究引起了世界医学界的广泛关注。大量的研究证实:① 针灸的作用效应主要表现为调节作用,具有多靶点、多途径、多环节的作用特点。② 针灸对各系统的调整作用,在很大程度上是通过对"神经—免疫—内分泌"网络调节实现的。③ 针灸对各个系统的作用效应都有相应的特点和作用机制。

本章重点介绍针灸镇痛和针灸对神经系统、内分泌系统、免疫系统、呼吸系统、心血管系统、消化系统、泌尿生殖系统的调节效应和机制。

第一节 针灸镇痛效应及机制

随着 20 世纪 50 年代针刺麻醉的成功和越来越多现代科学研究方法的不断介入,针灸治疗疼痛的作用原理逐步得到揭示。针灸镇痛已经成为实验针灸学中针灸作用原理的一大标志性成果,推动了针灸学、现代痛觉生理学及现代麻醉学的发展。

1965 年,我国著名神经生理学家张香桐教授在动物实验的基础上,提出了"针刺镇痛是来自穴位和来自痛源部位两种不同传入冲动在脑内相互作用的结果"的假说,并于 1973 年在《中国科学》上发表了《针刺镇痛过程中丘脑的整合作用》的著名论文,这一观点对针刺镇痛原理的研究起到了积极的指导作用;1966 年 2 月在北京召开了针麻研究工作座谈会,会议认为,针麻时可能是针刺激发了体内抗痛物质,对抗手术时所产生的致痛物质,从而起到镇痛作用,并预言找到这类镇痛物质是可能的;1972 年,北京医学院的韩济生教授,首次应用家兔脑室交叉灌流法证明针刺镇痛过程中,可能产生某些具有镇痛作用的物质;1974 年 12 月在西安召开的全国针麻专业会议上,将针麻原理研究分为穴位与针感、经络感传现象、体表内脏联系途径、针刺调整作用、针刺镇痛作用五个方面,针刺镇痛原理研究是针麻原理研究的一个主要部分;1975 年美国加州大学的科学家在一次国际疼痛会议上首次报告了"内源性阿片样物质参与针刺镇痛"的研究结果。同期的研究表明,多种神经递质与针刺镇痛有关,并找到了某些相应的中枢神经核团;1978 年上海医科大学曹小定教授发现针刺镇痛时,中央灰质灌流液中的内啡肽明显增加,且与镇痛效果呈正相关,而多巴胺对镇痛产生不利的影响;1979 年中科院心理所的研究指出心理因素不是针麻的决定性因素,但在镇痛过程中起一定的作用;1979 年 6 月在北京召开了首届全国针灸针麻学术研究会,对以往的工作进行了全面的总结,会议指出我们已一定程度地把握了针刺麻醉的临床规律和作用原理,特别是针刺镇痛的原理,同时推动了神经生理学、神经化学、神经药理学等学科的研究,在用现代科学技术整理研究中医学遗产方面,迈出了可喜的一步;1984 年,中国中医研究院研究者指出,针刺镇痛的本质是以小痛(针刺)通过脊髓痛负反馈调节机制抑制大痛(疾病或手术引起);同年韩济生教授依据当时的研究结果,绘制了"针刺镇痛的神经通路和神经递质原理图",对针刺镇痛的神经生理学、神经化学机制做了理论上的总结,并于 1987 年出版《针刺镇痛的神经化学原理》;另外,从 1984 年起,韩教授对"电针耐受"过程中"阿片/抗阿片"这一对矛盾进行了系统研究,经过 15 年的研究证明:中枢八肽胆囊收缩素的抗阿片作用是决定针刺镇痛和吗啡镇痛有效性的重要因素,认为研究阿片类物质和抗阿片类物质的对立统一关系为今后阐明大脑中多种神经递质之间的相互作用提供了一个可资借鉴的模式,并有助于临床提高针刺镇痛的效果;1997 年 11 月,美国国立卫生研究院主持召开针灸听证会,韩济生教授、曹小定教授代表中国学者分别做了"针刺镇痛的神经化学原理""针刺改善机体免疫抑制的实验及临床验证"报告,进一步促进了针刺疗法在美国主流医学中占有一席之地。该会议结论认为,针刺镇痛是有科学根据的有效治疗方法。1999 年,韩济生教授再次出版《针刺镇痛原理》,对针刺镇痛原理的研究进行了全面总结;2008 年,韩济生教授编著出版英文版的《针刺镇痛的神经化学基础(第 3 卷)(1997—2006)》;赵志奇教授在《*Progress in Neurobiology*》发表"Neural mechanism underlying acupuncture analgesia"专题综述针刺镇痛神经机制;2010 年,美国学者又进一步证明和提出,针刺局部产生的腺苷作用于神经末梢上的腺苷 A1 受体是针刺镇痛的一个中心环节的观点;2011 年《*Pain*》发表"Acupuncture analgesia: areas of consensus and controversy"的评论,对针刺镇痛研究及应用进展进行了系统总结;2016 年《*The Neuroscientist*》发表"Acupuncture-Induced Analgesia: A Neurobiological Basis in Purinergic Signaling"专题综述,对针刺镇痛嘌呤信号机制进行了总结与展望;2018 年,美国科学院院刊(PNAS)发表 OX1R - PLC - DAGL - 2 - AG - CB1R 级联反应介导内关低频电刺激镇痛作用机制;2019 年,《*Frontiers in Neuroscience*》发表电针可以通过大麻素受体 CB1 受体同时抑制腹外侧中脑导水管周围灰质(ventrolateral periaqueductal gray, vlPAG)中 GABA 能神经元和激活 vlPAG 中谷氨酸能神经元来发挥镇痛效应;2021 年,《*iScience*》发表 CB1R 介导的皮层环路调控参与电针镇痛机制。

一、针灸镇痛效应

针灸镇痛效应是指运用各种针灸方法获取到的使疼痛缓解或消除的效应。无论是古典医籍记载还是人体试验、动物实验研究均表明,针灸镇痛效应明确,且具有一定的规律。

(一) 疼痛的概念、分类及特征

1979 年,国际疼痛研究学会(IASP)将疼痛定义为"An unpleasant sensory and emotional experience associated with actual or potential tissue damage, or described in terms of such damage".即：疼痛是一种与组织损伤或潜在组织损伤(或描述的类似损伤)相关的不愉快的主观感觉和情感体验。2016 年，Williams and Craig 在《Pain》撰文提出疼痛新的定义："Pain is a distressing experience associated with actual or potential tissue damage with sensory, emotional, cognitive, and social components".即：疼痛是一种与组织损伤或潜在组织损伤相关的感觉、情感、认知和社会维度的痛苦体验。但尚未获得 IASP 同意确认。

疼痛包括感觉和情感两种成分。感觉成分与其他感觉具有相同的特点，如对特殊的感受器、激活感受器的适宜刺激等；但情感成分容易受到不同个体经验的影响导致变异性极大，这也是临床一大难题。按疼痛的部位、性质、起因和时程，疼痛可分为生理性疼痛和病理性疼痛两大类。① 生理性疼痛可分为浅表痛和深部痛：浅表痛是由强刺激皮肤引起，定位明确；深部痛是源于肌肉、肌腱、骨膜和关节，定位模糊。② 病理性痛可分为炎性痛和神经病理性痛。炎性痛是由创伤、细菌或病毒感染等炎症病变引起，具有对伤害性刺激敏感性增强、反应性阈值降低的"痛觉过敏"和非痛刺激(如触)引起的"触诱发痛"的特征。除炎症损伤区有原发性痛外，还有周围非损伤区的继发性痛。神经病理性痛是由创伤、感染或代谢疾病所致的神经损伤引起，其痛觉过敏的临床特征与炎性痛相似，只是发病机制有根本不同。

世界卫生组织指出：急性疼痛是症状，慢性疼痛是疾病。急性疼痛往往持续不到 3 个月，且通常与已知的损伤或创伤有关。因此，它可以用相对简单的镇痛治疗处理，当创伤痊愈后或者处理后疼痛自然消失。慢性疼痛在国际疾病分类 ICD-11 版，被确立为独立病种。其定义为：疼痛持续或反复发作超过 3 个月。慢性疼痛常伴随神经内分泌失调、疲劳、易怒、抑郁、不合群、情绪紧张、失眠和体重下降。慢性疼痛不能等着原发性诱导疾病得到治愈后疼痛消失，而是需要缓解和治疗。慢性疼痛分类包括慢性原发性疼痛、慢性癌性疼痛、慢性创伤后和术后疼痛、慢性神经病理性疼痛、慢性头痛和口颌面痛、慢性内脏痛、慢性肌肉骨骼疼痛 7 大类。

(二) 疼痛的测定方法

疼痛是一种主观感觉和情感体验，缺乏适当的反映疼痛的指标，故很难客观测量。痛阈和耐痛阈是目前研究疼痛较为常用的指标。痛阈是指引起人体知觉性痛觉的最小刺激强度，具有高度可重复性，且相对稳定。耐痛阈是指忍耐疼痛的最大程度或对疼痛的躲避阈值，具有很大的变异性。即使痛阈完全相同的人，耐痛阈也会因性格、环境等因素的差异而不同。

1. 人体测痛方法　疼痛病史采集主要分析疼痛的主诉，最关键的是疼痛的位置、剧烈程度、疼痛特点和间歇时间，其次是疼痛加剧和缓解的因素以及疼痛发作时的周围环境。对人体疼痛剧烈程度的评估常用口头描述评分法、数字分级评分法、视觉模拟评分法(visual analog scale, VAS)3 种方法。VAS 是目前最常用的疼痛强度评估方法，其将痛感觉用标尺从 0～10(或 0～100)分为 10 个强度，0 表示无痛，5(或 50)表示中等(可以忍受)度的痛，10(或 100)表示最强(难以忍受)度的痛。被测者根据其感受程度，在直线上相应部位做记号，从"无痛"端至记号之间的距离即为痛觉评分分数。

2. 动物实验性测痛方法　动物的痛是指动物的伤害性感受(痛反应)，而不是真正意义上的痛。目前，主要运用模拟临床患者的慢性或持续性疼痛实验模型进行研究评价。由于痛觉是意识水平的感觉，我们无法确定动物是否具有痛觉，只能观察其对伤害性刺激的行为反应。如动物受到疼痛刺激时的躯体肌肉反应(屈肌反射、嘶叫、转头等)和内脏活动的改变(血压升高、呼吸加快等），或对行为反应进行分级评定，或以某种行为反应出现时的痛阈或耐痛阈为指标进行测定。

（三）疼痛的研究模型

1. **生理性疼痛模型** 正常情况下，疼痛是机体对外界伤害性刺激的感受，它是一种报警系统，提示实际存在的或潜在的组织损伤的可能性。如果这种伤害性刺激是可以回避的，那么痛觉就是一种具有完全的积极意义的感觉形式，称为生理性疼痛（生理痛）。

（1）伤害性温度刺激法：主要包括热辐射逃避法和冷水、热水刺激逃避法。热辐射逃避法是最常见的伤害性感受阈测量方式，包括热辐射甩尾法、热辐射甩头法和热辐射抬足法。其中，热辐射甩尾法常用于大小鼠，热辐射甩头法常用于家兔，热辐射抬足法常用于大鼠。冷水、热水刺激逃避法在大鼠或小鼠均可使用。

（2）机械刺激法：一般选用大鼠作为实验动物，常用弹簧棒进行压力刺激致痛。

（3）电刺激法：常以大鼠为实验对象，刺激部位可以是尾部或后足。

2. **病理性疼痛模型**

（1）急性病理性疼痛模型：急性病理性疼痛模型常用药物注射造模，常见的有模拟腹腔炎症引起腹痛的扭体模型、模拟急性组织损伤所致持续性疼痛的福尔马林模型和模拟亚急性炎症引起疼痛的白陶土-鹿角菜胶炎症模型。

（2）慢性病理性疼痛模型：目前，已经普遍重视建立模拟临床患者慢性或持续性疼痛的实验模型，常用的模型有以下几种。

1）慢性结扎损伤模型：该模型可以模拟临床神经病理慢性痛，出现自发痛、痛敏和痛觉异常。

2）慢性压迫损伤模型：该模型也属神经病理慢性痛模型，与慢性结扎损伤模型不同的是，它在产生痛敏和痛觉异常的同时，仍保留外周神经的传入和传出功能，与临床椎间孔狭窄和椎间盘突出等引起腰背痛、坐骨神经痛的情况相似。

3）药物注射致慢性炎症痛模型：该模型有皮肤炎症痛、关节炎痛、实验性肌炎、手术创伤痛等多种，可以根据研究目的进行选择。多关节炎痛模型与人的关节炎相似，能出现足肿、神经化学代谢和药物耐受等一系列的改变，这不是单一的慢性痛，而是一种免疫性疾病。

（3）慢性内脏痛模型：大鼠新生期结直肠刺激（CI）、新生期母婴分离（MS）是目前用于慢性内脏痛研究的两种常用模型。

（四）针灸镇痛效应

针灸具有良好的镇痛效应。大量临床和实验研究表明，针灸既能镇生理痛，又能镇病理痛；针灸既能镇急性痛，又能镇慢性痛；针灸既能抑制体表痛，又能减轻内脏痛，甚至消除深部痛和牵涉痛；针灸既能提高痛阈和耐痛阈，又能减低疼痛的情绪反应；针灸既能减低痛觉分辨率，又能提高报痛标准。针刺镇痛效应过程中不仅具有较为明显的后效应和耐受现象，而且在针刺镇痛基础上，还可以产生针刺麻醉的效应。

1. **针刺不仅能镇生理痛，又能镇病理痛** 在正常人体上验证针灸镇痛效应，是在排除病情、病灶、辅助用药和外科操作等众多因素的条件下进行的。如图 4-1 所示，应用直流电 K^+ 透入法测定针刺正常人合谷穴前后，额、胸、背、腹、腿 5 个部位的皮肤痛阈变化和时间效应曲线。针刺后各测定点皮肤痛阈均逐渐升高，一般在 40 min 左右达到高峰，平均升高 65%～95%。停针后痛阈呈指数曲线形式缓慢恢复到针前水平，半衰期为 16 min 左右。针后大多数受试者耐痛阈有不同程度提高，一般针刺合谷穴 5 min 后同侧和对侧的头、胸、腹、背、四肢的耐痛阈即有所上升，至 15～20 min

时,耐痛阈最高可达对照值的 180% 以上。可见,针刺镇痛具有一定的时程效应特点,根据临床研究报道如下:在人体从针刺至痛阈或耐痛阈升高至最大值一般需要 20~40 min,继续运针或通电刺激可使镇痛作用持续保持在较高水平上,停针后其痛阈呈指数曲线形式回复,半衰期为 16 min 左右。

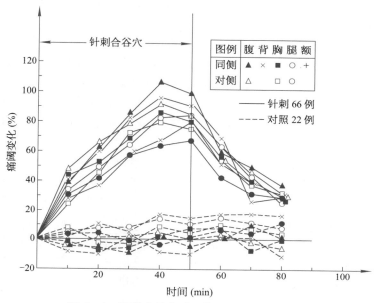

图 4-1　针刺合谷穴对正常人四肢痛阈的影响

针灸治疗疼痛不仅可追溯到砭石时期,而且在长沙马王堆汉墓出土的《帛书》中也有记载。如在相应的经脉施以砭针或艾灸,可以消除"心痛、腹痛、齿痛、腰痛、头痛、背痛、节尽痛"等。1996 年世界卫生组织意大利米兰会议推荐的 64 种针灸适应证中,有 32 种与疼痛有关。目前,大量的针灸临床随机对照试验,主要运用各种疼痛量表进行镇痛效应评价都已证实,针灸对膝关节疼痛、下腰背痛、偏头痛、原发性痛经等疼痛性疾病疗效肯定。

2. 针灸不仅能镇急性痛,还能镇慢性痛　急性痛是指与损伤短暂相关、在正常的愈合期中可消除的疼痛。临床上,针刺对三叉神经痛、牙痛、急性腰扭伤疼痛、急性偏头痛、急性胃痛、急性单纯性阑尾炎腹痛等的有效治疗表明,针刺可以有效抑制急性疼痛。实验研究采用辐射热测痛,以大鼠甩尾作为痛阈观测指标,相继以 1 V、2 V、3 V 强度的电针各刺激大鼠的双侧"足三里"穴和"三阴交"穴 10 min,电针即可明显提高其痛阈,且随强度的加大而递增,分别达到对照值的 128%、181%、208%。慢性痛是指疼痛持续 3 个月以上或较正常的痊愈过程持久的疼痛。针灸临床常见的颈椎病、腰椎痛、肩周炎、风湿性关节炎、类风湿关节炎等的疼痛多属此类疼痛。实验研究采用佐剂性关节炎作为慢性痛大鼠模型,电针"昆仑""悬钟"穴或艾灸"足三里""肾俞"穴等,均能提高大鼠痛阈,发挥镇痛效应。

3. 针灸既能抑制体表痛,又能减轻内脏痛,甚至消除深部痛和牵涉痛　体表痛是指皮肤痛觉。内脏痛主要是由内脏器官所引起的疼痛,包括有内脏器官的炎症或缺血,以及牵拉引起的疼痛。深部痛是指源于肌肉、肌腱、骨膜和关节的痛。牵涉痛是指某些内脏器官病变时,在体表一定区域产生感觉过敏或疼痛感觉的现象。针刺治疗多种深部痛如急性胃痛、急性单纯性阑尾炎腹痛、疝气痛、痛经、类风湿关节炎等有较好的疗效。例如,用6％氯化钠溶液注入棘间韧带造成实验性深部痛和牵涉痛,针刺有效率为65％左右。镇痛效应表现为痛程度减轻,痛牵涉部位的面积缩小、时程缩短,或感觉的性质发生变化等。而当假针刺时,尽管受试者并不知晓自己是在接受假针刺,却不出现针效。艾灸对溃疡性结肠炎、克罗恩病、肠易激综合征的临床实践结果显示,艾灸对溃疡性结肠炎(天枢、中脘、关元)、克罗恩病(天枢、气海、水分等)、肠易激综合征(天枢、上巨虚)患者腹痛症状具有良好的镇痛效应。

4. 针灸既能提高痛阈和耐痛阈,又能减低疼痛的情绪反应 痛阈和耐痛阈是痛觉反应指标。如前所述,疼痛包括感觉和情绪两部分,疼痛过程中还往往伴有强烈的情绪色彩,构成相当复杂的心理活动,如害怕、恐怖、痛苦、焦虑等,而这些心理活动往往又会影响疼痛的强度和性质。一般针刺5 min后同侧和对侧的耐痛阈即有所上升,至15～20 min时,耐痛阈最高可达对照值的180％以上;针刺还可使痛刺激引起的紧张、恐惧、不安、焦虑和烦躁等消极情绪变为安定、镇静的积极情绪,且对痛情绪变化的抑制明显强于对痛感觉的抑制。

5. 针灸既能减低痛觉分辨率,又能提高报痛标准 信号侦察论认为,受试者对刺激的判断(如痛或不痛、微痛或剧痛)包含两种成分或两个独立的指标,一是受试者实际感知觉能力,称感觉敏感性或感觉分辨力;二是包含动机、利益、态度等因素的报告标准或称反应偏向。当受试者接受测试并报告其感受时,总是处于其动机、意志、态度、利害得失等心理因素的影响之下,这就使受试者的报告可能带有偏见和猜测的成分,从而有意无意地提高或降低了报告标准。有人用信号侦察论对针刺镇皮肤痛效应进行统计分析的结果证明,针刺具有降低痛觉分辨力和提高报痛标准的双重效应。而安慰剂的镇痛作用仅在于提高受试者的报痛标准,而不影响痛觉分辨力。

6. 针刺镇痛的后效应 针刺镇痛作用的生理过程,不仅表现为单次针刺期间的"即时效应",而且表现为针刺结束之后持续较长时间的"后续效应"。一般而言,针刺镇痛的即时效应指从进针后至留针30 min以内的针灸效应,而30 min以后疼痛改善或痛阈升高的作用则被称为针刺镇痛的后续效应(简称后效应,或长效应、后遗效应)。针刺后效应不仅表现在针刺对象缓升缓降的痛阈变化上,还表现在实验对象的各种痛反应上。

20世纪70年代初,北京医学院针麻组在针刺镇痛研究中发现,停针后痛阈下降的平均半衰期为1 min。后又证实,针刺人体单侧合谷穴后,受试者痛阈缓慢升高,针后40 min达到最高点,平均提高约80％,30～50 min内保持高水平,连续针刺50 min起针后,升高的痛阈虽缓慢回降,但起针30 min后尚未回降至基础水平。这说明,针刺镇痛缓升缓降的生理过程至少需要30 min的诱导时间,穴位针刺至少具有30 min的后效应。此外,动物实验研究也发现,穴位针刺的后效应一般可达到60 min,最长者可达48 h。

7. 针刺镇痛的耐受现象 针刺镇痛耐受是指由于长时间针刺或反复多次针刺后,针刺镇痛效应降低的一种现象,简称为针刺耐受。实际上,这种耐受现象在针灸临床上是常见的。常规门诊中,针灸隔日1次的治疗、每次针灸的时程、每个疗程的间隔等的选择,都是为了避免产生针刺耐受。所以,针刺耐受应为针灸耐受的一部分,针灸耐受是指长时间或反复多次针灸过程中出现的针灸效应降低的现象。

8. 针刺麻醉的效应 针刺麻醉简称针麻,是选择适当穴位针刺,在患者清醒状态下施行手术的一种麻醉方法。它是我国中西医根据针刺有镇痛作用和调整人体生理功能的作用创造出来的,是运用现代科学的知识和方法,继承发展中医学所取得的一项新成就,也是针灸学的一项新发展。

针刺麻醉已成为世界范围内生命科学研究的组成部分之一,针麻研究成果已被世界卫生组织确认为我国医学科学研究重大成果之一。从 1958 年报道的第一例针刺麻醉成功后,经过多年研究证明,针刺麻醉具有镇痛作用、抗内脏牵拉反应的作用、抗创伤性休克的作用、抗手术感染的作用、促进术后创伤组织修复的作用。

大量的临床实践表明,针刺麻醉还具有以下几个方面的特点。① 使用安全,适用范围广:因为针刺作用本身是对机体的良性调整,无不良的副作用,因此可以避免因用药引起的医源性疾病以及因操作失误或用药过量而导致的意外,同时针刺对机体各系统器官的整体调整功能还可提高某些手术的安全度。例如,针刺体外循环心脏直视手术可以减少严重心律失常的出现。② 患者处于清醒状态,便于与医生配合:尤其在大脑区手术中具有突出优势,如在开颅手术中使用针刺麻醉,患者容易被唤醒而避免了不必要的脑部神经损伤。③ 生理干扰少,利于术后恢复:针麻对机体各系统功能具有双向性、良性调整的作用,因此术中血压、脉搏、呼吸一般都比较平稳,术后很少发生药物麻醉通常出现的后遗症、并发症及其他不良反应,且各种功能恢复较快。④ 简便、经济,便于推广:针麻手术给患者带来的不仅是减少麻醉药用量的直接经济价值,更重要的是有利于保护患者免受不必要的损失。鉴于以上特点针刺麻醉的临床应用也形成了"术前诱导、术中麻醉、术后恢复"的治疗模式。

然而,针刺麻醉也有一定的自限性,即针刺并不能完全达到临床麻醉的要求,一直存在着"三关"问题,① 麻醉不全;② 不能完全抑制内脏反应;③ 个体差异较大。针刺麻醉的主要特点之一就是麻醉对象的意识并不丧失,因而不是真正意义上的麻醉。其镇痛作用并非由于对象知觉丧失而引起的,而是通过影响机体自身的生理性调节能力,降低疼痛的敏感性,从而产生镇痛效应的。因而针药复合麻醉逐渐成为针麻临床和研究的主流。

二、针灸镇痛机制

(一)疼痛产生的机制

当痛觉感受器受到足够的刺激后,痛觉信息沿着不同的传入纤维向脊髓、丘脑、大脑皮质传递,产生疼痛的反应和情绪体验。

1. 疼痛的产生　当痛觉感受器在刺激强度大到足以伤害组织时,受损组织释放致痛性化学物质,致痛物质通过直接和间接作用,激活受损组织的不同受体,使痛觉感受器去极化从而产生传入冲动,导致疼痛的产生。

痛觉感受器是游离的神经末梢,广泛分布于皮肤、骨骼、肌肉、关节、大多数内脏器官、血管和心脏。痛觉感受器能被强烈的机械刺激、温度过高、缺氧、某些化学物质等引起组织损伤的刺激所激活。一般分为由细的有髓鞘的 Aδ 传入纤维传导的 Aδ 痛觉感受器和无髓鞘的 C 类传入纤维传导的 C 痛觉感受器两大类。

疼痛产生过程中致痛物质有直接和间接作用。① 直接作用:各种刺激使细胞损伤造成 K^+ 的释放和缓激肽、前列腺素的合成,K^+ 和缓激肽直接兴奋痛觉感受器末梢,前列腺素增加末梢对 K^+ 和缓激肽的敏感性。② 间接作用:痛觉信号传入冲动不仅向中枢传入,也可从传入纤维分叉处传向另一末梢分支,在外周末梢引起 P 物质等化学物质释放。释放的 P 物质一方面直接引起血管舒张、组织水肿,另一方面还可刺激肥大细胞释放组胺和血小板释放 5 -羟色胺(5 - HT);组胺和5 - HT在细胞外水平升高,继发性激活邻近的痛觉感受器,从而造成在刺激停止后的持久疼痛和痛觉过敏的发展(图 4 - 2)。

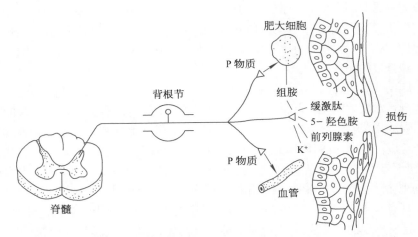

图 4-2 损伤引起致痛物质的释放及作用途径(Kandel ER, et al., 1991)

2. 疼痛信号的传递

(1) 疼痛信号在传入神经纤维的传递：一般认为，传导痛觉信息的纤维是较细的 Aδ 和 C 两类纤维。其中，Aδ 纤维传导快速的刺痛，C 类纤维传导缓慢持久的灼痛。疼痛刺激通过痛觉感受器的换能机制转变成神经冲动，沿着外周神经的传入纤维将痛觉信息传入脊髓背角。其中，C 类纤维终止于Ⅰ、Ⅱ、Ⅲ层，Aδ 纤维除终止于Ⅰ、Ⅱ、Ⅲ层外，还终止于Ⅴ层。参与疼痛传入纤维的神经递质为谷氨酸和 P 物质。

(2) 疼痛信号在脊髓中的传递：脊髓是疼痛信号处理的初级中枢。疼痛刺激的信号由细纤维传入脊髓背角，经过初步整合后，一方面作用于腹角运动细胞，引起局部的防御性反射如屈肌反射等，另一方面则继续向上传递。参与疼痛信号在脊髓中传递的神经递质主要为谷氨酸和 P 物质。

(3) 疼痛信号由脊髓传递入脑：痛觉信息在脊髓背角神经元经初步整合后，通过上行通路进入中枢的高级部位。传递痛觉信息的上行通路包括脊髓丘脑束(STT)、脊髓网状束(SRT)、脊髓中脑束(SMT)、脊髓颈核束(SCT)、背柱突触后纤维束(PSDC)、脊髓旁臂杏仁束(SPAT)、脊髓旁臂下丘脑束(SPHT)和脊髓下丘脑束(SHT)。在这些痛觉传导束中，SRT、SCT 和 PSDC 传导快痛，而 STT、SMT、SPAT、SPHT 和 SHT 既传导快痛又传导慢痛(图 4-3)。

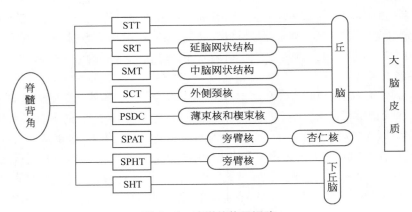

图 4-3 痛觉的传导通路

3. **痛觉的调制**　在神经系统中不仅有痛觉信息的传递通道,也有一个完整的痛觉调制系统,主要包括传入调制和下行调制。

(1) 传入调制:传入调制的关键部位是脊髓背角胶质区(SG,即Ⅱ层)。与传入调制密切相关的闸门控制学说(图 4-4)认为,传入调制的神经网络由初级传入 A 类和 C 类纤维、脊髓背角投射神经元(T 细胞)和胶质区抑制性中间神经元(SG 细胞)组成,SG 神经元起着关键的闸门作用。A 类和 C 类传入均能激活 T 细胞,而 SG 细胞的作用相反。Aβ 传入纤维兴奋 SG 细胞,Aδ 和 C 类传入纤维抑制 SG 细胞。因此,损伤引起 Aδ 和 C 类纤维活动使闸门打开,结果疼痛信息传入。当诸如轻揉皮肤等刺激兴奋 Aβ 传入纤维时,SG 细胞兴奋,从而闸门关闭,抑制 T 细胞活动,减少或阻碍伤害性信息向中枢传递,使疼痛缓解。修改后的闸门控制学说(图 4-5)进一步强调了心理因素对疼痛的影响和下行抑制通道的作用,在传入调制中 γ 氨基丁酸(GABA)能神经元和阿片肽能神经元起着主要作用。

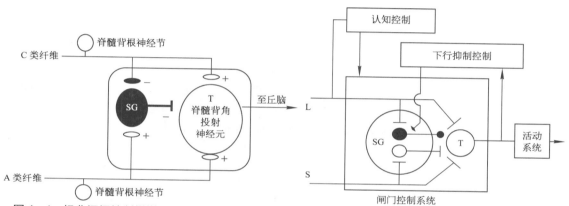

图 4-4　经典闸门控制学说示意图(＋兴奋；－抑制)

图 4-5　修改后的闸门控制学说示意图(白圈为兴奋性 SG 神经元,黑圈为抑制性 SG 神经元,T 为脊髓背角投射神经元)

(2) 下行调制(图 4-6)

1) 下行性抑制系统:这是指从高级中枢发出经脑干等结构对由脊髓上行的伤害性刺激信号产生抑制作用的系统。目前研究得比较清楚的是脑干对脊髓背角的下行抑制系统,这一系统由中脑导水管(PAG)、延脑头端腹内侧核群和一部分脑桥背外侧网状结构组成,它们的轴突经脊髓外侧束下行,对脊髓背角痛觉信息传递产生抑制性调制,在脑干水平也抑制三叉神经脊核痛敏神经元的活动。

2) 丘脑:丘脑既是各种躯体感觉信息进入大脑皮质之前最重要的传递中枢,也是重要的整合中枢,如髓板内核群包括中央核(CM)、中央外侧核(CL)及束旁核(Pf)等。Pf、CL 是痛觉冲动的接受中枢,CM 核可能是一个调制痛觉的中枢结构。

3) 边缘系统和基底神经节:在边缘系统的某些结构,如扣带回、海马和下丘脑等部位也可记录到痛敏细胞,这可能与痛的情绪成分有关;刺激隔区、视前区可使动物的痛阈提高,也能缓解患者的顽痛症状;刺激尾核能产生镇痛作用,临床上电刺激尾核常常可以满意地缓解癌症患者的顽痛。

4) 大脑皮质:这是多种感觉信号进入意识领域形成感觉的重要部位,故大脑皮质的功能似在

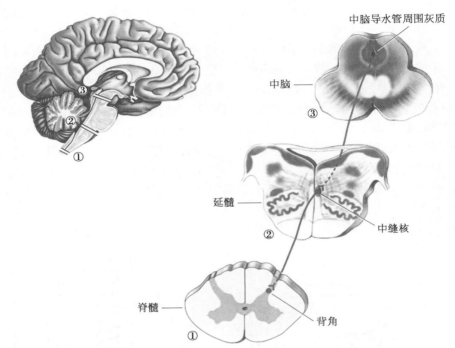

中脑导水管周围灰质

中脑

③

延髓

中缝核

②

脊髓

背角

①

图 4 - 6 下行痛觉调制路径(引自 Neuroscience exploring the brain)

于痛觉的分辨而不是痛觉的感受。

（二）针刺镇痛机制

1. 针刺镇痛的穴位局部机制

（1）局部腺苷与针刺镇痛：研究表明,针刺镇痛穴位局部机制主要是穴位周围腺苷的释放。给予足三里穴位针刺时,可以明显减弱同侧肢体的炎性痛,而对对侧肢体痛没有明显效果。同时,发现接受针刺的穴位周围组织内腺苷成倍增加;穴位局部给予腺苷 A1 受体激动剂——2 - chloro - N(6)- cyclopentyladenosine (CCPA)后针刺,针刺镇痛作用增强;给予腺苷合成被阻断或使用腺苷 A1 受体拮抗剂时,针刺镇痛作用明显减弱;同样,针刺对于腺苷 A1 受体敲除小鼠没有镇痛作用。因此,针刺镇痛穴位局部的机制与促使穴位周围腺苷释放增加相关。

（2）ATP 与艾灸局部镇痛：研究者对局部注射完全弗氏佐剂诱导的炎性疼痛大鼠模型予以"足三里"穴艾灸,测定机械痛阈。结果发现,生理状态下,艾灸"足三里"穴对大鼠的机械痛阈没有影响;病理状态下,艾灸"足三里"穴可以提高炎性疼痛模型大鼠的机械痛阈,在灸后 30～60 min 时艾灸镇痛效应最佳,可以维持 2 h。认为足三里穴位局部的 ATP 参与了艾灸镇痛效应,抑制穴位局部 ATP 降解可以增强艾灸的镇痛效应;反之,促进穴位局部 ATP 降解可以减弱艾灸的镇痛效应。

（3）结缔组织与针刺镇痛：研究者发现,80%的穴位及 50%的经络分布在肌间或肌内结缔组织接口上。有研究者认为,针刺镇痛穴位局部的机制与捻转、提插的针刺导致针体周围结缔组织缠绕在针上,或促使结缔组织肥大细胞脱颗粒现象增强,或缠绕在针上的组织在随着针的运动过程中向周围组织传递信号,从而发挥针刺镇痛作用。

（4）穴区肥大细胞与针刺镇痛：研究者采用大鼠尾部痛阈作为效应指标,在体观察针刺"足三里"穴提插捻转 30 min 过程中大鼠的甩尾潜伏期;并通过穴位组织切片染色,离体对照针刺前后穴位处局部肥大细胞脱颗粒率的变化,以及色甘酸钠(肥大细胞膜稳定剂,能抑制其释放介质)注射对其的影响。结果表明,手针大鼠"足三里"穴具有显著镇痛作用,效果明显优于针刺旁开对照点;而在色甘酸钠屏蔽穴位肥大细胞的脱颗粒功能后,这种镇痛作用被明显削弱。针刺后穴位处局部肥大细胞脱颗粒率显著提高;而注射色甘酸钠可以明显减少该脱颗粒现象。研究者认为,穴位组织中的肥大细胞在针刺镇痛效应的产生过程中起着重要作用,肥大细胞脱颗粒参与了针刺镇痛效应的产生过程。

(5)穴区感受器与针刺镇痛:研究者采用模式动物酸敏感离子通道(acid-sensing ion channel 3,ASIC3)和瞬时受体电位香草酸亚型 1(transient receptor potential vanilloid type 1, TRPV1)基因敲除小鼠研究不同强度电针和不同温度热灸对这两种感受器受体基因敲除小鼠急性痛抑制效应的影响。研究结果表明,不同感受器敲除小鼠的针灸镇痛效应低于同源野生 C57BL／6 鼠;ASIC3 受体离子通道主要介导低强度电针激活机械感受器引起的抗机械痛的效应;TRPV1 受体离子通道均主要参与低强度热灸产生的抗热痛效应。同时也表明,局部取穴仅需用较弱的激活机械感受器就可取得较明显的镇痛效应(如取"阿是"穴时);远距离取穴则需用较强的针灸刺激才效应明显,且这两种取穴产生的镇痛效应可能涉及不同的感受器介导。

2.针刺镇痛的神经通路(图 4-7)

(1)针刺信号的外周传入途径:针刺信号通过穴位深部的感受器及神经末梢的兴奋传入中枢,针刺所兴奋的神经纤维的种类包括 Aα、Aβ、Aδ、C 4 类。一般认为患者能够接受的针刺强度主要使 Aβ、Aδ 纤维兴奋,因此针刺是用较弱的刺激达到镇痛的目的,但也有研究表明 C 类纤维的传入在针刺镇痛中起重要作用。动物实验发现,低强度电针(非伤害性刺激)引起的镇痛范围小,而高强度电针(伤害性刺激)引起的镇痛范围大。针刺刺激如果达到兴奋 C 类纤维的强度,则可能是以一种伤害性刺激的方式来抑制另一种伤害性刺激的传入,从而达到镇痛的目的。

(2)针刺信号的脊髓内传导途径:针刺引起的传入冲动进入脊髓后,主要交叉到对侧脊髓腹外侧束上行,与痛、温觉的传导途径相似,这为针刺信号与痛信号在传入过程中相互作用提供了形态学基础。在脊髓空洞症患者,病损涉及脊髓前联合或腹外侧索,一侧的节段性痛、温觉消失,在相应的穴位给予针刺则不能引起明显的针感,而在脊髓背束受损时并不影响针感的产生。针刺信号在上行传导时,通过脊髓内节段性联系影响邻近节段所支配的皮肤、内脏的活动和邻近节段的痛觉传入,更主要的是上行到达脑干、间脑和前脑等部位,通过激活高位中枢发放下行抑制冲动来实现镇痛效应。这种抑制冲动主要沿脊髓背外侧束下行到达脊髓背角。

(3)针刺信号与疼痛信号在脊髓水平的整合:针刺信号沿着传入神经进入脊髓,与来自疼痛部位的伤害性信号发生相互作用。用微电极在脊颈束或背角Ⅴ层细胞可记录到伤害性刺激引起的高频持续放电,这类痛敏细胞放电可以被电针刺激穴位或电刺激神经干所抑制。同时,针刺传入信息和伤害性刺激部位的传入信息在脊髓中的相互作用有比较明显的节段关系。当针刺的部位和伤害性刺激传入纤维到达相同或相近的脊髓节段时,则针刺的抑制作用就较明显;如果这两种传入纤维分别到达相距较远的脊髓节段时,则针刺的抑制作用就较弱。临床上用颧髎穴做额部手术针刺麻醉、用扶突穴做甲状腺手术针刺麻醉时,由于穴位与手术部位处于相同或相近节段,都取得了较好的镇痛效果。这种发生在相同或相近节段的整合作用,可能是邻近疼痛部位局部取穴的生理基础。

(4)针刺信号与疼痛信号在脑干水平的整合:针刺信号沿着腹外侧索进入延髓网状结构的巨

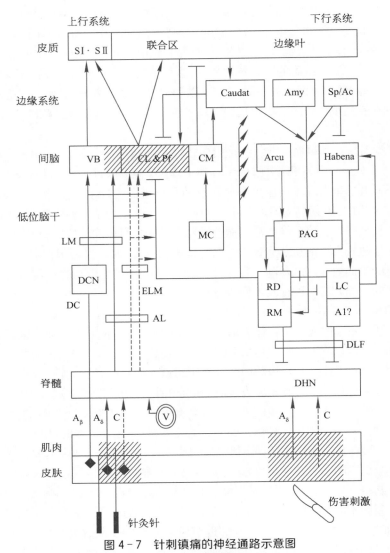

图 4-7 针刺镇痛的神经通路示意图

A1：去甲肾上腺素神经元胞体集中的核团（除 A1 区外，是否尚有 A5～A7 参与，尚待确定）；Ac：伏隔核；AL：前侧索；Amy：杏仁核；Arcu：下丘脑弓状核；Caudat：尾状核；CL：中央外侧核；CM：中央中核；DC：后索；DCN：后索核；DHN：脊髓后角神经元；DLF：背外侧索；ELM：丘外系；Habena：缰；LC：蓝斑核；LM：脊髓丘系；MC：巨细胞核；PAG：中脑导水管周围灰质；Pf：束旁核；RD：中缝背核；RM：中缝大核；S Ⅰ：躯体感觉 Ⅰ 区；S Ⅱ：躯体感觉 Ⅱ 区；Sp：隔核；V：血管；VB：丘脑腹侧基底核群

细胞核，引起该核团的单位放电变化，伤害性刺激信号也可到达巨细胞核，这两种信号可以会聚于同一核团、同一细胞，经过相互作用，伤害性刺激引起的反应受到抑制。直接刺激延脑巨细胞核的尾端部分，可以抑制丘脑内侧核群的痛细胞放电，这一效应与电针"足三里"穴的抑制效应十分似。用微电极在中脑中央灰质、中脑内侧网状结构中央被束区及三叉神经脊束核，都可记录到对伤害性刺激呈长潜伏期和长后放电的反应，这种反应可被电针四肢穴位或面部有关穴位所抑制，抑制的出现与消失均是逐渐发生的，这可能是中医传统的远隔疼痛部位取穴的生理基础之一。

（5）针刺信号与疼痛信号在丘脑水平的整合：用微电极在丘脑内侧核群，特别是束旁核、中央外侧核一带，记录到一种由伤害性刺激引起的特殊形式放电反应，电针"足三里"穴等可以抑制这种痛敏细胞放电。其抑制过程发生缓慢，停止电针后，抑制的后效应也较长。针刺对痛敏细胞放电的抑制有可能是经过丘脑中央中核的。因为 4～8 次／s 的电脉冲刺激中央中核，可明显地抑制束旁核细胞的痛敏细胞放电，有时抑制时间可长达 5 min 之久。

（6）针刺激活脑内一些有关的痛觉调制结构：用电刺激及损毁（电解、切除或用药物破坏等）某些中枢结构或引导某些结构电活动的方法研究发现，损毁脑内的某些结构如尾核头部、丘脑中央中核、中脑中央灰质及中缝核等，对动物痛阈无明显影响，但却显著地减弱针刺镇痛效应。针刺穴位或用中等强度电刺激外周神经，可影响上述核团的细胞电活动。在针刺镇痛原理研究中，人们还发现针刺信息能在边缘系统一些结构（如海马、扣带回、隔区、杏仁、视前区、下丘脑等）中对伤害性刺激引起的反应进行调制，这可能就是针刺可以减弱痛的情绪反应的生理基础。

（7）大脑皮质对针刺信号与疼痛信号的整合作用：痛觉和针感都是进入意识领域的感觉，从理论上说，传递这些感觉的传入冲动，必然会投射到大脑皮质，并在那里进行相互作用和整合。大脑皮质的下行调制作用对针刺镇痛的影响主要表现在两个方面：一是对伤害性刺激的调控，如刺激感觉运动 I 区，其下行纤维通过释放乙酰胆碱对丘脑束旁核的伤害感受功能产生抑制作用；二是对针刺镇痛效应的下行调节，如电刺激感觉运动 II 区，可通过伏隔核和缰核兴奋中缝大核产生镇痛作用，破坏该区则电针对中缝大核的抑制作用减弱。虽然动物实验中去皮质对兔、猫的针刺镇痛效应并无影响，但有一侧感觉皮质局部受损或部分切除的脑外伤患者的患侧肢体穴位的针刺镇痛作用明显减弱。因此，大脑皮质对痛和镇痛的影响是一个复杂的调整作用，对这一作用的阐明有待于脑功能研究的进一步发展。同时，针刺镇痛的大脑皮质和边缘系统机制的研究也必将促进脑功能研究的深入。

3. 针刺镇痛的神经化学机制　其主要包括内阿片肽、经典神经递质、大麻素受体。

（1）内阿片肽在针刺镇痛中的作用：内阿片肽主要包括 β 内啡肽、脑啡肽、强啡肽。一般情况下，针刺后脑与脊髓内的内啡肽含量增高；用不同药物调节内啡肽的活性可对针刺镇痛产生预期的影响，如用内啡肽受体拮抗剂纳洛酮等可减弱针刺镇痛效果，而用脑啡肽降解抑制剂 D 苯丙氨酸、脑啡肽酶抑制剂（thiorphan）、氨肽酶抑制剂（bestatin）、杆菌肽等则可增强针刺镇痛的效果。针刺激活脑内的内阿片肽系统，主要通过以下 3 个方面发挥镇痛作用：一是脊髓内的内阿片肽神经元释放相应递质，作用于初级感觉传入末梢的阿片受体，抑制传入末梢释放 P 物质，抑制脊髓伤害性感受神经元的痛反应；二是脑内有关核团中内阿片肽能神经元兴奋，释放递质并通过有关神经元复杂的换元，参与下行抑制系统，起到抑制痛觉传递的作用；三是垂体 β 内啡肽释放至血液内也起一定的作用。其中，2 Hz 电针主要激活脑、脊髓中的脑啡肽能系统和脑内的 β 内啡肽能系统介导镇痛效应，100 Hz 电针主要由脊髓强啡肽能系统介导镇痛效应。

（2）经典神经递质在针刺镇痛中的作用：针刺镇痛时，脑内 5 -羟色胺的合成、释放和利用都增加，合成超过利用，因此脑内 5 -羟色胺含量增加。参与脑内镇痛的中缝背核和中缝大核中含有丰富的 5 -羟色胺能神经元，前者的轴突组成上行投射纤维，后者的轴突（即下行抑制系统的一部分）下行至脊髓，损毁此两核团及投射纤维，或用 5 -羟色胺受体阻断剂阻断 5 -羟色胺能系统通路，都将减弱针刺镇痛效果。去甲肾上腺素上、下行纤维分别投射至脑和脊髓，激活脑内去甲肾上腺素能上行投射系统则对抗针刺镇痛，激活低位脑干发出的去甲肾上腺素能下行投射系统则加强针刺镇痛。但针刺激活多巴胺能系统时却削弱或对抗针刺镇痛作用，中枢乙酰胆碱能系统被激活时也增加针刺镇痛。递质与调质间的作用是相互影响的,如内阿片肽释放可以通过抑制去甲肾上腺素能神经元的活动而实现其镇痛效应,而多巴胺系统对内阿片肽系统的释放有一定的抑制性作用。

（3）其他

1）乙酰胆碱（ACh）：用辣椒素处理周围神经,观察到 ACh 参与针刺信息一级传入并可能存在于辣椒素敏感神经元内;针刺镇痛时脑脊液中 ACh 含量均明显升高,尾核灌流液中 ACh 含量升高,绝大部分脑区与核团内乙酰胆碱酯酶（AChE）活性升高。从而从不同角度、不同程度上证明针刺镇痛时脑内 ACh 利用率加快,功能活动增强,且 ACh 的升高或降低与针刺镇痛作用的加强或减弱有关。

2）P 物质（SP）：SP 参与脊髓痛觉信息的传递,并在脊髓参与镇痛作用。有报道指出,电针夹脊穴可抑制佐剂诱发的脊髓 SP 的释放,使 SP 储存增加;电针炎性痛大鼠后,患侧脊髓背角 SP 表达明显减少,并发现电针镇痛时脊髓腰膨大部 SP 释放减少、储存增加,其机制与针刺激活脊髓水平阿片肽有关,也与针刺激活脑干下行性抑制系统有关。也有实验证明,电针使脊颈束神经元超极化产生突触后抑制,电针的突触后抑制效应对抗了 SP 的突触后兴奋作用。电针的突触后抑制作用与脊髓脑啡肽密切相关,用脑啡肽拮抗剂可反转电针的镇痛作用。

3）γ 氨基丁酸（GABA）：GABA 是广泛分布于中枢神经系统的一种抑制性神经递质。在脊髓背角浅层胶状质内含有丰富的 GABA 能抑制性中间神经元,其末梢终止在初级传入末梢和深层投射神经元伸到浅层树突形成的突触上,分别在突触前形成轴轴突触和在突触后形成轴树突触,在痛觉调制中起重要作用。针刺对脊髓背角神经元伤害性反应的抑制效应,可被在电针前和电针同时微电泳导入 GABA 受体拮抗剂荷包牡丹碱（bicuculline, Bic）部分阻断,但在脑内注射 Bic 却不能明显阻断电针提高痛阈的镇痛效应,说明 GABA 受体的激活参与了针刺镇痛的脊髓节段性抑制。

4）神经降压素（NT）：近年来的研究表明,中枢神经系统内的 NT 在痛觉调制的复杂过程中发挥着重要的作用,在针刺镇痛中的作用也日益引起人们的关注,电针使脑内与痛觉调制有关的区域如中脑中央灰质、丘脑、下丘脑、垂体内 NT 含量明显变化。给大鼠侧脑室或脊髓蛛网膜下腔注射 NT 2 μg 后,痛阈升高、针刺镇痛效应明显加强;注射抗 NT 血清后,痛阈降低、针刺镇痛效应明显减弱,提示脊髓内 NT 参与针刺镇痛。

5）催产素（OT）：OT 是在下丘脑室旁核和视上核内合成的一种垂体肽类激素。一些研究表明,中枢神经系统内的 OT 在痛觉调制和针刺镇痛过程中发挥着一定作用。刺激家兔视上核和大鼠室旁核可增强电针镇痛效应,损毁这两个核后则电针镇痛效应减低。大鼠侧脑室注射 OT 可提高电针镇痛效应,而注射抗催产素血清（AOTS）则使电针镇痛效应减低。电针使脑内与痛觉调制有关的核团如视上核、弓状核、中缝大核和脊髓内 OT 的含量产生明显变化,这表明脑内 OT 参与了电针镇痛的过程。

6）嘌呤信号受体：嘌呤信号受体包括 P1 受体（腺苷 A1、A2a、A2b 和 A3）和 P2 受体（P2X1 - 7、P2Y1、P2Y2、P2Y4、P2Y6、P2Y11 - 14）。研究发现,在外周,激动嘌呤信号 A1 受体主要有利于针刺镇痛;腹腔注射腺苷受体阻断剂茶碱和咖啡因可阻断电针镇痛效应,并呈一定的量效关系;腹腔注射腺苷释放抑制剂潘生丁可缩短电针镇痛后效应;在脊髓背根神经节（dorsal root ganglion, DRG）,抑制 P2X3、P2X4、P2X7 受体有利于针刺镇痛;在中脑导水管周围灰质（periaqueductal gray, PAG）,激动 P2X3 受体,有利于针刺镇痛。

7）大麻素受体：在外周,电针通过增加急性炎性痛大鼠皮肤组织内源性大麻素花生四烯酸乙醇胺（anandamide, ANA）含量,上调并激活外周免疫细胞上的大麻素（cannabinoid, CB）2 受体,继而上调β内啡肽表达,下调致炎细胞因子表达,发挥镇痛作用。在中枢,电针通过增加中脑2-花生四烯酸甘油(2-arachidonoyl glycerol,2-AG)的含量,激活PAG的GABA能神经元上的CB1受体,升高延髓5-HT的含量,从而激活下行镇痛系统功能,抑制急性痛慢性化。CB1受体介导的腹外侧中脑导水管周围灰质(ventrolateral periaqueductal gray,vlPAG)区域GABA能神经元的抑制和谷氨酸能神经元的兴奋也参与电针抑制膝骨关节炎导致的炎症痛和坐骨神经结扎导致的神经病理痛机制。

8) 食欲素:研究发现,双侧"内关"穴低频电刺激(2 Hz,2 mA,0.15 ms)20 min,下丘脑外侧(LH)投射到PAG的食欲素(Orexin,OX)神经元被激活,引起食欲素释放,激活PAG突触后OX1受体(OX1R)后,激活磷脂酶C(phospholipase C,PLC),产生1,2-二酰甘油(diacylglycerol,DAG);DAG被二酰基甘油脂肪酶(diacylglycerol lipase,DAGL)转化为2-花生四烯酸甘油一酯(2-Arachidonoylglycerol,2-AG;内源性大麻素);2-AG逆行穿过突触,激活突触前大麻素受体CB1R抑制GABA释放;vlPAG GABA被抑制,激活下行疼痛抑制通路,产生镇痛效应。在vlPAG由OX1R-PLC-DAGL-2-AG-CB1R级联反应介导的去抑制机制,即为"内关"穴低频电刺激镇痛的作用机制。

4. 针刺镇痛的分子机制

(1) 不同频率电针对中枢 c-fos 表达的影响:研究者采用2 Hz和100 Hz的电针,以 c-fos 表达作为神经元兴奋的标志,通过计数Fos样免疫组织化学阳性细胞核的方法观察FOS蛋白,研究针刺镇痛的神经通路,取得了与用经典生理学和神经药理学方法研究相同的结果。研究表明:① 2 Hz电针使下丘脑弓状核中出现大量的阳性细胞,而100 Hz电针信息很少到达此核;相反,100 Hz电针使臂旁核中出现大量阳性细胞,而2 Hz电针不引起该核团任何阳性反应。② 许多核团显示出频率响应的特异性,下丘脑的许多核团都对2 Hz有较好的响应性,没有一个核团对高频有较好的响应性;而脑干网状结构的许多核团都对高频有较好的反应。③ 脑内的β内啡肽能神经元主要集中在弓状核,少量集中在孤束核,后者发出的纤维可下达脊髓。因此,2 Hz电针激活的β内啡肽系统不仅在脑内,也可能在脊髓内发挥镇痛作用。④ 脑干的中脑导水管周围灰质、中缝大核和中缝背核在内源性镇痛系统中起重要作用,无论是2 Hz和100 Hz的电针都激活这些核团,它们可能是两者共用的最后通路。⑤ 一般认为,在刺激强度固定的情况下,频率越高则刺激越强、反应越大。但实验的结果并不支持这种假设。前脑的很多区域对高、低频率有同样强度的反应;在下丘脑和脑干的一些核团,2 Hz电针引起的反应远远大于100 Hz电针,表明不同脑区对不同频率信号有所偏好,也可称之为频率响应特异性。⑥ 有研究者将电针刺激归结为应激刺激,实际上实验中所用的电针强度是有限的(最大不超过3 mA),对比于强烈应激刺激所引起的即早期基因($IEGs$)的表达,电针引起的反应要弱得多,中枢反应的范围也要窄得多。2 Hz与100 Hz的电针反应有如此明显的脑区差别,说明这不是一般的应激反应,而是有某种选择性的特定刺激。

(2) 不同频率电针对中枢3类阿片肽基因表达的影响:研究者利用原位杂交技术,观察电针对中枢前脑啡肽原(PPE)、前强啡肽原(PPD)、前阿黑皮素(POMC)mRNA的影响。结果表明:① 2 Hz电针促进PPE表达的作用大于100 Hz电针。② 100 Hz电针促进PPD表达的作用大于2 Hz电针。③ 总的说来,2 Hz电针在脑内作用广泛,但它只能促进PPE表达;100 Hz电针在脑内作用范围较窄,主要促进PPD表达,但在某些脑区也可促进PPE的表达。④ 两种频率的电针均未能诱导POMC mRNA的显著增加。

以上研究表明,不同频率电针的针刺镇痛效应差异与中枢相关基因的特异性表达有关,说明应用分子生物学理论和技术,可以从更深层次上阐明针刺镇痛的原理。针刺产生的镇痛效应可分为局部镇痛和全身性镇痛。在同神经节段水平,针刺只要能兴奋穴位的 A 类纤维就有明显的镇痛效应。但在异神经节段的穴位或对侧穴位用同样的刺激强度则无效,其机制为粗纤维的传入在脊髓对痛敏神经元起抑制作用,从而关闭了伤害性信息向高位脑中枢传递的闸门,产生节段性的抑制疼痛的效应。用足以兴奋较细的 Aδ 和 C 类纤维的穴位电刺激可升高全身痛阈。而用激活 C 类纤维的阈值刺激时,才能明显抑制伤害性反射活动。

5. 针刺镇痛的耐受机制　韩济生等于 1979 年提出,多次电针可能引起某种程度的耐受。他们认为,既然脑内存在介导电针镇痛的内源性阿片肽,那么也就可能存在其对立面的抗阿片肽。经过系统深入的研究,发现参与针刺耐受过程的神经递质包括胆囊收缩素肽 8(CCK8)、5-羟色胺、去甲肾上腺素、孤啡肽(OFQ)等。研究表明,CCK8 是对阿片作用的一种负反馈机制,电针刺激引起阿片肽加速释放的同时,也作用于中枢神经系统的 CCK 神经元,使之释放 CCK8,从而削弱阿片样物质的镇痛作用。不同的个体,CCK 负反馈作用的速度和强度各不相同。速度越快,强度越大,则电针和吗啡的作用就越微弱(这称为电针镇痛无效者或吗啡镇痛无效者),镇痛的持续时间也越短暂(容易产生吗啡耐受和电针耐受)。CCK8 抗阿片的分子机制研究表明,无论在脑或脊髓,CCK8 都有抗阿片作用,这种作用有受体特异性(抗μ和抗κ,而不抗δ阿片镇痛作用)。CCK 受体与阿片受体除在细胞膜上发生交互影响,还可以在 G 蛋白水平发生交互影响,继而在调节细胞内钙水平上发生相互作用,即阿片类物质抑制细胞外 Ca^{2+} 内流,而 CCK8 可通过肌醇三磷酸(IP3)促进胞内钙库释放出游离钙,两者的作用恰恰相反。通过这些途径,CCK8 对阿片镇痛发生对抗作用,并促进阿片耐受现象的发生。

6. 针刺镇痛的后效应机制　已知针刺镇痛的即时效应主要是经脊髓机制实现的,而后效应则主要是通过脑干以上痛负反馈调节机制完成的。前者通过较弱的电针刺激就可实现,而后者必须借助能充分兴奋 C 类纤维的强刺激方可完成。具体而言,轻手针或低强度电针等非伤害性刺激可兴奋有髓鞘的 I 类和 II 类粗传入纤维,通过脊髓水平的节段性抑制机制(闸门机制)引起弱而短暂的即时镇痛作用。临床上所常用的针刺提插捻转手法,或患者能忍耐的高强度电针等伤害性强刺激,尚可兴奋无髓鞘的 III 类(Aδ)和 IV 类(C)类细传入纤维和中枢神经纤维,以激活脑干下行抑制,从而引起全身广泛、强而持久的镇痛效应。可见,针刺后效应与中枢的继发性活动和针刺停止后 C 类纤维末梢持续放电有关。早期实验研究发现,当以 25~44 V 电流刺激被剥离的猫胫前肌神经纤维细束时,可在 A 类纤维复合动作电位后出现一个 C 类纤维的复合动作电位,最高可达 50 次/s;停针后,兴奋的纤维神经末梢不规则的放电可持续数十分钟,甚至可达 2~3 h。因此,针刺镇痛尤其是其后效应的基本神经机制被认为是"以痛制痛""以小痛制大痛"。研究发现,针刺提高下丘脑 β 内啡肽(β-EP)含量的后效应可持续到起针后 30 min 以上,而对作为 β-EP 前体物质的 POMC mRNA 表达的增强作用可持续到起针后 60 min 以上。由于后者的加速表达可弥补针刺过程中由于下丘脑 β-EP 释放增加而引起的 POMC 的损失,从而可能参与针刺后效应的调节。可见,β-EP 不仅参与即时镇痛也参与后效应。也有人认为,后效应可能与持续电针抑制了 A 型单胺氧化酶(MAO)的催化或促进突触膜对 5-HT 的再摄入有关。镇痛后效应可能还与突触前作用有关,已知来自突触前神经末梢的刺激,在连接弓状核传入通路和传出通路的突触传递中存在突触前持久作用,这可能是刺激结束后镇痛持续的重要原因。此外,关于后效应的作用机制尚可从长时程增强(LTP)和长时程抑制(LTD)的相互关系上加以解释。已知 C 类纤维通过与脊髓背角浅层形成的第一级突触联系来传递从外周到脊髓背角的痛觉信号,电刺激及自然伤害性刺激脊髓背角 C 类纤维诱发电位所产生的 LTP,是初级传入 C 类纤维与脊髓背角神经元之间突触传递效率增强的表现,从而被认为是由组织损伤或伤害性刺激所致痛觉过敏的中枢机制之一。与此相反,重复电刺激 Aδ 纤维可使脊髓背角 C 类纤维诱发电位所产生的 LTD,是突触传递效率降低的表现,能够抑制或翻转已建立的 LTP,从而可通过抑制中枢过敏进而部分缓解慢性疼痛。现已知,LTD 对 LTP 的抑制或翻转作用具有一定的规律性。首先,LTD 或 LTP 的诱导具有一定的频率响应性,即高频刺激(20~100 Hz)诱导 LTP,低频刺激(1~5 Hz)诱导 LTD。其次,LTD 翻转 LTP 还具有时间依赖性,随着 LTP 引导时间的延长,刺激 Aδ 纤维对脊髓背角 LTP 的抑制效应越来越弱。

第二节　针灸对神经系统的作用效应及机制

神经系统包括中枢神经系统和周围神经系统,前者即脑和脊髓,后者有脑神经和脊神经。神经系统在人体是一个极其复杂的系统,能够直接或间接调节人体各系统、器官的生理活动。神经系统还能对体内、外各种环境变化作出迅速而完善的适应性调节,从而维持体内各器官、系统的正常活动。大量的临床观察和实验研究证明,针灸对脑、脊髓、脑神经、脊神经都有一定的调整作用,从而实现对神经系统疾病的治疗作用。

一、针灸对神经系统的作用效应

(一) 针灸对中枢神经系统的作用效应

1. 针灸对脑功能的调整作用　通过针灸对脑相关疾病的治疗,以及利用脑电图、脑磁图(MEG)、经颅多普勒(TCD)、磁共振(MRI)、功能性磁共振(fMRI)、正电子发射扫描(PET)、计算机辅助断层扫描(CT)、单光子发射扫描(SPECT)等技术进行检测,证明针灸能改善脑的氧代谢和脑血流量、兴奋对应脑区、改善脑电活动等,从而有效改善患者脑功能活动,有效提高生活质量和生活效能。如针刺治疗脑梗死急性期能改善 Barthel 指数评分,脑梗死后每 100 g 脑组织脑血流量显著下降 22.45 ml/ min±5.7 ml/ min,脑血管阻力显著升高。针刺治疗后则每 100 g 脑组织脑血流量仅下降 6.39 ml/ min±3.35 ml/ min,同时电针还可使脑梗死的侧支循环开放、脑血管阻力降低、血氧和葡萄糖的供应增加。此外,针刺能使癫痫患者脑电波从不平衡向平衡转化,从异常向正常转化,并可使其放电停止或减少。动物实验证明,青霉素置于大鼠大脑皮质感觉运动区所诱发的皮质瘤样放电可被电针一些穴位所抑制,表现为放电频率、波幅和时间减少。青霉素使逆向刺激锥体所产生的感觉运动皮质表面负波减少,而电针则促进其恢复。

2. 针灸促进损伤脊髓功能恢复　脊髓损伤是外力等作用致使脊髓发生不同程度损伤,造成损伤平面以下截瘫及大小便功能障碍的一种疾病。针灸对其进行治疗有一定的疗效,在一定范围内能显著促使受损神经功能的康复。动物研究表明,脊髓损伤后局部血流量下降,电针"大椎""命门"穴,施持续脉冲电流,频率 1 Hz,电流强度 3 μA,每次 15 min,能改善脊髓损伤后的血流量,抑制血流量的下降,改善损伤部位的循环和组织新陈代谢,从而减轻继发性损害的程度,促进脊髓功能的恢复。

（二）针灸促进受损周围神经功能的恢复

通过针灸对周围性面瘫、面肌痉挛、三叉神经痛、肋间神经痛、坐骨神经痛、周围神经损伤等疾病的治疗，以及通过肌电图、神经传导速度等指标的观察，证明针灸对周围神经系统具有明显的调整作用。用平补平泻法针刺地仓、颊车、阳白、下关、合谷等穴，治疗周围神经麻痹，肌电图观察表明，针刺能促使有病理变化的肌电图逐步恢复好转，使失去神经支配的肌纤维重新获得神经支配，使病损的神经功能得以恢复。针刺坐骨神经痛患者，神经局部血流量于针刺后 5 min、30 min、45 min 与针刺前比较均有显著增加，而对照组则无明显变化。此外，动物实验表明，用毫针点刺神经干表面，可提高该神经的兴奋性，使其支配的肌肉收缩增强，该效应在停针后仍可持续数分钟之久，在兴奋性未恢复到原水平之前若再针刺还可使兴奋性进一步提高。对神经损伤引起肢体瘫痪的造模动物，断续波电针组的水肿等反应较对照组和西药组明显为轻。电针组有较多的新生髓鞘，再生的细胞也较多，而对照组及西药组较少。动物实验研究发现电针能显著促使坐骨神经损伤动物瘫痪肢体功能的恢复。

二、针灸对神经系统的作用机制

（一）调节神经的电生理活动

1. 调节周围神经电生理活动　周围神经损伤后其电生理活动会发生相应的改变，针灸可通过影响其电生理活动促使损伤神经功能的恢复，其调节作用体现在针灸对损伤周围神经的运动神经传导速度、感觉神经传导速度或诱发电位的改变上。例如，动物实验研究中，采用电生理学方法动态观察针刺对坐骨神经损伤动物瘫痪肢体功能活动、诱发电位（EP）的影响，结果显示针刺能明显促进坐骨神经损伤后肢体功能活动的恢复，能明显减轻坐骨神经损伤后时间-强度曲线右移程度；明显减轻 EP 波幅电压降低程度；并能明显促进组织兴奋性和波幅电压的恢复。动物实验中用毫针点刺神经干表面 5~30 次，可提高该神经的兴奋性，使其支配的肌肉收缩增强，该效应在停针后仍可持续数分钟之久，在兴奋性恢复至原水平之前若再针刺还可使兴奋性进一步提高。

2. 调节脑电活动　脑电活动能较好地反映大脑皮质的功能，只要神经细胞功能稍有改变，电活动也即随之改变。针刺对正常机体和病理性机体的脑电均有一定的影响，其影响途径在于针刺对大脑神经元的抑制或兴奋，具体表现在对脑电不同波形、波幅、频率等的改变。对于不同的疾病或功能状态其效应可能有以下方面的不同。

（1）针刺对正常人脑电图调节：研究报道不尽一致，有研究发现针刺正常人合谷、外关等穴，使其脑电 α 节律增强，慢波增加为主，提示大脑皮质抑制过程加强；有的针刺合谷或足三里穴，均呈现 α 波抑制、β 波增强现象，提示大脑皮质兴奋过程加强。研究者认为，这种现象与受试者针刺时大脑皮质的功能状态有关。

（2）针刺对中风患者病灶区神经元脑电调节：中风患者病灶区神经元的功能活动受损，脑电图可发生抑制性变化而出现低幅慢波。针刺治疗后可见部分中风患者 α 节律增高，α 指数增多。大部分患者 α 波幅增高，调幅规整，持续时间变长，而原有的慢波活动频率及长度减少，提示针刺可改善患者的大脑皮质抑制状态，使代偿功能增强，有效提高皮质细胞的基本电活动。

（3）针灸对癫痫脑电的调节：癫痫的电生理基础是神经元的过度同步放电。研究发现，针灸对癫痫患者的脑放电有 3 种即时影响。① 异步化：即针刺后高波幅慢波或高波幅棘慢综合波减少或消失，约占 72.6%。② 同步化：即针后出现短暂的高波幅慢波或慢波增多或出现棘慢综合波，约占 4.8%。③ 混合同步化：即在同一病例中出现同步化或异步化，约占 22.6%。

（4）电针对局灶性脑缺血模型大鼠脑电的调节：与针前相比，针后脑电增加，抑制明显减弱，原缺血引起的棘慢波减少，调幅改善，出现节律规则的梭形波，从而使中枢神经系统传导过程得到改善，异常的诱发电位得以抑制，相应临床症状减轻。

（5）针刺对大脑皮质诱发电位的调节：研究针刺对皮层体感诱发电位（SEP）、听觉诱发电位、视觉诱发电位的效应时，发现较强刺激呈抑制效应，而较弱刺激呈易化效应。这种影响主要是通过网状结构非特异投射系统改变大脑皮质神经元的兴奋水平所致。

（二）调节神经递质

神经递质是在化学突触传递中担当信使的特定化学物质。针灸可以对多种神经递质起到调节作用，不仅疾病不同可能针灸所调节的神经递质就不同，而且针灸可以实现对多种神经递质的同时调节作用。① 针刺对疼痛相关神经递质的调节：研究中发现电针大鼠下肢"足三里"穴后，观察电针后 24 h 大鼠尾壳核、杏仁核、下丘脑室旁核、下丘脑前区、导水管周围灰质 P 物质表达的变化，结果显示电针可引起脑内上述部位 P 物质表达增高。而 P 物质表达的增高在调节机体许多生理功能中起重要作用。针灸对内源性镇痛物质（如内啡肽等）的释放也有调节作用，详见针灸镇痛作用效应的调节。② 实验研究显示，针刺能明显提高动物脑内 AChE 的活性，增加脑内 5 - HT 和 GABA 含量而发挥中枢抑制作用，使大脑的兴奋性下降达到治疗癫痫的作用。动物实验中用马桑内酯造成癫痫模型，发现针刺可使大鼠脑干内谷氨酸（Glu）降低，GABA 与 Glu 比值升高。③ 针灸对脑缺血相关神经递质的调节：电针局灶性脑缺血大鼠"百会""大椎"穴后，在大鼠缺血区（脑皮质）出现单胺类神经递质含量显著降低，以多巴胺（DA）、5 - HT 下降最为明显，去甲肾上腺素（NE）也有显著下降，说明电针可升高中枢单胺类神经递质，纠正脑缺血后中枢单胺类递质的代谢紊乱，从而保护脑缺血性损害。同时，电针可有效地降低脑组织中 Glu、天冬氨酸（Asp）的含量，阻止神经元继发性坏死。临床和动物研究都发现缺血性脑卒中时，血浆儿茶酚胺、亮-脑啡肽样物质的含量都高于正常，针刺可使其浓度下降。动物实验研究发现，针刺对大脑中动脉缺血（MCAO）大鼠出现的氨基酸递质异常代谢具有明显的良性调节作用，主要表现为针刺能够明显降低异常升高的 Glu、Asp 含量，从而降低兴奋性氨基酸（EAAs）神经毒性，减轻其损害，同时还可升高海马 GABA 水平。

（三）调节神经营养因子

针灸促使损伤神经修复的机制与调节神经营养因子（NTF）的代谢密切相关。NTF 对维持神经元胞体存活和轴突的修复具有重要的生物学作用，其能通过与相应的神经元受体结合，激活相应细胞内信号的传导，使神经细胞从可逆性变性状态向再生状态转变，以保护受损神经元，减少受损神经元的凋亡，其中神经生长因子（NGF）能上调脊神经节神经元降钙素基因相关肽的表达，其中降钙素基因相关肽由再生轴突释放，能促进神经膜细胞增殖和血管的形成。

1. 电针对脊髓损伤模型 NTF 的调节　在采用电针夹脊穴治疗脊髓损伤的动物实验研究中，应用免疫组织化学方法观察脊髓损伤早期 NGF 和脑源性神经生长因子（BDNF）的表达，结果显示电针夹脊穴可上调 NGF 和 BDNF 表达，更好地促进损伤大鼠神经损伤的修复和运动功能恢复。

2. 针灸对周围神经损伤模型 NTF 的调节　面神经损伤的实验研究中发现，穴位电针能调节面神经核、表情肌、神经组织中神经营养因子的表达，促使神经损伤的恢复。采用家兔面神经压榨伤后，电针刺激"翳风""地仓""颊车""四白""阳白""合谷"穴，应用原位杂交技术检测面神经核组织中 NGF、BDNF 及神经营养素-3（NT - 3）3 种神经营养因子 mRNA 表达水平的变化，结果在第 2、第 3 疗程结束后,针刺组的杂交信号均明显强于对照组,说明在面神经再生过程中,穴位电针刺激能明显增强面神经核组织中 NGF、BDNF 及 NT-3 的表达。进一步研究观察证明,穴位电针刺激还能明显增强面神经组织中 NT-3、NGF 受体酪氨酸激酶(TrkC mRNA)的表达和表情肌组织中的 NT-3 的表达。动物实验检测针刺组及对照组面神经核、面神经、表情肌中 NGF 及其受体 mRNA 表达水平的变化,结果在两组 3 种组织中,神经生长因子及其受体表达高峰均出现在神经损伤后第 6 周表情肌组织中,针刺组神经生长因子及其受体 TrkA、TrkC mRNA 的表达明显高于对照组,另一受体 TrkB 无明显差异;神经组织中,受体 TrkC mRNA 的表达显著高于对照组,其他指标无显著差异。说明在面神经再生过程中,穴位电针刺激能明显增强表情肌组织中神经生长因子及其受体 TrkA、TrkC 及神经组织中受体 TrkC mRNA 的表达,从而对神经再生起促进作用。在坐骨神经损伤的动物实验研究中,也证明针刺能显著提高坐骨神经损伤后相应脊髓段组织中 NGF mRNA 的表达。

3. 针灸对脑缺血模型 NTF 的调节　有研究表明,脑缺血后大脑皮质 BDNF、NGF 及其受体均增加表达,并且这种增加与缺血损伤程度有关,即缺血时间越长,损伤越严重,表达越明显。脑缺血后 BDNF、NGF 对缺血损伤有保护作用。实验发现,一次电针能使 BDNF 在缺血再灌注后的 12 h 内保持高水平,然后又降回对照水平。累加电针可使 BDNF 在缺血后相当长时间内保持较高水平。持续高水平的 BDNF 不仅能有效挽救半影区缺血神经元,修复损伤神经元,防止其发生坏死,而且还可以促进梗死灶周围正常神经元出芽、再生,并形成新的突触。电针大鼠督脉经穴"大椎""百会",能增强局灶性脑缺血大鼠脑组织 BDNF 的表达,阻止神经细胞内 Ca^{2+} 超载,稳定细胞内环境。

(四) 调节脑组织的代谢

临床和实验研究表明,针灸治疗脑血管病的疗效与调节脑组织的代谢密切相关。针灸可通过降低患者总胆固醇和 β 脂蛋白、增加高密度脂蛋白和 α 脂蛋白、防止或改善动脉粥样硬化、改善脑血流量、减少红细胞及血小板的聚集、降低全血黏度、扩张脑血管及促进脑血管侧支循环的建立、改善甲皱循环、提高患者体内超氧化物歧化酶(SOD)活性、调节体内紊乱的神经递质、减少氧自由基对神经细胞的损害等途径,实现对脑血管疾病的治疗。

1. 调节脂代谢　针灸通过调节脂代谢,改善脑组织的营养代谢。血脂代谢异常是动脉粥样硬化的主要因素,脑动脉粥样硬化是中风发病的重要病理基础。临床观察发现,针刺中风患者后,患者的三酰甘油、胆固醇、β 脂蛋白均较针前明显下降。在观察针灸对缺血性脑血管病颈动脉粥样硬化患者的临床疗效研究中,发现针灸对血清胆固醇(TC)及高密度脂蛋白(HDL)具有明显的改善作用,能够显著降低过氧化脂质(LPO)氧化活性,升高超氧化物歧化酶(SOD)活性;显著降低血管内皮素(ET)水平,明显升高降钙素基因相关肽(CGRP)水平。针刺能降低脑血栓患者血内总胆固醇,增加高密度脂蛋白,以防止或改善动脉粥样硬化,促进脑神经组织的营养代谢。

2. 调节脑组织生化代谢　针灸对脑组织内多种生化指标都有一定的调节功能,就目前的研究资料,将其可能的作用靶点归结以下方面。① 调节血栓素(TXA_2)和前列环素 PGI_2：TXA_2 和 PGI_2 是体内一对生理性拮抗剂。TXA_2 为一种强烈的血管收缩剂,是前凝物质、血小板聚集剂,PGI_2 则具有拮抗 TXA_2 的作用。生理状态下血浆或组织中 TXA_2 和 PGI_2 保持相对平衡,一旦平衡失调,造成血小板聚集、血栓形成及血管痉挛收缩,则是微血栓形成的原因之一。针刺可以提高 PGI_2 的浓度及 PGI_2／TXA_2 的比值,进而减少血小板聚集,降低血液黏滞性,减轻血管痉挛。② 调节血浆内皮素(ET)：血浆内皮素有缩血管和升压的作用,是重要的器官血流调节因子。脑梗死时,局部 ET 浓度升高引起血管收缩,可加重组织损伤,还可直接损伤神经元及胶质细胞。针刺可以降低血浆 ET-1,使神经功能缺损程度减轻。③ 调节一氧化氮(NO)：NO 参与扩血管效应,脑缺血急性期 NO 升高,NO 在脑缺血中扮演着神经保护和神经毒性的双重角色。针刺可以抑制 NO 代谢,抑制一氧化氮合酶(iNOS)的活性,减少 NO 的生成,使 NO 代谢物亚硝酸盐水平下降,降低缺血引起的 NO 神经毒性。

3. 调节 Ca^{2+} 的代谢　目前认为 Ca^{2+} 是人体内重要的生理功能调节因子,Ca^{2+} 内流是神经细胞死亡的最终途径。脑缺血后,往往伴有钙调素(CaM)系统的代谢紊乱。脑缺血或脑损伤后,兴奋性氨基酸胞外堆积可激活细胞膜上 Ca^{2+} 通道,使大量 Ca^{2+} 从细胞膜外进入细胞膜内,造成神经细胞内 Ca^{2+} 稳态失调,胞内 Ca^{2+} 超载,CaM 活性异常增高,Ca^{2+} 与 CaM 结合后可激活一系列靶酶,引起一系列的病理反应,这是造成细胞结构与功能细胞死亡的"共同通路"。电针可迅速调节缺血区脑细胞内的 Ca^{2+} 含量,抑制胞内 Ca^{2+} 超载,从而保护脑缺血后继发神经元的损伤。

(五) 改善神经组织的血液循环,减轻脑水肿

研究表明,针刺可显著提高受损脊髓局部的血流量,改善损伤部位的循环和组织新陈代谢,促进损伤脊髓功能的恢复。针灸能通过调节血管运动平衡,兴奋脑动脉壁上 β 受体,使血管扩张,脑血流量增加,致脑组织氧和能量代谢得以改善,脑组织损伤减轻。另有报道,针刺刺激兴奋了交感神经,兴奋脑动脉的 β 受体,直接导致脑血管扩张,从而改善脑组织的血氧供应,使缺血性中风患者脑血流图波幅增高。

针刺改善脑血流效应的机制,可能是针刺刺激穴位各层组织外周神经感觉末梢,通过外周躯体或自主神经传入系统使针感反射性地作用于神经系统各级水平,调动和激发机体一系列的自我调节机制,最终调整脑血管壁的自主神经功能,缓解脑血管痉挛,从而改善脑供血状态。针灸还可以通过降低全血黏度、红细胞聚集指数和血沉方程 K 值,从而减少红细胞的聚集,降低血液的黏稠度,促进大脑血液循环。针灸还通过减轻脑水肿,保护脑组织。

(六) 促使神经再生

针灸可促受损神经纤维和神经元胞体再生。电针通过促进损伤局部水肿的消退,加速局部变性坏死及崩解产物的消除,改善局部微循环,提高神经细胞的氧利用率,从而促进损伤神经的修复和再生。针灸对大鼠坐骨神经再生和修复的研究显示,电针能够改善神经肌肉结构、代谢和功能,改善神经肌肉动作电位、运动神经传导速度和肌肉收缩力,促进损伤神经再生和神经肌肉的神经再支配,且以低频电针效果最佳。针刺能促使损伤神经组织的修复,也可能是通过调节损伤神经组织局部的神经膜细胞,促使神经生长因子的分泌,促进坐骨神经神经元的修复与再生。通过脊髓诱发电位测定和辣根过氧化物酶(HRP)逆行追踪标记证实,针刺可使损伤脊髓内神经纤维再生的数量增多,脊髓断端 HRP 标记的神经细胞明显增多,同时产生拮抗内生性损伤电流,激活细胞的再生靶组织和胞内蛋白酶,从而阻断脊髓继发性损害。大鼠脊髓损伤实验研究表明,早期电针治疗可能通过降低 NO 的形成,减轻其介导的神经毒性,从而减轻脊髓继发性损伤,起到一定的神经保护作用。

综上所述,针灸对神经系统具有广泛的调节作用,从多种途径、多靶点充分调动机体内在因素,促使神经系统各种损伤和变性的修复,最大限度地恢复神经系统的生理功能,临床上可广泛用其治疗神经系统的功能性和器质性疾病,但针灸治疗神经系统疾病的机制非常复杂,对不同神经疾病具有特殊的作用。

第三节 针灸对内分泌系统的作用效应及机制

内分泌系统包括内分泌器官和内分泌组织,两者都称内分泌腺。内分泌器官是指结构上独立存在的、肉眼可见的内分泌腺,如垂体、甲状腺、甲状旁腺、肾上腺、松果体等;内分泌组织是分散存在于其他器官组织内的内分泌腺,如胰岛、睾丸内的间质细胞、卵巢内的卵泡和黄体细胞,以及消化管壁内的内分泌细胞等。内分泌系统是机体的重要调节系统,内分泌细胞的分泌物称为激素,激素随血液或淋巴输送到它作用的细胞,借此改变体内的化学变化,以协调人体生理功能。

临床和实验研究证明,针灸对机体内分泌系统的功能具有调整作用,主要通过影响内分泌激素来实现对机体功能的调节。这种调节是体液调节,但与神经调节密切相关,神经系统在这一过程中也发挥了重要的作用。

一、针灸对内分泌系统的作用效应

(一)针灸对胰腺功能的调节作用

针灸对胰腺功能的调节作用主要体现在调节血糖和胰岛素的分泌。临床实践表明,针灸对糖尿病本身的病变及其并发症均有较好的治疗作用。针灸对胰岛素的影响与胰腺功能有关,研究发现,针刺对糖尿病的疗效具有高度选择性:① 针刺对具有一定的内生血清胰岛素(INS)分泌功能的2型糖尿病患者效果良好,而对于缺乏这种能力的1型糖尿病效果甚差。② 对于高胰岛素(HIS)分泌型患者,针刺可使血浆 HIS 水平降低。③ 对于胰岛素分泌相对不足(IIS)的2型患者,针刺可使其 INS 水平增加。④ 对于胰岛素分泌绝对缺乏(DIS)的1型患者针刺后 INS 不仅无变化,而且血糖浓度反见上升。

(二)针灸对甲状腺功能的调节作用

针灸对甲状腺功能的调节作用主要体现在对甲状腺激素的调节上。甲状腺分泌的激素是甲状腺素(T4)和三碘甲腺原氨酸(T3),它们对机体的能量代谢和物质代谢具有很重要的作用。针灸对甲状腺激素有明显的双向调节作用,可使血中偏低的 T3、T4 含量增加,偏高的 T3、T4 含量降低。例如,针刺可以使甲状腺功能亢进症患者血清 T3 和 T4 含量降低、甲状腺功能恢复,且临床症状、体征改善与血清 T3、T4 含量下降成平行,但高代谢、高循环动力的症状改善较快,而与自主神经兴奋有关的指标(如手热、多汗)变化相对较慢。

针灸还可以通过提高单位腺体组织或腺细胞活动能力,使机体在碘供应不增加的情况下仍能维持原水平的甲状腺激素,从而影响甲状腺形状大小。针刺可使已肿大的甲状腺显著缩小,且对甲状腺形态的改变早于甲状腺激素水平的变化。例如,耳针配合加碘盐治疗青少年地方性甲状腺肿,在碘供应量不增加的情况下,耳针疗法可提高甲状腺激素的生物活性,提高机体和甲状腺对碘的利用率,明显减弱甲状腺组织的增生肥大,促进已肿大的甲状腺腺体缩小或消退。

(三)针灸对肾上腺功能的调节作用

1. 调节肾上腺皮质系统功能　针灸可调节肾上腺皮质激素分泌,改善肾上腺皮质功能。例如,针刺可以调节高血压患者的内分泌,在降低血压的同时伴有垂体激素、肾上腺皮质激素、多肽类内啡肽、血管紧张素和神经降压素水平的变化。针刺阑尾炎患者,可使其 24 h 尿中 17 -酮类固醇及皮质酮增加。针刺正常人的合谷、足三里穴,20 min 后血中皮质类固醇含量明显增加,并有较长的后续作用。针刺慢性风湿性心脏病患者内关穴可使原血浆皮质醇高者降低、低者增高,而原正常者仍在正常范围内波动,说明针刺对血浆皮质醇的含量具有双向调节作用。

针灸可以影响肾上腺重量,调节肾上腺皮质功能。肾上腺重量的改变,可以粗略地反映肾上腺皮质功能的情况。当促肾上腺皮质激素分泌增加时,肾上腺皮质功能活动增强,并出现组织肥大和重量增加。当促肾上腺皮质激素分泌减少时,肾上腺皮质的功能活动减弱,并出现组织萎缩和重量减轻。一方面,针灸可使肾上腺皮质变厚,重量增加,从而加强肾上腺皮质系统功能。例如,电针双侧卵巢切除大鼠的"关元""中极"和双侧"子宫"及单侧"三阴交"穴后,可使大鼠双侧肾上腺明显增大。电针更年期模型大鼠"足三里""三阴交""关元""太冲"穴后,肾上腺皮质形态、功能都明显地改善。另一方面,当肾上腺皮质功能活动异常增强、组织肥大时,针灸又可减轻肾上腺重量,改善皮质功能。例如,慢性应激的作用可使大鼠肾上腺发生代偿性增大,肾上腺指数[肾上腺指数=肾上腺重量(mg)/体重(g)]增加,功能失调。电针治疗后,大鼠双侧的肾上腺指数均明显降低,说明电针能在一定程度上缓解大鼠肾上腺的肥大,减轻大鼠肾上腺功能的损害。

2. 调节肾上腺髓质功能 针灸对肾上腺髓质功能有良性调节作用。针刺"水沟"穴可以阻止休克动物肾上腺髓质儿茶酚胺的减少,增强或改善休克动物肾上腺皮质细胞的代谢活动,促进皮质细胞分泌及合成功能的恢复,从而提高休克动物的抗损伤能力,延缓休克发展,降低死亡率。针刺"足三里"穴可使外周血液中肾上腺素含量增多而有关脑区多巴胺和去甲肾上腺素含量呈现不同程度的降低,连续针刺数日后,可见肾上腺髓质内肾上腺素细胞和去甲肾上腺素细胞明显增多,胞体增大,胞浆反应加深。说明针刺对交感肾上腺髓质系统功能具有双相调节的作用,是针刺的升压与镇痛作用的基础之一。

(四) 针灸对性腺功能的调节作用

1. 调节性激素水平 针灸对雄激素和雌激素水平均有双向调节作用,这种调节作用与体内原激素水平有关。针灸肾阳虚大鼠"肾俞""关元"穴能使降低的黄体生成素(LH)、睾酮(T)激素水平显著升高,针灸雄性小白鼠"关元"穴可明显增加血浆睾酮含量和附性器官重量,但针刺对性激素的影响具有一定的时效性。

2. 促进性腺组织器官病理改变的修复 针灸肾阳虚睾丸功能损害模型大鼠的"肾俞""关元"穴,能使模型动物精子数量、活率与活力显著提高,睾丸组织学近似正常。对运动疲劳造成的大鼠睾丸组织损害模型电针后,大鼠睾丸间质细胞分泌功能增强,睾丸组织超微结构与正常大鼠基本相似。

二、针灸对内分泌系统的作用机制

(一) 针灸调节下丘脑垂体轴的作用机制

下丘脑生成的调节腺垂体功能的促甲状腺激素释放素(TRH)、促黄体生成素(LGH)、促皮质素释放因子(CRF)、催乳素释放因子(GRF)等激素,由垂体门脉系统到达腺垂体。下丘脑视上核和室旁核神经分泌细胞分泌的加压素和催产素,沿神经胞浆流动到达神经垂体。针灸对各内分泌腺的调节均与这一系统密切相关,且多是通过这一系统来最终实现。针灸对下丘脑垂体系统的调节作用,与各内分泌腺自身功能状态有密切联系。垂体促激素的分泌,既受下丘脑控制,又受靶腺激素的反馈调节。针灸对下丘脑垂体系统调节是与下丘脑垂体靶腺协调作用分不开的,如针灸对下丘脑垂体甲状腺轴的调节作用主要是通过对 T3、T4、促甲状腺激素(TSH)和 cAMP、cGMP 的双向调节实现的。针灸对下丘脑垂体肾上腺轴的调节作用主要是通过对促肾上腺皮质激素(ACTH)、血清皮质醇(CS)、醛固酮及一些免疫因子如白细胞介素(IL-1、IL-2、IL-6)等调节实现的。而针灸对下丘脑垂体性腺轴的调节也主要体现在对相关激素(如促性腺激素等)水平的调节。

(二) 针灸调节胰腺功能的作用机制

针刺治疗糖尿病的基本原理是使自主神经的紧张度下降,机体产生自身调节作用,促进胰岛 β 细胞的分泌作用,使胰岛素分泌增加,还可增强胰岛 β 细胞对糖负荷的反应能力,或同时提高外周组织对 INS 的反应性,以达到降低血糖的作用。此外,针刺可以提高实验性非胰岛素依赖肥胖型大鼠室旁核(PV)神经元兴奋水平和降低下丘脑外侧区(LHA)摄食中枢神经元兴奋性,调整室旁核(PV)组胺类神经递质的含量,说明针刺治疗实验大鼠食欲亢进症状及降低外周空腹血糖、胰岛素水平等变化,与针刺对下丘脑中枢的调节有关。

研究认为,降低下丘脑外侧区和渴中枢神经细胞自发放电频率及其兴奋性递质如去甲肾上腺素、多巴胺含量,是针刺治疗糖尿病的中枢机制之一;提高 INS 靶细胞胰岛素受体(INSR)数目和因受体后缺陷所致低下的葡萄糖摄取能力,则是其外周作用机制。由于遗传缺陷,2 型糖尿病患者细胞膜上胰岛素受体数目减少或结合力减弱,导致胰岛素不能充分发挥其正常的生理效应。针刺可提高实验大鼠红细胞和脂肪细胞的胰岛素受体结合位点数,提高靶细胞胰岛素受体数目;改善胰岛细胞形态异常,如细胞体积缩小、胞浆红染、核染色加深等,以改善胰岛细胞功能。

(三) 针灸调节甲状腺功能的作用机制

针灸对甲状腺功能的调节主要是通过影响下丘脑垂体甲状腺轴和免疫功能实现的。

下丘脑儿茶酚胺类物质去甲肾上腺素与血清 T4 呈显著负相关,儿茶酚胺类物质与位于细胞质膜的受体结合,通过第二信使起作用,引起血浆内 cAMP 增加,而去甲肾上腺素还有兴奋 TRH 分泌的作用。电针使大鼠血清 T4、T3 含量升高的同时,伴有血浆 cAMP 和 cGMP 含量明显下降,这可能是电针使甲状腺激素含量增高,影响下丘脑儿茶酚胺类物质变化的缘故。由于去甲肾上腺素等物质的减少,对 TRH 的兴奋作用减低,同时 T4 抑制 TRH 和 TSH 的分泌,使 TRH、TSH 分泌量减少,以及作为儿茶酚胺类物质和 TRH 及 TSH 第二信使的 cAMP 含量下降。电针能使甲状腺功能低下大鼠已降低的血清活性甲状腺素 T3 和睾酮含量明显增高,同时下丘脑 β-EP,血浆 cAMP、cGMP 和 cAMP/cGMP 发生变化;由于内源性阿片肽类物质对甲状腺和性腺功能有调控作用,阿片肽类和这些激素发生变化时又常引起血浆环核苷酸含量的改变,故下丘脑 β-EP、血浆环核苷酸可能参与电针对甲状腺功能低下大鼠内分泌激素的调节。

甲状腺功能亢进症为自身免疫性疾病。针刺可以通过消除或降低患者血清中刺激甲状腺细胞兴奋的促甲状腺激素受体抗体(TSI 或 TSAb)的活性,去除其对甲状腺细胞的病理性刺激,降低血清甲状腺激素含量,促使甲状腺功能恢复正常。针灸还可降低桥本甲状腺炎患者血清中的甲状腺球蛋白抗体和甲状腺微粒体抗体,减少它们与甲状腺细胞膜上 TSH 受体的结合率,从而抑制其产生过量的 T3、T4,以改善甲状腺功能。

(四) 针灸调节肾上腺功能的作用机制

针刺对肾上腺皮质功能的影响主要是通过穴位的传入神经作用于丘脑下部,促使脑垂体分泌促肾上腺皮质激素(ACTH),进而影响肾上腺皮质功能的途径实现的。血浆中的 ACTH 主要由垂体前叶嗜碱性粒细胞分泌的,而脑内的 ACTH 则主要来自下丘脑弓状核。耳针"缘中"穴可使垂体 ACTH 的分泌和释放增加,下丘脑弓状核内 ACTH 免疫反应神经元胞体的数量明显增多,且在室旁核及视上核内也出现许多 ACTH 免疫反应阳性胞体。针刺大鼠"足三里"穴可使外周血 ACTH 活性增加,表明针刺可以通过作用于下丘脑激活垂体肾上腺皮质系统。将家兔终纹或下丘脑腹内侧核损毁,再电针"足三里"穴,肾上腺皮质激素合成的动态变化没有第一相增加,只有第二相增加。而损毁家兔穹窿或弓状核,再电针"足三里"穴,肾上腺皮质激素的合成与正常家兔电针"足三里"穴的变化一样呈现双相性增加。提示终纹和下丘脑腹内侧核在电针"足三里"穴促进肾上腺皮质激素合成的效应中起重要作用。

（五）针灸调节性腺功能的作用机制

针灸对性腺功能所产生的调节作用是以下丘脑垂体性腺轴的功能变化作为基础。促性腺激素释放激素(GnRH)是下丘脑分泌产生的神经激素,针灸可以调节 GnRH 水平,对生殖起调控作用。例如,电针家兔"关元""中极""三阴交""子宫"穴后下丘脑基底(MBH)分泌 GnRH 水平立即升高,表明电针可促进下丘脑释放 GnRH。电针"足三里"穴后去卵巢大鼠体内雌激素和睾酮水平及脑内雌激素受体基因表达均有明显的变化。针灸对 GnRH 促进垂体前叶分泌的两种促性腺激素——卵泡刺激素(FSH)和黄体生成素(LH)也有调节作用。例如,针刺可以使成熟雌性有正常动情周期的 SD 大鼠血中 GnRH 和 LH 水平增加,并表现出时间性,30 min 比 60 min 明显;损毁下丘脑正中隆起后电针对血中 GnRH 水平仍有一定的调节作用,但对 LH 和雌二醇(E2)水平的调节作用基本消失。说明下丘脑正中隆起的结构和功能的完整是电针促进 LH、E2 水平增高的前提,其对与生殖内分泌相关激素的调节作用主要是通过下丘脑垂体性腺轴实现的。

针灸对下丘脑垂体性腺轴的调节作用可能与针灸调节下丘脑垂体 β 内啡肽水平、促进 c - fos 等第三信使的表达有关。例如,电针可能是通过调节多囊卵巢综合征患者偏低的阿片肽水平,从而影响 GnRH、LH 和 FSH 分泌而促排卵的,表明针刺对垂体性腺轴的调整作用可能与 β 内啡肽的变化有关。进一步应用放免分析发现,去卵巢大鼠下丘脑视前区 GnRH 的基础释放量明显高于正常大鼠,腹腔注射阿片受体拮抗剂 30 min 后,去卵巢大鼠视前区 GnRH 水平进一步升高,表明 β 内啡肽为 GnRH 分泌的主要抑制因素。电针"关元""中极""三阴交"和双侧"子宫"穴能抑制去卵巢大鼠 GnRH 及 LH 的超常分泌,促进下丘脑垂体 β 内啡肽的释放。又如,卵巢切除鼠术后 2 h,内外侧视叶前核、下丘脑室周核、下丘脑腹侧正中核、视交叉上核、弓状核、下丘脑旁室核、内侧杏仁核均有 c - fos 表达;对术后 2 周 c - fos 免疫反应消失的大鼠进行电针,除内侧杏仁核外,在上述的核团中均有明显的 c - fos 表达;卵巢未切除电针组和对照组中上述区域无明显的 c - fos 表达。结果提示上述核团参与调节下丘脑垂体卵巢轴的功能。

第四节　针灸对免疫系统的作用效应及机制

免疫是机体识别和清除外来抗原性异物的一种生理性防御功能。在正常生理条件下,表现为对自身组织抗原的耐受性和对"非己"抗原产生排异效应,发挥免疫保护作用,如抗传染免疫和抗肿瘤免疫等。但在免疫功能失调,对抗原出现不适当的应答时,会导致免疫病理过程,如发生亢进,则造成组织损伤,发生超敏感性疾病;如打破了对自身组织抗原的耐受性,即可产生自身免疫现象,甚至发生自身免疫性疾病;若免疫功能缺乏或出现低下,则发生免疫缺陷症,出现反复难治性感染或形成肿瘤。大量临床观察和实验证实,针灸具有调节机体免疫功能的作用,对免疫相关性疾病有治疗作用。针灸的促防卫与调节免疫作用是针灸治疗作用发挥的重要途径之一。

一、针灸对免疫系统的作用效应

(一) 针灸对免疫细胞与免疫分子的调节效应

1. 针灸对免疫细胞的作用效应

(1) 针灸对白细胞的作用效应:白细胞包括中性粒细胞、嗜酸性粒细胞、嗜碱性粒细胞、单核细胞和淋巴细胞,淋巴细胞又分为 T 细胞、B 细胞、大颗粒细胞(包括 K 细胞、NK 细胞)。研究表明,针灸对白细胞的功能和数量有明显调整作用。

1) 针灸对吞噬细胞的作用效应:吞噬细胞主要包括单核-巨噬细胞系统及多形核粒细胞两大谱系。

白细胞的吞噬功能可用"吞噬能力"或"吞噬指数"测定方法进行观察。通常将抗凝处理的新鲜血液与菌液混合,在温箱中放置一定时间,经涂片、染色、检查,计算 100 个白细胞吞噬细菌的总数,并求出每个白细胞吞噬细菌的平均数即得"吞噬指数",或查出 100 个白细胞中含有吞噬细菌的白细胞数即得"吞噬能力"(百分比)。

针灸对机体内吞噬细胞的数量和吞噬功能均有调整作用,首先,这种作用与机体所处状态密切相关:当机体吞噬功能低下时,针刺可使其吞噬作用增强。当吞噬作用过于活跃时,针刺可使其吞噬作用指数下降。

艾灸"大椎"穴使注射环磷酰胺的小鼠模型的腹腔巨噬细胞吞噬指数和吞噬百分率显著高于未灸组($P<0.05$),而对正常小鼠巨噬细胞吞噬功能有一定的增强作用。灸对荷瘤小鼠巨噬细胞免疫功能有增强作用。

采用细胞形态计量学观察,老年大鼠针刺"足三里""关元"穴后,肝内巨噬细胞体积增大,数量增多,吞噬功能增强,与对照组相比有显著差异。针刺环磷酰胺免疫抑制大鼠"足三里"穴,6 日后使腹腔巨噬细胞吞噬百分率和吞噬指数显著升高。首先这种作用受穴位特异性影响,如针刺家兔"足三里""大椎"等穴可使刚果红清除率升高,但针刺"环跳"穴却使刚果红清除率下降。其次,这种作用还受刺激强度影响,如强刺激对家兔单核吞噬细胞系统功能有抑制作用,弱刺激则有兴奋作用。

使用人的结肠黏膜组织作为抗原,诱发免疫反应建立小鼠溃疡性结肠炎的模型,观察电针结合灸法对中性粒细胞的作用,结果发现电针结合灸法能促进肠黏膜组织炎症的消退及中性粒细胞的凋亡,同时观察到 IL-1β、IL-6 及 TNF-α 在肠黏膜组织的聚集出现下降。

电针正常家兔双侧"足三里"穴,针刺后 30 min,末梢血液中白细胞总数较针前往往有一个抑制相,而后逐渐上升,针后 3 h 达到高峰,以后又逐渐下降,至 24 h 恢复正常。其中又以中性粒细胞增多最为明显。

抗原提呈细胞是指能捕捉、加工、处理抗原,并将抗原提呈给抗原特异性淋巴细胞的一类免疫细胞,主要包括树突状细胞(dendritic cell,DC)、巨噬细胞等。

　　针灸可调节巨噬细胞的数量和功能,即针灸对抗原提呈细胞具有影响。当机体吞噬功能低下时,针灸可提高巨噬细胞的数量和功能,一方面加强抗原在机体内的清除,即加强了机体的非特异性免疫应答;另一方面,通过巨噬细胞对抗原提呈,加强机体对抗原的特异性免疫应答。相反,当机体吞噬功能过分活跃时,针灸一方面可控制炎症的发生,另一方面对机体的特异性免疫应答进行负反馈调节。

　　2) 针灸对嗜酸性粒细胞(Eos)的作用效应:观察不同时段电针哮喘豚鼠"定喘""肺俞""经渠"穴的影响,发现按时辰取穴的疗效优于不按时辰治疗者,其机制可能与改善豚鼠气道的 Eos 计数与凋亡率有关。天灸血清可明显降低哮喘大鼠外周血和肺支气管组织中 Eos 的数量,具有与天灸疗法相类似的抗哮喘作用。复方穴位贴敷双侧定喘、肺俞、膏肓穴治疗哮喘的疗效,与单用白芥子贴敷比较,发现治疗组降低 Eos 计数优于对照组,表明穴位贴敷可通过降低 Eos,改善患者的免疫状态,进而缓解哮喘症状。

　　3) 针灸对 B 淋巴细胞的作用效应:B 淋巴细胞简称 B 细胞,是免疫系统中抗体生成细胞。B 细胞表面抗原识别受体(BCR)及其分泌的抗体均为免疫球蛋白。分泌型的免疫球蛋白执行多种免疫功能,在特异性体液免疫应答中发挥着重要的作用。针灸对 B 细胞的调节主要影响 B 细胞的抗体生成,体现在针灸对免疫球蛋白的影响上。此外,B 细胞激活时可产生细胞因子,参与各种免疫应答调节。

　　4) 针灸对 T 淋巴细胞的作用效应:淋巴细胞转化试验是检测 T 淋巴细胞数量和功能的主要手段。佐剂性关节炎模型组与正常组比较脾淋巴细胞转化率明显降低($P<0.05$),电针组大鼠脾细胞转化率较模型组有所升高($P<0.05$),即对佐剂性关节炎大鼠的脾淋巴细胞转化率有明显的提高效应。

　　目前常用 CD4＋、CD8＋ T 细胞评价机体在不同状态下的免疫功能,CD4＋、CD8＋细胞数目的变化,尤其是 CD4＋/CD8＋比值的异常是许多疾病发生免疫损伤的中心环节。如在化疗前,CD8＋ T 细胞处于正常范围的低值状态,CD4＋ T 细胞则明显低于正常范围,在化疗期间配合电针治疗,则 T 细胞亚群、NK 细胞活性值非但没有下降,反而均有不同程度的提高。说明针刺可改善放化疗患者 CD4＋/CD8＋ T 细胞的失调,使紊乱的细胞免疫和偏差的补体 C3 得到一定的调整和纠正,但对正常人无影响。

　　恶性肿瘤患者免疫功能低下与 T 细胞及其亚群密切相关,主要表现为 T 细胞亚群中 CD3＋、CD4＋降低,CD8＋降低或正常,从而导致 T 细胞亚群比例失调,细胞免疫处于抑制状态。针刺夹脊穴后,CD8＋百分率较前有所回升,CD4＋/CD8＋明显下降,已基本接近正常水平,说明针刺可调节恶性肿瘤患者失衡的免疫功能。

　　哮喘患者存在 Th1 和 Th2 细胞亚群功能失调,表现为 Th1 亚群功能低下,Th2 亚群功能亢进。Th1 细胞主要产生 INF－γ,能抑制 IL－4 的产生和拮抗其对靶细胞的效应;Th2 细胞能产生IL－4。针刺能调节 Th1/Th2 亚群功能失调,降低 IL－4 的产生,进而减少 IgE 的分泌。

　　佐剂性关节炎组与正常组比较,CD4＋、CD8＋细胞百分率下降,CD4＋/CD8＋比值升高。电针能明显升高 CD8＋细胞数目,降低 CD4＋/CD8＋比值;与模型组有显著差异,对 T 细胞亚群的失衡有明显的调节作用。

　　间接灸足三里、三阴交穴能提高正常人体内 CD3＋和 CD4＋ T 细胞的水平,亦能降低系统性红斑狼疮患者体内相关 CD8＋ T 细胞的水平。

　　5) 针灸对自然杀伤细胞(natural killer cell,NK 细胞)的作用效应:针刺能有效改善焦虑妇女体内巨噬细胞的吞噬功能、淋巴细胞的增值作用和 NK 细胞的活性。此现象最早在针刺后 72 h 出现,能持续 1 个月,且逐渐将上述指标调整至正常水平;与对照组正常人相比,没有显著性差异。

针灸能提高机体内 NK 细胞数量,也能提高 NK 细胞的生物活性。子宫内膜异位症存在免疫功能紊乱,主要表现为细胞免疫功能低下,体液免疫反应增强。NK 细胞为腹腔中抵抗子宫内膜细胞异位种植的第一道防线,由于 NK 细胞活性下降,IL-1、IL-6 等分泌过多,致使腹腔内活性子宫内膜未能被清除而定居于腹腔中,从而成为发病的主要原因之一。针刺治疗可使血清 IL-1、IL-6 水平下降及腹腔液 NK 细胞活性升高。

针灸可使结肠癌患者 NK 细胞数量由针前 6% 上升到 20%;化脓灸治疗哮喘虚证患者,艾灸前 NK 细胞免疫活性为 40.4%±11.5%,艾灸后为 45.3%±6.1%;针刺应激状态下小鼠,可使 NK 细胞免疫活性由 28.44%±3.50% 升高至 41.63%±8.84%。

(2) 针灸对红细胞的作用效应:体内的红细胞具有若干免疫相关物质,如补体受体等,有黏附、溶缩抗原的能力,可清除体内循环免疫复合物,保护组织免遭循环免疫复合物沉积。

研究发现,针刺"曲池""关元"穴可增加小鼠红细胞免疫黏附功能,针刺家兔"五脏夹脊"穴可提高 C3 受体花环率,提高红细胞免疫功能。针灸对阳虚模型小鼠、变态反应性关节炎模型大鼠、脾虚证模型动物均可以提高其红细胞免疫功能。

采用平补平泻法分别针刺家兔的"涌泉""太溪""复溜"穴,可使红细胞免疫黏附功能增强,其中以"复溜"穴作用最强。针灸气虚大鼠"关元""气海""足三里"穴可使红细胞 C3b 受体花环率 (RBC-C3bRR)升高,红细胞免疫复合物花环率(RBC-ICRR)升高,使低下的红细胞免疫功能明显提高。刺络放血亦能提高红细胞 C3b 受体花环率。针灸通过增强红细胞膜脂流动性,提高细胞活性和免疫力。

附子饼灸足三里、气海、命门穴能明显提高老年人红细胞免疫功能,温灸贴敷脐部能提高呼吸道感染小儿的红细胞免疫功能。

针刺肾俞穴可使人体红细胞 C3b 受体(C3bR)升高,说明红细胞免疫黏附活力增强。同时,红细胞免疫复合物降低。

2. 针灸对免疫分子的作用 针灸对免疫分子的调节主要表现为对免疫球蛋白、白细胞介素等细胞因子、补体等的调节作用。

(1) 针灸对抗体免疫球蛋白的作用:针灸对正常机体和不同疾病患者的血清抗体免疫球蛋白都有不同程度的作用。① 调节免疫球蛋白(Ig)的数量。如连续针刺健康人上巨虚穴 12 日后,血清 IgG、IgA 含量虽然都在正常范围内变动,但针后均较针前有所增加。其中 IgG 较 IgA 明显增高,而 IgM 基本无变化。对慢性炎症和非炎症疾病患者针灸治疗前后 IgG、IgA、IgM 三种免疫球蛋白含量变化的研究发现,针灸治疗急性炎症性疾病能普遍提高免疫球蛋白含量,增强机体抗炎功能的作用。但对非感染性炎症性疾病的针灸治疗,不仅未能提高免疫球蛋白含量,反而可使其下降。由此说明,针灸对免疫球蛋白的调节作用与机体状况密切相关。② 针灸还可以调节凝集素、间接红细胞凝集素、溶血素、杀菌素和沉淀素等的效价。

(2) 针灸对细胞因子(CK)的作用:针灸对白细胞介素-2(IL-2)、干扰素、肿瘤坏死因子等细胞因子等有良好的调节作用,主要表现在以下方面。① 调节白细胞介素:针灸对白细胞介素的影响研究较多的是 IL-2。研究证实,针灸对生理或病理状态下机体内 IL-2 活性、IL-2 受体都有着明显而确定的影响。如电针能够提高正常大鼠 IL-2 诱生水平,也能提高应激小鼠的 IL-2 活性;针刺可明显改善肿瘤患者外周血中低下的 IL-2,也能使脾淋巴细胞内 IL-2 含量升高。针灸还能调节机体内其他白细胞介素如 IL-5、IL-4、IL-6、IL-12 等的合成、分泌及其生物学活性。② 诱生干扰素(IFN)：针灸能诱生 IFN，且对 IFN 效价的提高与不同手法和穴位有关。研究显示，刺激量、刺激方式及其持续时间和间隔期的长短均可影响其促诱生或诱生干扰素(IFN)的效果。③ 调节肿瘤坏死因子(TNF)：研究发现，针灸可抑制克隆病大鼠促炎症细胞因子 TNF-αmRNA 的表达，调整 IL-10 mRNA 与 TNF-αmRNA 之间的平衡，从而减轻或消除肠道炎症。

(3) 针灸对补体系统的作用：针灸对血清补体含量具有明显的调整作用。针刺可使正常或异常机体血清补体含量增多，并使补体效应普遍提高。如针刺可使放疗、化疗患者的血清补体升高，艾灸可使哮喘患者总补体 C3 升高，刺络放血疗法可使家兔溶菌酶含量升高。

(4) 针灸对其他免疫分子的调节作用

1) 调节黏附分子：黏附分子是指一类调节细胞与细胞间、细胞与细胞外基质间相互结合，起黏附作用的膜表面糖蛋白。急性脑梗死早期大量白细胞的聚集与可溶性细胞间黏附分子-1 (sICAM-1)及可溶性血管细胞黏附分子-1(sVCAM-1)的表达增强有密切关系，针刺可下调 sICAM-1、sVCAM-1 的表达水平；针刺还可降低颅脑损伤患者细胞间黏附分子(sICAM-1)的含量，抑制中性粒细胞与血管内皮细胞的黏附，减轻脑内炎症反应。

2) 调节备解素：备解素(Properdum，P 因子)是天然存在于人体和哺乳动物血清中的一种 β 球蛋白，它与补体、镁离子、B 因子、D 因子等一同构成备解素系统，参与补体代谢途径的活化等。针灸对备解素具有一定的调节作用，如针刺正常人足三里穴可增高备解素平均值，尤以针刺后 12 h 增加明显。

3) 调节血浆杀菌素：针灸可以提高血浆杀菌素活力。如针刺急性痢疾患者，以及针刺正常家兔"上巨虚""天枢"穴均可使血浆杀菌素能力增强。

(二) 针灸对免疫应答的作用

1. 针灸对非特异性免疫应答的作用　针灸调节非特异性免疫应答的作用主要体现于以下几个方面。① 针灸能提高吞噬细胞的数量及功能；② 针灸能促进机体内细胞因子合成分泌及生物学活性；③ 针灸能提高血清补体含量和效价；④ 针灸能提高 NK 细胞数量，尤其是能提高 NK 细胞的活性。

2. 针灸对特异性免疫应答的作用

(1) 针灸对特异性细胞免疫的调节：针灸对特异性细胞免疫的调节主要体现于三个方面。① 能调节应答过程中细胞因子的合成、分泌，从而调节细胞免疫应答；② 促进 T 细胞的克隆扩增；③ 能改善 CD4+T/CD8+比值。

(2) 针灸对特异性体液免疫的作用：针灸对特异性体液免疫的调节主要体现于以下几个方面。① 针灸可促进辅助性 T 淋巴细胞分泌细胞因子；② 针灸可调节各种免疫球蛋白的分泌合成；③ 针灸可促进 B 细胞的活化、增殖及分化。

二、针灸对免疫系统的作用机制

机体是一个有机的整体，免疫系统行使功能时，必然受其他系统的影响和调节，其中影响最大的是神经系统和内分泌系统。一系列实验研究证明，针灸调节免疫的作用有赖于神经系统和内分泌系统功能的完整性。

(一) 神经-神经递质与针灸免疫效应的调控

一系列的研究显示，无论在外周或在中枢，是传入纤维还是传出纤维，神经功能的完整性是针灸免疫效应的必要条件。如：① 手术截断动物针刺部位的传入神经或用药物封闭自主神经的传出部后，针刺不再引起白细胞和网状内皮系统功能的增强。② 用辣椒素处理新生期小鼠，造成初级感觉神经的C类纤维永久性损毁后，电针对免疫应答的调节作用被消除。③ 有人用谷氨酸单钠特异性破坏下丘脑弓状核β内啡肽神经元和下丘脑中央内侧基底部后，针刺对相应的免疫指标调节作用消失；全麻后针刺有关腧穴，白细胞的变化不显著。④ 采用神经化学切割剂6-羟多巴胺进行海马内微量注射，选择性地破坏海马内去甲肾上腺素(NE)能神经的支配，灸疗的抗炎免疫作用被削弱或部分阻断。

交感神经和副交感神经也参与了针灸的免疫调节。研究发现，交感神经通路在电针调节免疫反应中主要起抑制作用，用6-羟多巴胺选择性破坏外周交感神经轴突纤维，可使多种免疫指标值明显升高，此时电针对免疫亢进亦无调节作用。副交感神经在针刺调节免疫反应中主要起促进作用，在外周用密胆碱阻断副交感神经的功能活动，可使多种免疫反应水平低下，此时电针对免疫功能调节作用也消失。因而，有人认为电针信息是通过包括外周感觉神经C纤维在内的传入纤维传入中枢的，并激活脑干不同神经递质神经元的活动，经高级中枢特别是下丘脑的功能整合后，分别通过垂体-肾上腺皮质系统的体液途径及自主神经系统的传出途径，对整体免疫反应进行调控。

针灸调节机体免疫功能的过程中，神经递质和内源性阿片样物质起着重要作用。研究表明，艾灸后小鼠脑内NE和多巴胺(DA)的含量明显增加，且与机体免疫功能的变化成正相关。又如血浆甲硫氨酸脑啡肽含量在荷瘤HAC对照组呈下降趋势，而艾灸组其含量却回升。给动物静脉注射阿片受体阻断剂纳洛酮后，再行针刺，3 h内淋巴细胞转化功能无明显变化，单纯注射纳洛酮组，3 h内淋巴细胞转化功能明显下降，而24 h后明显增高。内源性阿片肽广泛存在于神经系统内，对T细胞、B细胞、NK细胞、巨噬细胞都具有调节作用，是重要的免疫功能调节剂，针刺效应与机体的阿片肽系统有密切关系。研究结果证实，针灸可通过内源性阿片肽介导免疫调节功能，且通过阿片肽与其受体结合而发挥其免疫调节作用。如电针可使豚鼠外周血淋巴细胞β内啡肽(β-Ep)受体密度增加，电针可刺激脾淋巴细胞conA刺激的增殖反应，并使垂体、肾上腺中β-Ep含量下降，血浆中β-Ep含量升高。

此外，脑肠肽是联系神经免疫系统的共同介质，P物质和血管活性肠肽(VIP)作为重要的脑肠肽之一，广泛分布于外周及中枢神经系统，起到神经递质的作用，也存在于免疫系统，发挥免疫调节的作用。针刺免疫抑制大鼠"足三里"穴后脑垂体、外周血中P物质和VIP含量显著升高，且两者呈正相关，同时伴有细胞免疫功能增强，说明针刺"足三里"穴可使脑垂体中合成P物质和VIP增多，使释放到外周血中的P物质和VIP含量增加，从而发挥其调节免疫抑制的功能。

（二）内分泌与针灸免疫效应的调控

针灸的免疫效应有赖于内分泌系统的完整性。实验证明，摘除双侧肾上腺的动物，行针刺后其血液的细胞数量和吞噬功能变化不显著。针刺可引起尿17羟-皮质类固醇排泄量增加，血液中肾上腺皮质激素(ACTH)活性增高，肾上腺合成皮质类固醇加强，肾上腺抗坏血酸含量减少，肾上腺静脉中肾上腺素类物质含量升高等。说明针灸能使下丘脑-垂体-肾上腺皮质轴的活动增加，也能使肾上腺髓质即交感-肾上腺髓质系统的功能增强。

内分泌在免疫效应中的作用是多方面的。如肾上腺激素能抑制炎症灶的血管通透性；肾上腺素和ACTH均能与细胞表面的β受体结合，使细胞内cAMP含量增加，同时ACTH还可使细胞内cGMP水平下降。针刺能通过调整血白细胞内cAMP与cGMP这两类物质的水平，抑制白细胞的趋化性,使其游离减少,从而产生抗炎效应。

此外,在针灸产生免疫效应过程中,针灸刺激可将其信息传入中枢神经系统,然后通过神经内分泌系统的相应活动,实现调控机体的免疫功能。这种调控一方面包括神经系统直接作用于机体免疫器官及相应的组织细胞;另一方面表现为下丘脑通过促肾上腺皮质激素释放因子(CRH)使垂体释放 ACTH,并可伴随 β 内啡肽的分泌。ACTH、内啡肽可通过淋巴细胞表面受体而发挥免疫效应,ACTH 还可通过肾上腺皮质而影响相应靶器官和靶细胞产生免疫效应。另外,针灸刺激也可使机体应激引起交感-肾上腺髓质系统兴奋,而出现儿茶酚胺及阿片样物质的释放,并作用于相应淋巴细胞的受体引起免疫应答。

同时,在上述神经内分泌物质作用下,机体的免疫系统可释放出免疫反应性激素,如 irACTH、ir 内啡肽、irTSH 及其他淋巴因子,通过这些物质将免疫细胞的信息反馈给中枢神经或内分泌系统,从而形成神经内分泌系统与免疫系统的调节环路。

综上所述,针灸可调节机体的免疫功能,包括细胞免疫与体液免疫,且调节作用呈现双向性。针灸的这种调节作用不仅体现于细胞水平,而且体现于分子水平。针灸不仅可促进非特异性免疫应答,而且可调节特异性免疫应答,特别是细胞免疫。针灸对免疫的调节作用具有广阔的临床应用前景,其机制可能是通过神经-内分泌-免疫网络实现的,但具体途径和方式还有待于我们进一步深入研究。此外,机体的功能状态、穴位的特异性、刺激方法的选择及治疗时间均可影响针灸的防卫免疫效应。

第五节 ｜ 针灸对呼吸系统的作用效应及机制

机体与外界环境之间的气体交换过程,称为呼吸。通过呼吸,机体从空气中摄取新陈代谢所需要的 O_2,排出所产生的 CO_2,维持机体新陈代谢和其他生命活动的正常进行。人的整个呼吸过程包括外界空气与肺之间的气体交换(肺通气)、肺泡与肺毛细血管之间的气体交换(肺换气),气体在血液的运输,血液与组织、细胞之间的气体交换(组织换气),以及组织呼吸等几个相互联系的环节,针灸对以上环节均有一定的调整作用。临床上,针灸防治呼吸系统疾病以急、慢性支气管炎和支气管哮喘等为多,特别是针灸治疗支气管哮喘的临床疗效确定且机制研究也比较深入。

一、针灸对呼吸系统的作用效应

(一)针灸对肺通气、肺换气的调节效应

肺通气、换气与呼吸运动的深浅、呼吸道的通畅与否、呼吸膜的通透性和血氧饱和度等有关。针灸对肺通气的影响主要表现在对肺容量、肺通气量、气道阻力和血氧饱和度等方面。

1. 针灸对肺容量与肺通气量的调节　针刺可以使正常人的肺通气量和耗氧量明显增加;同时,针刺可以使病理性的肺通气量降低迅速好转并趋于正常。如针刺合谷、大杼、定喘、外定喘、足三里、列缺等穴,可使轻度或中度支气管哮喘患者肺通气量增加,缓解支气管痉挛。运用穴位贴敷也可以使支气管哮喘患者肺功能第 1 秒用力呼气量(FEV1)、用力肺活量(FEV1/FVC)、高峰速率(PEFR)明显改善。

2. 针灸对呼吸气道阻力的调节效应 电针肺俞穴可明显改善小气道阻塞性疾病患者的肺功能,患者针刺前后肺活量、用力肺活量、1 秒钟呼气容积、最大呼气流量出现明显变化,表明针刺对大气道和小气道功能均有明显的改善作用。针灸可使哮喘患者呼吸道的阻力下降,其效应在治疗 10 min 后即可出现,并可持续数小时。

3. 针灸对肺换气和组织换气的调节效应 针灸可以改善肺部血流状况,增高动脉血氧分压(PaO_2),降低动脉血二氧化氮分压($PaCO_2$),调整血氧饱和度,使肺组织得到足够的血氧供应,提高气体交换能力,改善肺换气功能。如针刺人工气胸家兔的"郄门""曲池"穴可使动物血氧饱和度明显提高。针刺支气管哮喘患者,在解除呼吸困难、改善通气、明显减轻其他临床症状的同时,又可降低血氧饱和度。这种临床症状和血氧饱和度之间的消长不平衡,可能与针刺使患者组织呼吸活化,从而提高组织的氧利用率有关。

(二) 针灸对呼吸运动的调节效应

针刺可通过改善异常呼吸频率、节律、幅度,使之恢复正常,从而调整病理性呼吸运动。同时,针刺可调整一侧呼吸障碍所造成的两侧呼吸功能不平衡的现象。如针刺动物的"素髎""水沟""会阴"穴均可引起呼吸即时性加强。电针"水沟"穴,可使呼吸中断的实验性休克动物(血压下降至 $10\sim40$ mmHg)呼吸恢复和改善(血压亦回升);不用电针的对照组实验性休克动物绝大部分死亡。针灸水沟穴等可改善新生儿窒息,有效救治呼吸衰竭患者,但体质过弱、呼吸中枢严重损害、自动呼吸停止者无效。

针灸调节呼吸运动调节效应受多种因素影响:① 针灸对呼吸功能的影响效应与呼吸中枢的功能状态密切相关。在正常情况下,针刺不能引起呼吸反应。但是动物吸入 CO_2 或给动物造成短时间的人工窒息后,再进行针刺,则可观察到针刺能引起明显的呼吸功能增强。如针刺"水沟"等穴可使动物的呼吸运动即时性增强。由于各种原因(窒息或药物作用等)造成呼吸暂停时,针刺可使呼吸运动恢复。② 针刺不同穴位对呼吸功能的影响存在不同。如针刺足三里、冲阳、厉兑、中脘、肺俞等穴,均可不同程度引起呼吸和代谢功能加强,尤以针刺足三里时效果明显。而针刺天枢、梁门等穴,可使呼吸及代谢功能呈现抑制效应。③ 针灸手法也在一定程度上影响针灸对呼吸的效应。重雀啄法针刺可引起动物的主动呼气,而采用轻雀啄法针刺则引起吸气深度减小。用电针急救实验性休克动物,弱刺激对呼吸多呈兴奋作用,而较重的刺激呈抑制作用,强度越大,呼吸的抑制越重。这提示应用电针急救休克患者应控制好刺激强度,否则有可能加重呼吸运动的抑制。

二、针灸对呼吸系统的作用机制

(一) 神经调节

有研究者报道,针刺水沟穴对正常中枢呼吸功能具有特异性影响,对实验性中枢呼吸功能紊乱具有调节作用,并在此基础上利用实验性呼吸暂停的动物,进一步观察"水沟"穴和三叉神经传入系统对中枢呼吸活动的影响。结果发现,针刺"水沟"穴对中枢性呼吸暂停的动物具有启动吸气的作用,其效应是通过三叉神经传入系统完成的。

通过对喘息穴的解剖观察发现,喘息穴内的浅、深感觉神经与肺及支气管的交感神经在脊髓中同处于 T1 和 T2 节段,提示针灸喘息穴所引起的神经冲动,可经脊神经的后支、脊髓后角、侧角、交感神经而作用于肺的呼吸功能。

针刺可使迷走神经的紧张性降低,交感神经的兴奋性增高,从而缓解支气管痉挛,使支气管黏膜的血管收缩、渗出减少,气道阻力减低,通气功能得到改善。针灸的平喘作用也与针灸对自主神经功能及血液中乙酰胆碱、组胺和肾上腺水平的调整有关,从而有利于细支气管痉挛的解除,使支气管黏膜血管收缩、水肿减轻、通气功能改善。

(二)体液调节

针灸具有调节呼吸系统生化代谢紊乱的功能。以针灸治疗支气管哮喘为例,针灸可以通过影响 cGMP、cAMP、β-肾上腺素能受体、支气管平滑肌 M 受体等生化指标治疗支气管哮喘。cGMP能加速活性物质释放,刺激支气管黏膜下迷走神经感受器,促使支气管收缩,引起哮喘发作;cAMP能稳定支气管平滑肌膜电位,阻止生物活性物质释放,扩张支气管,有预防哮喘发作的作用;β-肾上腺素能受体、支气管平滑肌 M 受体均具有使支气管平滑肌松弛的作用。研究发现,针灸可以降低 cGMP 含量、升高 cAMP 含量,增加 β-肾上腺素能受体、支气管平滑肌 M 受体的数量,从而治疗支气管哮喘。也有研究发现,手针刺激大椎、风门、肺俞穴,可降低气道阻力,增加金属硫蛋白(metallothionein,MT)2 表达,引起 Akt1 和 CaMK2β 蛋白磷酸化,缓解哮喘。

(三)免疫调节

研究发现,哮喘的发病机制与体液及细胞免疫功能紊乱有关,主要表现为 IgE 介导的 I 型变态反应,T 淋巴细胞功能异常。观察针刺前后血清免疫球蛋白的变化可以发现,哮喘患者针刺后 IgA明显升高,IgG 和 IgM、IgE 均有不同程度的降低,其中 IgE 较治疗前可减低 50% 以上。表明针刺可以通过降低哮喘患者血清 IgE 水平和增强原本降低的抑制性 T 淋巴细胞的功能,从而调节哮喘患者免疫功能的紊乱,维持机体的免疫平衡。同时,针灸还能增强哮喘患者吞噬细胞的功能,降低嗜酸性粒细胞数量,促进抗体的形成,抑制过敏反应的发生。

第六节　针灸对心血管系统的作用效应及机制

心血管系统包括心脏和血管。心血管系统是一个密闭的管道系统,心脏是泵血的肌性动力器官,而运输血液的管道系统就是血管系统。它布散全身,无处不至,负责将心脏搏出的血液输送到全身的各个组织器官,以满足机体活动所需的各种营养物质,并将代谢终产物(或废物)运回心脏,通过肺、肾等器官排出体外。若心脏、血管功能紊乱则可引起高血压、冠心病、心肌缺血等循环系统疾病。实验研究和临床观察均表明,针灸对心脏活动、血管运动及毛细血管通透性都有一定的调整作用,从而实现对循环系统疾病的治疗作用。

一、针灸对心血管系统的作用效应

(一)针灸对心脏功能的调节作用

1. 针灸对心率和心律的调整作用　针刺对心率的调节效应与基础心率有关。针刺对正常人不同生理状态下的心率具有调节作用,如针刺正常人内关,可使较快心率(75 次/min 以上)者减慢,过慢心率者(51 次/min 以下)加快,而心率在 51~75 次/min 范围以内时,针刺多不起作用。

当心率发生病理性改变时,针刺的调节作用更为明显。对心率过快者针刺不仅使心率减慢,而且心率的降低幅度与针前心率成正相关,即针前心率越快,针后心率减慢越明显,且效应出现越快。一般针后 30 min 效应达到高峰,并持续 2 h。

针刺对心律失常的调节作用与心律失常的类型密切相关。例如,针刺可使部分早期或阵发性心房颤动患者的心律恢复至窦性心律,而对慢性心房颤动疗效不明显;针刺对室性早搏的消减作用有效率达 72.6%,对房性早搏的有效率达 73.8%。动物实验发现,针刺可缓解阵发性房性心动过速或使其恢复至窦性心律,其效应与压迫颈动脉窦的效果相似。

针刺对心率和心律的调整作用不仅具有腧穴的相对特异性,如针刺"内关""足三里"穴作用较强,而且不同手法和刺激方法对针刺效果也有影响,如补法多能引起心率减慢,泻法多引起心率加快。

2. 改善心肌血氧供应　针灸能够增加冠状动脉的血流量,改善心肌血氧供应。例如,对结扎动物冠脉心肌缺血模型电针"内关"等穴后,可使其冠脉血流量增加,冠脉阻力下降,心肌血氧供应增加,最大冠状动、静脉血氧含量差减小,心肌耗氧量降低。其不仅能有效地缓解和调整心肌对血氧供求失衡的病理状态,还能保护缺血边缘的濒危心肌,缩小梗死范围,减轻损伤程度。针刺冠心病患者内关穴,可使冠状动脉痉挛解除或使之扩张而增加其血流量,改善心肌缺血缺氧,增强左心功能,表现为电机械收缩期(QA2)、机械收缩期(MS)、缓慢充盈期(SF)、左室射血期(LVET)延长,左室射血前期(PEP)缩短,射血前期/射血期(PEP/ET)减小,等容收缩期(ICT)缩短,左室射血时间(LVET)延长,LVET/ICT 增大,每搏输出量(SV)、每分输出量(CO)、心射血指数(CI)增加等。

3. 维持心肌电稳定性　电针"内关"穴可改善心肌缺血后的动作电位幅度减小、平台期与复极期缩短等异常变化,从而防止梗死后心律失常的发生。电针心包经经穴及非经穴均能显著地促进心肌缺血后心电图 ST 段及平均动脉压的恢复,抑制缺血心肌边缘区心肌单相动作电位幅度(MAPA)的衰减,加快 MAP 复极时程(MAPA50)和 MAP 复极总时程(MAPA90)的恢复过程。电针"内关"穴可以抑制急性缺血心肌细胞静息电位(RP)、动作电位振幅(APA)、动作电位 0 相最大上升速率(Vmax)的降低,延长动作电位的复极时间(APD),改变有效不应期,明显改善不应期离散度,有益于心肌兴奋状态同步化,改善心肌电稳定性。

4. 保护心肌细胞超微结构电针对心肌缺血再灌注损伤过程的心肌细胞有保护作用　在光镜下观察,心肌缺血再灌注损伤大鼠心肌肌丝溶解、坏死,肌丝走向紊乱,细胞核浓缩,染色质靠边,线粒体水肿,肌质网扩张。电针"内关""神门"穴后可见肌纤维正常走向,少量线粒体空泡变,肌丝无明显坏死、溶解。说明电针对心肌病理形态学结构有良好的促进修复作用,尤以电针"内关"穴组的疗效最为显著,电针"神门"穴组次之。电镜下观察,针刺"内关"穴可减轻心肌缺血再灌注损伤大鼠的心肌组织损伤,表现为肌纤维正常走向,少量线粒体空泡变,肌丝无明显坏死、溶解。电针"内关"穴后,家兔急性心肌缺血后心肌缺血区心肌的横纹和肌原纤维的明暗带清晰可见,多数线粒体未见肿胀和积聚成堆的现象发生,血小板也未出现脱颗粒。结果提示,针刺"内关"穴可保护心肌细胞免于在急性心肌缺血期间受损。

(二) 针灸对血管功能的调节作用

1. 调节血管运动　针灸对血管运动具有明显的调整作用。针刺有解除冠心病患者冠脉血管痉挛、改善冠脉循环等作用。轻刺激健康人足三里、曲池、合谷等穴可引起血管收缩反应,重刺激则引起血管扩张反应。由此可见,不同穴位针刺引起的血管舒缩反应及程度不同,且同一穴位不同的针刺手法对同一部位血管引起的反应也不同。

2. 调节毛细血管通透性 针刺对毛细血管通透性有双向性良性调整作用,这种作用与穴位特异性、针刺手法、机体状况密切相关。例如,针刺"足三里"穴可使大鼠背部实验性肉芽囊肿炎症区毛细血管通透性降低,但针刺"十七椎"穴时反使其升高,说明这一调整作用具有穴位特异性。针刺健康人外关穴,在用补法行针及出针后,其甲皱微循环毛细血管口径增大,但用泻法则见其缩小,两者之间有显著差异,说明这一调整作用与针刺手法有关。有实验证实,用乙酰胆碱或组胺造成组织内毛细血管通透性增高,或用松节油皮下注射形成局部炎症时,针刺可抑制上述变化而显示抗炎、消肿、减少渗出的治疗效应;反之,用肾上腺素等引起皮肤毛细血管通透性降低时,针刺可使之升高。以纸上电泳法测得的毛细血管和静脉血中蛋白质含量及各种蛋白质为指标,观察针刺前后毛细血管通透性的变化,结果显示,当滤过蛋白量为总蛋白量的11%~30%时(说明血管通透性正常或略高),针刺对毛细血管通透性影响不大;当滤过蛋白量为总蛋白量的0%~10%时(提示通透性偏低或过低),针刺可使之提高;当滤过蛋白量占总蛋白量的31%~60%时(提示通透性过高),针刺可使其降低。说明针刺对毛细血管通透性的调整作用与机体原有功能状态有关。

3. 促进侧支循环的建立 针刺"内关""人迎""大椎"等穴可促进缺血区心肌侧支循环建立,增加缺血区供血,缩小梗死范围,改善心肌功能。对静脉注射高分子右旋糖酐、结扎双侧颈总动脉和阻断大脑中动脉所致脑缺血及微循环障碍动物,针刺可增加其脑微循环血流量,解除大脑中动脉阻断后的脑血管痉挛,促进侧支循环建立。

二、针灸对心血管系统的作用机制

(一) 神经系统作用

1. 传入神经 有研究者采用辣根过氧化酶示踪研究表明,内关穴的传入神经元主要位于T6~L1神经节段,且与正中神经的节段性分布基本相同。实验用结扎猫冠状动脉前降支急性心肌缺血模型,以颈-胸导联心电图ST段电位值的变化作为急性心肌缺血损伤指标,以正中神经复合动作电位作为判断兴奋神经纤维类别的依据,观察电针"内关"等穴的传入神经类别,表明Ⅱ类神经纤维兴奋时ST段电位值恢复较好,Ⅲ类神经纤维兴奋时次之,Ⅱ、Ⅲ类神经纤维同时兴奋时ST段恢复情况最佳,切断正中神经后的效应最差。提示正中神经的Ⅱ、Ⅲ类纤维是电针"内关"等穴促进急性缺血性心肌恢复的主要传入途径,但是尺神经和桡神经也参与其传入过程。在家兔实验中观察到,"曲泽"穴激光刺激能明显加快急性心肌缺血损伤的恢复,但切断该穴区支配神经(肌皮神经)后这种作用消失。也有资料证实,水沟、素髎、内关、涌泉等穴位深层组织神经末梢感受器的集中区恰是其针刺升压效应的针感点所在部位,穴位封闭或切断这些穴位的传入神经(双侧三叉神经眶下支、正中神经、坐骨神经)后,上述穴位的针刺升压效应消失,而直接刺激上述切断穴位的向心端仍有升压效应,说明它们是穴位针刺的传入通路。

2. 自主神经 多数学者认为针灸治疗心律失常与高级中枢整合作用下的自主神经有密切关系。针刺穴位可通过自主神经引起体表内脏反射,而实现其对心律的调整作用。适当提高交感神经兴奋性对心肌缺血具有保护作用。电针心经或小肠经,艾灸心经,均可显著拮抗脑垂体后叶素所致的心肌缺血性心交感神经放电活动的抑制作用,提高交感神经的兴奋性,表明交感神经是针刺抗心肌缺血的外周传出途径。同时,摘除星状神经节,电针的强心、升压作用即明显削弱,提示支配心脏活动的心交感神经参与了这一过程,星状神经节的完整是实现电针效应的重要条件。也有研究发现,大鼠急性心肌缺血期迷走神经放电频率增加,交感神经放电频率降低,而电针"内关"穴可使大鼠迷走神经放电频率降低,交感神经放电频率增加,提示电针"内关"穴对迷走神经放电频率增加有抑制效应,对交感神经放电频率有兴奋作用,说明电针"内关"穴对急性心肌缺血大鼠的保护效应与对心自主神经的调节有关。

3. 中枢神经　　延髓是最基本的心血管中枢。针刺传入冲动除在心脏传入神经元所在的相同或相近脊髓节段内发生相互作用和调整性影响外,穴位下的躯体神经的传入冲动到达延髓头外腹侧区的心血管反射中枢,并在该部位产生调整性影响,这可能是针刺调整心脏功能的重要环节之一。下丘脑是内脏活动的高级中枢,针刺"内关"穴可调整视前区下丘脑前部、下丘脑后区、孤束核、杏仁核等部位因急性心肌缺血所致的单位放电变化。电刺激视前区下丘脑前区可促进心肌梗死家兔缺血性心肌损伤的恢复,并增强电针"内关"穴的治疗作用;反之,损伤此区则电针"内关"穴的作用大为减弱,这说明视前区下丘脑前区可能是电针"内关"穴对急性心肌缺血发挥调整作用的重要中枢之一。此外,蓝斑作为心血管作用的重要中枢,在针刺促进心肌缺血的恢复效应中也发挥了重要的作用。

(二) 体液因素参与针灸对心血管功能的调整

1. 单胺类物质　　电针家兔冠状动脉结扎急性心肌缺血模型"内关"穴,可使血中 NE 显著下降。针刺冠心病患者内关、间使、足三里、支正等穴可使血浆中 5 - HT、NE 和 DA 的含量明显下降,提示针灸可通过调整冠心病患者血浆中的单胺类体液因素而缓解冠状动脉痉挛和闭塞,增加冠状动脉血流量。

2. 血管活性物质　　针灸改善急性心肌缺血损伤的作用可能与其对内皮素(ET)、降钙素基因相关肽(CGRP)含量的调节有关。CGRP 是目前发现的最强血管舒张肽和最重要心血管保护因子,它主要是通过开放 ATP 敏感性 K^+ 通道使 K^+ 内流,起到扩张血管、降低心率作用。同时它还可以抑制钙超载,达到细胞保护作用。ET 是迄今为止发现的最强血管收缩肽,是参与心肌缺血及再灌注损伤的重要发病因素,其含量维持较高水平可扩大心梗面积。电针冠脉结扎造成急性心梗大鼠模型、心肌缺血兔模型的"内关"穴,均可以使缺血心肌组织 ET 水平显著回降,表明电针促进心肌缺血损伤的改善可能是通过降低心肌组织及血浆 ET 实现的,并可能与抑制内皮细胞损伤或促进其修复有关。临床研究也表明,冠心病患者血浆 ET 水平明显高于正常,针刺内关后,ET 水平随病情好转而回降。也有研究认为,电针治疗急性心肌缺血、改善缺血损伤,可能部分是通过提高 CGRP/ET 比值实现的。

NO 在心脑血管疾病中的作用因催化产生 NO 的酶不同而异。正常情况下,由原生型 NOS(cNOS)合成少量 NO 来维持心肌、脑组织生理功能,起到扩张血管及抗血小板聚集的作用。当某些病理因素使诱生型 NOS(iNOS)表达异常加强,可催化生成过量的 NO,此时 NO 具有细胞毒性。针刺"内关""厥阴俞""心俞""膻中""足三里"穴能升高颈总动脉再狭窄大鼠的血清 NO 含量及NOS 活力。电针急性心肌缺血大鼠模型"内关""间使"穴后,异常升高的 NO 水平显著回降。这些研究表明,NO 可能参与电针改善心肌缺血的作用。此外,血栓素 A_2(TXA_2)、前列环素(PGI_2)、心钠素(ANF)、肾素血管紧张素醛固酮系统(RAAS)等血管活性物质也与针灸治疗心血管疾病的效应有关,针灸可能是通过对多种血管活性物质的调节而发挥对心血管疾病治疗作用的。血管活性物质种类繁多,针刺对它们的作用可能是多环节、多层次的。但由于所用动物模型、针刺补泻手法及电针参数的不同,血管活性物质在针灸治疗心脑血管疾病中的确切作用和相互关系均有待于深入研究。

3. 能量代谢相关物质　改善心肌能量代谢是针灸防止心肌缺血的重要环节之一,其作用主要体现在对腺苷酸代谢和脂质代谢等方面。

研究发现,电针"内关"穴可提高心肌缺血再灌注损伤大鼠血清中三磷酸腺苷(ATP)含量,降低血清中二磷酸腺苷、一磷酸腺苷含量,提示电针"内关"穴对心肌能量代谢起调节作用。此外,电镜观察表明,针刺能使因缺氧而受损的心肌细胞线粒体嵴结构恢复,从而有利氧化磷酸化的进行和高能磷酸键与 ATP 的合成,保证心肌能量代谢的正常进行和心肌的能量供应。

针灸还具有明显的调节脂质代谢的作用,冠心病患者血流多呈高黏聚状态,致使血流阻力增大,影响微循环有效灌注,加重心肌缺血。针刺内关、心俞、厥阴俞、郄门、足三里、三阴交等穴可使冠心病患者血中胆固醇、三酰甘油、纤维蛋白原、血细胞比容、全血黏度比和血浆黏度比及血小板聚集率由针前的增加状态明显下降,从而有效地降低血液的高黏聚状态,减小血流阻力和凝聚性,促使血流加快,改善微循环有效灌注。针刺内关穴对心肌缺血患者的载脂蛋白(Apo)AI、ApoB 均有调节作用,即升高 ApoAI、降低 ApoB、升高 ApoAI/ApoB 比值,提示针刺能够有效地改善血液中载脂蛋白的水平,阻止冠状动脉粥样硬化,达到改善冠心病心肌缺血的目的。艾灸高血压并发脑血栓形成患者足三里穴可使血黏度下降,纤维蛋白原和纤维蛋白降解产物明显下降。说明针灸可通过调节血脂成分、调整血液黏度,改变高血压患者血液浓、黏、凝、聚状态,降低外周阻力,从而发挥降压作用。

第七节　针灸对消化系统的作用效应及机制

消化系统包括消化管和消化腺。食物的消化有机械性消化和化学性消化两种方式,两者是同时进行和密切配合的一个过程。食物经过消化后通过消化道黏膜上皮细胞进入血液循环的过程称为吸收。消化和吸收相辅相成,密切相关。消化系统的主要生理功能是对食物进行消化和吸收,为机体新陈代谢提供营养物质和能量来源。中医学认为,脾胃为后天之本,消化功能的好坏直接影响人体的健康水平和许多疾病的发生。

临床观察和实验研究表明,针灸对消化系统的功能具有良好的全面调节作用,表现在对唾液的分泌、食管的运动和胃、肝、胆、胰、肠等功能活动均有调节作用。因此,针灸对消化系统疾病具有较好的治疗效应。

一、针灸对消化系统的作用效应

(一)针刺对唾液分泌的调节

针刺可调节唾液分泌的量及成分。针刺犬"足三里"穴,并建立食物条件反射后,再针刺胃经其他穴位,大多有条件反射性唾液分泌;针刺可使脾虚流涎的患者唾液分泌量减少。胃经腧穴对唾液的分泌影响明显,以局部"颊车"穴和胃经的下合穴"足三里"最为显著。针刺健康人足三里穴可增加唾液淀粉酶的含量,但这一效应与手法有关。当拇指向前捻转时,唾液淀粉酶含量骤然增加,而拇指向后则降低。此外,针刺还可使唾液 pH 出现先降后升时程性双向改变。

（二）针刺对食管运动的调节

临床观察表明,针刺对食管运动有调节作用。针刺具有缓解食管癌患者吞咽困难的作用。针后食管癌患者食管增宽,肿瘤部位上下段的食管蠕动增强,钡剂通过肿瘤处的狭窄部位时速度加快。健康人 X 线观察也表明,针刺天突、膻中、合谷、巨阙等穴可使食管内径增宽。同时,针刺对下食管括约肌压力的调节具有双向性。既可使下食管括约肌压力下降,能明显改善贲门失弛缓症患者的吞咽困难;又可使下食管括约肌压力升高,抗胃食管反流的能力增强,能明显改善反流性食管炎患者的症状。

（三）针灸对胃功能的调节

针灸不仅可以调节胃运动功能,而且可以调节胃分泌功能,并具有如下特点。

1. 双向调节效应　针刺"足三里"穴时,原来胃运动功能低者,轻刺激可使之兴奋;原来胃功能亢进者,重刺激可使之抑制,如临床上针灸足三里、梁丘、中脘等穴能解除胃痉挛,缓解疼痛,防止呕吐;针刺耳穴的"胃"区可促进胃的蠕动,改善由于胃的张力减低或胃扩张等引起的胃排空功能障碍;针刺既可抑制胃运动的增强,又可使胃的饥饿收缩减弱且能减弱脂肪对胃运动的抑制作用。慢性胃炎患者胃液酸度下降时,针刺可使胃液分泌增加,但对酸度增高者,针刺可使之降低。针灸对十二指肠溃疡患者胃酸分泌具有显著的抑制作用,使胃酸的分泌趋于正常。针刺足三里、合谷、三阴交等穴可使消化不良患儿原来偏低的胃总酸度、游离酸度、胃蛋白酶等恢复正常;针刺四缝穴可使营养不良患儿胃蛋白酶活性升高,使胃酸度偏高者下降,偏低者升高。以上结果说明,针刺对胃酸分泌过多者有抑制作用,对分泌不足者有促进作用。

2. 穴位效应的相对特异性　针刺足三里穴可使胃蠕动波幅降低,针刺合谷穴则使之升高;灸脾俞、足三里穴可引起胃的运动增强,灸曲池穴则使胃的蠕动弛缓;针刺梁丘穴能调节胃的运动,而针刺梁丘旁非穴位点则无作用。目前的研究资料显示,足三里穴对胃的运动调节最为显著。针刺中脘、足三里穴具有促进胃液分泌的作用,针刺公孙、内关、梁丘穴则抑制胃酸的分泌。

3. 不同刺激参数的效应特异性　电针刺激兔的"中脘"等穴,弱刺激可促进胃的运动,强刺激可抑制胃的运动;针刺"足三里"穴对胃的蠕动有抑制作用,但加强捻转时,则胃的蠕动增强;对运动亢进的胃,重刺激可产生抑制效应,而弱刺激影响不明显。胃功能低下时,轻刺激可使胃的酸度升高;胃功能亢进时,重刺激可使胃酸分泌减少,胃酸度下降。

（四）针灸对胃黏膜的保护作用

采用多种应激方法(水浸-束缚等)造成大鼠应激性胃黏膜损伤,电针"足三里""上巨虚"等穴能够有效地预防和治疗大鼠应激性胃黏膜损伤,表现为胃黏膜损伤的范围和程度明显减轻。在化疗药物引起胃肠功能紊乱的状况下,针刺足三里穴可避免胃黏膜厚度变薄、壁细胞减少,从而减轻药物对胃肠的病理损害。作用机制与电针抑制胃泌素和胃酸分泌、稳定胃黏膜肥大细胞、提高胃黏膜屏障功能、调整胃动力、改善胃黏膜血流、调节 ET 和 NO、清除氧自由基、抑制胃组织和中枢相关脑区 5 - HT、NE 和组胺水平等作用有关。

（五）针灸对肝脏功能的调节

1. 针灸对肝脏有保护作用　针刺能降低急性黄疸型病毒性肝炎患者的黄疸指数和血清丙氨酸转氨酶,促使急性黄疸性病毒性肝炎的恢复。针刺动物"足三里""太冲"穴,可减轻四氯化碳中毒引起的肝损害。病理组织学方面的研究证明,艾灸动物的"期门"穴对动物药源性早期肝硬变有一定的疗效。核素掺入法观察针灸捆绑、寒冷（－20℃）、高温（40℃）环境三种应激条件下家兔肝内枸橼酸和葡萄糖代谢的影响,发现三种刺激对肝内枸橼酸和葡萄糖代谢的不良效应可因针刺"足三里"穴而减轻,表明针灸有保护肝脏的作用。

2. 针灸对肝血流量影响 针刺慢性肝炎患者右阳陵泉、章门穴可使肝脏血管阻力紧张度降低,充盈度增大,肝血流量增多,肝微循环状况得到显著改善,肝微循环的改善对肝细胞功能恢复具有促进作用。

3. 针刺可促使肝细胞内物质代谢 针刺可增强肝细胞的功能活动,如糖原密聚、胆小管及血窦下间隙扩张、高尔基体发达等,从超微结构变化分析显示肝细胞的合成率增加。

（六）针灸对胆囊功能的调节

1. 对胆囊、胆总管运动的影响 ① 针灸可促使胆汁分泌与排泄:对胆囊、胆道造瘘患者进行针刺,针后胆汁流量明显增加。② 针刺能促进胆总管的运动和降低胆道口括约肌张力的作用。③ 针刺对胆囊的调节效应呈现腧穴相对特异性:针刺正常人阳陵泉穴可使胆囊收缩,而针刺侠白穴或非穴位则无作用;针刺胆俞穴可使胆囊收缩,针刺足窍阴穴使之弛缓,而针刺章门、曲泉穴则引起胆囊扩张。

2. 对胆汁化学成分的影响 ① 针刺足三里穴能使胆汁中 K^+ 含量升高,但对胆汁流量无明显影响;针刺太冲穴能降低胆汁的流量,但对胆汁中的 K^+ 含量影响不明显。② 针刺可使胆汁中胆汁酸含量显著增加,总胆红素和葡萄糖含量显著降低,而胆固醇、总蛋白、白蛋白、碱性磷酸酶和乳酸脱氢酶的含量变化均无显著性差异。胆汁中的胆汁酸减少、胆固醇和胆红素增多可能与胆结石的形成有关,研究表明针刺有可能通过改变胆汁中胆汁酸和胆红素的浓度达到治疗和预防胆结石的作用。

（七）针刺对胰腺外分泌功能的调节

针刺四缝穴治疗蛔虫患者时,其肠中胰蛋白酶、胰淀粉酶和胰脂肪酶的含量均有增加;在动物实验中发现,针刺家兔的"四缝"穴可使胰液的分泌量明显增加。

（八）针灸对肠道功能的调节

1. 针灸对肠道运动的双向调节作用

（1）针灸可抑制高张力、运动亢进的肠道运动,解除肠道痉挛:临床上对蛔虫性肠梗阻和部分性肠梗阻患者针刺其四缝穴,发现针刺可使患者的肠管扩张,肠道痉挛解除,肠蠕动大多加快,排空加速。

（2）针灸也能兴奋低张力、运动迟缓的肠道运动,促使肠道运动:针刺急性阑尾炎患者双侧足三里、阑尾等穴后有81.8%例次的肠鸣音增强,起针后仍有增强者为63.6%例次。临床上利用针灸对肠道的调节作用,针灸足三里穴来预防腹部手术后的腹胀有显著疗效。

临床和实验观察表明,不同的穴位对肠道运动的影响不同。如有人用肠鸣音频率密度作为针刺效应的观察指标,比较针刺足三里穴、阳陵泉穴、非穴点的效应,结果显示,无论是健康人还是胃、十二指肠疾病患者,均以针刺足三里穴的效应为明显,针刺阳陵泉、非穴点对肠鸣音则无明显影响。对急慢性肠炎、菌痢患者的观察亦证明,不同穴位对肠鸣音的影响不同。实验研究显示,不同的针刺手法或方法对肠运动的影响也有差异。

2. 针灸对肠道分泌及吸收功能的调节

（1）针刺小肠瘘犬"公孙"穴,能引起小肠液的分泌增加,同时小肠对葡萄糖的吸收率也显著增高。但针刺"曲泽"穴时,则无此效应。

(2)针刺能够明显改变肠道对水分的吸收作用,从而改变大便中水分的含量,既可使便秘患者的干燥粪便变得湿软,又可使菌痢、肠炎患者的稀便恢复正常。这是临床上针灸既能治疗便秘又能治疗腹泻的机制。

隔药灸、电针"上巨虚"穴能够明显改善溃疡性结肠炎大鼠肠黏膜组织学改变,促进溃疡修复和炎症吸收,保护肠黏膜,促进肠黏膜机械屏障的修复。

3. 针灸对阑尾运动的调节

(1)在观察针刺对健康人阑尾运动的影响时发现,针刺阑尾穴、足三里、曲池等穴后,阑尾蠕动明显增强或同时有摆动,张力增高,管腔变小,充血增强。

(2)针灸治疗阑尾炎的机制可能与促进阑尾运动和阑尾腔内潴留物的排空有关。当阑尾有粘连或粪石阻塞等情况时,阑尾的运动和排空受限,针灸的疗效差。

(3)观察针灸对阑尾的运动、张力变化、排空程度及排空时间的影响,双侧选穴比单侧选穴效应更为明显,穴位以"阑尾""足三里"穴为佳。

二、针灸对消化系统的作用机制

神经系统在消化系统的调节中起着重要作用,针灸对胃肠的调节作用主要是通过神经和体液通路介导的。

(一)神经作用

1. 传入途径　外周神经是针刺信息的传入途径。实验证明,针刺足三里穴可兴奋该穴区的感受器和传入神经而产生针刺感应。实验中若切断或用局麻药物阻断坐骨神经,或于脊髓 L3～S3 切断背根均可减弱针刺"足三里"穴产生的针刺效应。当"足三里"穴深部组织被封闭后,针刺的抑制效应完全消失。这些实验说明,针刺足三里影响胃肠运动的效应是通过躯体传入神经上传的。还有实验证明,在切断坐骨神经与股神经的同时,还应破坏股动脉壁上的神经丛,才能完全阻断针刺"足三里"穴引起的针刺效应,这提示血管壁的自主神经也可能参与了针刺足三里穴信息的传入。

研究表明,针刺"手三里"穴对家兔结肠运动有抑制作用。用普鲁卡因封闭手三里穴区的神经传导功能,麻醉局部神经末梢感受器,或切断臂丛神经、破坏躯体神经与中枢的联系后,针刺抑制效应大为减弱甚至消失,提示针刺手三里穴区对结肠运动影响的传入途径很可能是以臂丛神经为主。分别用酚苄明、普苯洛尔、纳洛酮阻断肾上腺素能 α、β 受体及阿片受体,针刺抑制效应均被部分地阻断,与注射药前的针刺抑制效应相比,差异极显著。提示针刺对家兔结肠运动的抑制效应与肾上腺素能神经纤维有关,有 α、β 受体参与,同时也提示,这一抑制效应也有脑啡肽能神经和阿片受体参与。

针灸腹部穴位引起的胃抑制性反应,传入支是腹部皮肤和肌肉混合的传入神经,传出支是胃交感神经,反射中枢在脊髓,这些反射包含不同的神经通路。

2. 中枢

(1)脊髓:研究证实,胃和足三里穴的传入神经元节段在脊髓 T10～14 相互重叠,针刺足三里的信息与胃的病理信息可在 T10～14 背角发生会聚性反应,从而调节胃肠疾病。详见第二章第二节。

(2)延髓和脑干:该水平及该水平以上可能存在有兴奋胃运动和抑制胃运动的中枢,其兴奋胃运动主要是通过迷走神经来实现,而抑制胃运动的作用则可能通过脊髓颈段和迷走神经两条通路实现。针灸可能通过传入神经的传入冲动影响这些中枢的活动及递质的释放,并通过迷走神经和脊髓颈段的下行纤维对胃电和胃运动进行调节。

脑干的一些神经核团控制着迷走副交感中枢对胃肠道的传出活动,延髓内的迷走神经运动背核一直被认为是调节胃运动的最基本核团之一。包括人类在内的许多动物支配胃的副交感神经节前纤维主要起始于迷走神经运动背核,电刺激或损坏此核对胃的运动和分泌功能具有明显的影响。针刺研究发现,由躯体传入神经传入的针刺信号在延髓水平就可与支配胃运动的神经核团发生联系和整合。用形态学方法研究证实,家兔"足三里"穴的躯体传入神经末梢和胃内脏传入神经在延髓孤束核的中、下部,迷走神经连合核,网状结构的中央背侧核,三叉神经脊束核均有双重投射,且有少量的纤维投射到对侧同名核团。用微电极记录家兔延髓迷走神经中枢,当电刺激家兔"足三里"穴时,扩张胃所引起的单个神经元放电受到抑制,说明来自内脏的迷走神经投射与来自体壁的投射可汇聚到同一神经元。这种形态结构上密切联系的纤维汇聚以及它们的相互作用,说明针刺足三里等穴对胃运动的影响,其中枢的整合作用在延髓水平就可完成。

(3) 延髓以上:其与胃运动和胃电活动有关的核团很多,如刺激猫上丘、被盖腹外侧区、纵束周围、脑桥的网状结构等部位可引起胃运动的兴奋,而刺激被盖的中心部及背侧部则可抑制胃运动。刺激下丘脑防卫区或其周围的加压区,也可使迷走神经引起的胃运动迅速被抑制。对事先横断脊髓颈段的猫刺激其中脑或脑桥时主要引起胃运动的亢进效应,但对切断迷走神经而脊髓仍保留完整的动物刺激同样的部位却只引起抑制效应,因此说明中枢神经系统对胃运动的抑制影响是可以通过脊髓颈段实现的。脑桥背侧的蓝斑核团是去甲肾上腺素能神经元比较集中的部位,它与脑干许多核团如迷走神经背核、孤束核等有突触联系。刺激蓝斑核区可导致胃电和胃运动的明显抑制,在横断脊髓颈段并切断双侧迷走神经后刺激蓝斑核区时,只有轻微的升压效应而无胃电和胃运动的抑制效应出现,因此蓝斑核对胃电和胃运动的抑制可能是通过迷走神经和脊髓颈段两条通路实现的,且迷走神经通路可能起主要作用。有证据表明蓝斑核与迷走神经之间有密切的纤维联系,一侧蓝斑核可与两侧迷走神经保持功能联系,在蓝斑核区调节胃电和胃运动的机制中,蓝斑核-迷走神经-胃通路有可能对胃电和胃运动发挥抑制性影响。实验中刺激大鼠丘脑下部摄食中枢,可引起迷走神经胃支冲动的增加和胃运动的亢进,而刺激饱中枢虽也引起迷走神经胃支冲动的增加,但胃运动却产生抑制效应,且该效应不受静脉注射呱乙啶的影响,因此迷走神经中可能有抑制性神经元,接受来自饱中枢的冲动,与非肾上腺素能抑制神经元形成突触,引起胃运动的抑制。尾核与中缝核之间有双向纤维联系,刺激家兔尾核对胃运动的影响与胃的功能状态有关,在胃紧张性较高和节律收缩较强时,刺激尾核多引起胃舒张;在胃紧张性低的情况下,刺激尾核多导致收缩加强。电针或刺激腓总神经与刺激延脑中缝核大核对猫胃电的影响均以抑制效应为主,在毁坏中缝大核后,电针对胃电的抑制作用明显减弱,这说明中枢的下行性抑制可能参与电针对胃电的抑制作用。切割脊髓背外侧索或分别切断双侧的迷走神经和内脏大、小神经,均能减弱下行性抑制对胃电的影响。刺激中缝核的邻近结构,能兴奋猫的胃电,说明在延髓水平还可能存在下行性兴奋系统。

采用功能神经影像研究技术发现,在针刺治疗功能性消化不良的患者中,针刺可显著增高患者前扣带回(Anterior Cingulate Cortex, ACC)与左侧辅助运动区、右侧顶上小叶、右侧岛叶/壳核区域等大脑默认网络(Default Mode Network, DMN)核心脑区的功能连接;且 ACC 与顶上小叶功能连接变化与临床功能消化不良改善呈显著正相关,说明对 ACC-DMN 异常功能连接的调节可能是针刺治疗治疗功能性消化不良的部分中枢机制。

3. 传出途径 胃肠道受自主神经系统支配,包括交感神经和属于副交感的迷走神经。实验证明,针刺对胃肠道影响的传出途径(Efferent course)与迷走神经和交感神经及一些体液因素有密切关系。

(1) 迷走神经(Vagus nerve):针刺对胃运动和胃电产生影响的一条重要传出途径是迷走神经。迷走神经中含有兴奋性神经纤维和抑制性神经纤维,因此迷走神经对胃的运动有兴奋和抑制两种影响,其中胆碱能纤维是兴奋性纤维,释放乙酰胆碱,有促进胃运动和胃电活动的作用。迷走神经的抑制性纤维可引起胃底部的容受性舒张,这些抑制性纤维也到达胃体和胃窦部,可能是一些肽能纤维。胃正常时处于迷走神经兴奋纤维的影响之下,切除动物支配胃的双侧迷走神经可使胃的蠕动减低,排空延缓。食管括约肌压力的神经支配主要来自迷走神经,迷走神经由兴奋性胆碱能和抑制性非肾上腺素能非胆碱能神经元组成,形成突触分布,介导食管括约肌(LES)压力的增加和减低。食管括约肌压力(LESP)是由兴奋性和抑制性两种因素的平衡决定的。反流性食管炎患者的内源性胆碱能神经往往出现功能减弱,并随着食管炎的严重程度而加重,导致 LESP 下降。而 LESP 低下是导致胃食管反流、食管炎症加重的一个主要原因,如此形成恶性循环。研究发现,在阻断胆碱能 M 受体后,电针增加 LESP 的作用被明显减弱,这表明迷走神经中的胆碱能神经是电针调节食管动力作用的主要途径。但是胆碱能 M 受体阻断仅部分减弱电针的作用,电针仍可使胆碱能神经阻断大鼠降低的 LESP 恢复至正常水平,这说明电针兴奋 LES 的效应除迷走神经中的胆碱能神经这一主要途径外,还有其他的途径。

针刺能够调节胆囊、胆道的收缩,促进胆汁分泌和改变胆汁成分,有利于胆汁的排泄。关于针刺调节的机制,目前认为可能是神经调节和体液调节共同作用的结果。如有研究发现,去除家兔支配胆道的迷走神经后,发现电针家兔耳、体的腧穴对其胆道的调节作用显著降低,说明迷走神经是针刺调节胆道功能的主要途径。研究者进一步将有电针效应大鼠的十二指肠提取液注射于另一大鼠体内,可产生与电针组大鼠同样的增加胆汁流量效应,且特别类似电针的后效应,说明电针促进胆汁分泌效应中亦有体液因素参与。另外,研究发现电针可以使十二指肠中的胃泌素和促胰液素分泌增加,从而引起胆汁的分泌增加,达到利胆作用。

(2) 交感神经(sympathetic nerve):交感神经对消化道的运动有抑制作用,主要通过其中肾上腺素能纤维实现的,传出的交感神经纤维从腹腔神经丛走向胃,节后纤维与壁内丛的神经胞体形成突触,其末梢释放的递质是去甲肾上腺素,可调节壁内神经丛内神经胞体的活动,通过 α 受体抑制乙酰胆碱的释放,由此抑制蠕动的发生。交感神经抑制胃运动的可能机制:一是由肾上腺髓质所释放的肾上腺素和去甲肾上腺素所引起;二是由支配胃壁血管的交感神经末梢的肾上腺素能介质弥散到肌层所引起;三是交感神经通过其终止于壁内神经丛神经节细胞上的纤维的作用,来调节这些细胞的活动,引起胃运动的抑制,这一机制可能是主要的,但其特点是只有当神经丛内有进行性活动时,交感的抑制效应才能表现出来。如刺激胃迷走神经兴奋引起胃运动增强时,刺激下丘脑防御区或附近的加压区能够产生快速而且常常是完全的胃运动抑制,当壁内神经丛不存在来自迷走神经的兴奋时,刺激这些下丘脑区对胃运动的影响不明显。有人以交感神经节后纤维胃支传出放电为观察指标,发现针刺可引起胃神经活动的变化,胃神经冲动发放增多时,胃蠕动减少;发放冲动减少时,胃蠕动增多。神经电活动先于胃运动变化若干秒,说明针刺可通过对交感神经活动的影响来影响胃运动。针刺对胃肠运动的调节作用可能与影响迷走神经和交感神经递质的释放有关,如研究发现电针雄性大白鼠的"足三里"穴后,胃壁神经丛中乙酰胆碱酶(AChE)和单胺氧化酶(MAO)的活力均明显增加;针刺犬的"足三里"穴可使血液中儿茶酚胺显著升高。

(二)体液因素

体液通路包括胃泌素(GAS)、P物质(SP)、胃动素(MTL)、生长抑素(SS)、血管活性肠肽(VIP)、脑肠肽(ENR)、β内啡肽和5-HT等。研究表明,针刺对胃肠活动影响与这些物质有一定关系。

1. 胃泌素 GAS具有促进胃酸分泌、增加胃电活动等作用,由胃窦G细胞合成分泌。研究证实,针灸后犬胃窦G细胞内的胃泌素的量增加,提示G细胞中胃泌素储存增加,释放减少。此外,针灸不仅可以减少十二指肠溃疡患者异常的高G细胞数量,而且可以增加慢性萎缩性胃炎患者异常的低G细胞数量。实验发现,电针可以抑制犬的餐后胃酸分泌;血浆中的SS和β内啡肽水平增高,胃泌素的水平减低。针刺治疗胃节律紊乱综合征具有满意的治疗效果,实验研究结果提示,其调整作用是通过增加胃泌素、5-羟色胺在胃窦组织中的储存、减少其在血清中的释放来实现的。埋线及针刺能激活人体血浆胃泌素的释放,进而激活外周肠神经系统肽能神经元,启动胃肠收缩活动,改善慢性胃炎患者胃动力学障碍。

2. P物质 SP对胃肠道纵肌和环肌有双重收缩效应,具有促进胃肠平滑肌收缩作用。胃电节律失常时大鼠胃窦SP含量减少,给予SP后其节律正常化。实验性脾虚大鼠胃运动减弱,胃窦部SP放免活性含量降低;在消化间期给犬静脉注射SP可引起胃体和胃窦收缩压力升高,说明SP与胃肠运动密切相关。埋线及针刺能使肠嗜铬细胞分泌P物质增多,从而刺激和加速胃肠蠕动,刺激唾液腺和胰腺分泌。

实验研究证实,针刺天枢和足三里两穴可激活SP能神经元,促进胃窦SP合成和释放,使被抑制的胃运动得以恢复。延髓是调节胃肠功能的重要脑区,神经解剖研究发现延髓中缝大核有神经纤维投射到孤束核和迷走神经运动背核,调节内脏活动,这一脑区的肽类神经可通过影响交感和副交感中枢的传出活动来调节胃肠运动。有研究表明,SP在大鼠中枢与外周对胃运动影响呈相反的效应,即大鼠胃运动减弱时,延髓SP含量呈升高趋势;针刺"天枢""足三里"穴后胃运动恢复,延髓SP含量则呈下降趋势,与胃窦SP含量变化方向相反。

3. 胃动素 MTL是胃肠分泌细胞分泌的多肽类激素,主要由小肠上部的MO细胞释放,其主要生理作用是引起消化间期的综合肌电,并能影响消化间期的胃肠运动。针刺足三里穴后,在人体和动物兔血中胃动素含量升高与胃运动增强呈平行关系。以健康人为对象,系统动态观察了针刺大小肠募穴、合穴前后的血浆胃动素变化情况,认为针刺调整消化功能、治疗消化系统疾病,有胃动素的参与。

4. 生长抑素 SS是具有广泛抑制作用的重要胃肠激素,且能抑制各种胃肠激素的释放及活性。研究表明,电针对胃酸分泌和胃肠运动功能的调整,其作用途径之一是通过调节生长抑素和神经降压素实现的。如有研究证明,在胃黏膜损伤修复过程中,生长抑素受体表达水平下降时,由此介导的生长抑素黏膜生长抑制作用也相应减弱,促使损伤黏膜增生加快。而针刺能不同程度地降低生长抑素受体基因表达水平,尤以针刺足阳明经穴作用最强,这可能为临床治疗溃疡病提供一种有效的途径。

5. 内源性阿片肽 阿片通路参与针灸对胃运动的促进和抑制作用。针灸大鼠后肢引起Ⅲ期样收缩,纳洛酮可以缩短针灸效果持续的时间;而纳洛酮灌胃可以拮抗针灸引起的犬的胃运动抑制作用。

内源性阿片肽与吗啡,可增加胃黏膜血流,促进胃酸和胃蛋白酶的分泌,抑制胃肠道运动。脑啡肽是肠神经系统中重要的递质之一,可抑制平滑肌的收缩。研究表明,针刺可通过影响回肠肌间丛神经元脑啡肽的基因表达,参与调整肠神经系统的功能活动。

6. 胆囊收缩素(CCK) 研究表明,100 Hz 的电针刺激可使大鼠脑、脊髓释放 CCK,并与存在于中枢的 CCK - A 受体结合引起结肠的长爆发棘波(LSB)增加反应。LSB 在结肠收缩前出现,出现频率越高,则结肠运动越亢进。各种原因导致胆道系统收缩功能障碍就是通过下调 CCK - R 的表达来实现的。吗啡可使十二指肠或空肠的锋电位振幅减小,数目减少,其收缩幅度降低,呈现出抑制 ACh 而加强小肠活动的作用。CCK - 8 能明显对抗吗啡对 ACh 的抑制作用。除 CCK 外,内源性阿片肽等体液因子可能也参与了电针刺激引起结肠运动亢进。

7. 5 - 羟色胺 研究发现 5 - HT 在调节胃动力方面有很重要的作用。针灸"人中"穴可以抑制犬的胃窦运动,同时血液 5 - HT 水平下降,肠嗜铬细胞中 5 - HT 的强度及嗜铬细胞的数量水平上升。通过针灸可以使旋转导致的胃节律障碍正常化,随之 5 - HT 在血清中水平下降,而胃窦组织中水平上升。

实验表明,电针"足三里"穴对家兔胃运动、胃电的影响主要表现为抑制效应,使频率下降、波幅降低,呈现以抑制为主的单向调节作用。但损毁中缝大核后,电针对胃运动和胃电的抑制效应明显降低。向中缝大核注入微量的 5 - HT 后,胃运动和胃电均受到抑制,电针"足三里"穴,针刺对胃运动和胃电的抑制效应比未注入 5 - HT 前明显增强,表明针刺的抑制作用与中缝大核内 5 - HT 递质有关。已有研究证实,针刺可使中枢内的 5 - HT 含量增高,直接兴奋交感神经节前神经元,进而影响胃运动和胃电的活动,这可能是针刺引起胃运动和胃电抑制的下行传出途径之一。当向中缝大核内注入微量的 5 - HT2 受体阻断剂赛庚啶后,针刺对胃运动和胃电的抑制作用减弱,表明在中缝大核内,5 - HT2 受体参与了此抑制作用。

综上所述,针刺对胃肠道功能的影响与脑肠肽的关系密切;针刺对胃泌素有调节作用,可降低其在血清中的含量,从而抑制胃酸分泌和胃肠运动;针刺对胃动素具有双向调节作用,使过高的胃动素含量降低,而过低的胃动素恢复至正常水平;针刺可降低健康动物生长抑素含量,使其抑制作用下降;针刺可促进胃肠道黏膜内 β 内啡肽细胞的合成和释放,从而作用于阿片受体,调整胃肠道功能;前脑啡肽原 mRNA 表达在针刺后的变化提示肠神经系统中的脑啡肽是针刺对胃肠调整作用的途径之一。

第八节 针灸对泌尿生殖系统的作用效应及机制

泌尿系统由肾、输尿管、膀胱和尿道四部分组成,其主要功能是排出机体中溶于水的代谢产物,即肾脏的泌尿功能和膀胱的储尿、排尿功能。生殖系统是由主性生殖器官和附性生殖器官组成,根据性别不同分为男性生殖器和女性生殖器。

针灸对泌尿系功能有良好的调节作用,能够治疗急慢性肾炎、肾盂肾炎、泌尿系结石及各种原因引起的尿潴留、尿失禁、遗尿等，甚至可以治疗各种神经损伤所致神经源性膀胱功能紊乱疾病。针灸对生殖系统功能也有一定的调节作用，对男性的阳痿、早泄、不射精、不育症及女性的月经失调、功能性子宫出血、痛经、胎位不正、产后尿潴留、原发性不孕等疾病均有较好的临床疗效。

一、针灸对泌尿系统的作用效应

（一）调节泌尿功能及输尿管运动

针灸对泌尿功能及输尿管的运动具有良好的双向调节作用。例如，电针家兔双侧"三阴交""照海"穴后发现，电针可引起肾血流量显著增加，输尿管蠕动频率加快、幅度增大，肾泌尿量显著增多，针刺效应能维持 2 h 以上。针刺健康家兔左"肾俞"穴后，双侧肾的尿排出量明显增加，而尿渗透压随之下降，利尿作用发生在起针 60 min 之后，且可持续 2～6 h。临床研究表明，针刺慢性肾炎患者的肾俞、气海、照海、列缺、太溪、飞扬等穴，可使患者肾脏泌尿功能明显增强，酚红排出量较针前增多，尿蛋白减少，这种效应一般可维持 2～3 h，长者可达数日。

针灸对肾泌尿功能的调节作用与机体的功能状态密切相关，也因选用的经脉、穴位和手法不同而有所差异。针刺照海穴可使水负荷的健康人表现为利尿作用，针刺肾俞、复溜穴则表现为抗利尿作用，针刺足三里、解溪穴则无作用。有人给经深度麻醉的犬静脉注射呋塞米，造成持续而强有力的利尿情况下，针刺一侧"涌泉"穴可抑制对侧肾脏的利尿作用，而针刺"肾俞"穴则可对抗针刺"涌泉"穴所引起的这种抑制作用。有研究表明，机体在急性水负荷、盐水负荷的情况下，针刺肾俞穴有抗利尿作用，这可能与针灸的双向调节作用有关。因为在急性水负荷、盐水负荷情况下，全身及肾脏调节功能处于亢奋状态，针刺效果差，甚至有抑制作用。

针刺对输尿管功能也可产生双向性反应，即在多数情况下或输尿管处于痉挛状态时，针刺可使其产生松弛，而在某种条件下则能增强输尿管收缩功能。

（二）调节膀胱运动功能

针刺对膀胱运动功能的调节与机体状况密切相关。一方面，针刺对膀胱张力的影响与膀胱本身的功能状态有关。因神经系统疾患而伴有膀胱功能张力障碍者，用泻法针刺中极、曲骨穴，可使紧张性膀胱张力下降。而对松弛性膀胱，同样的穴位和手法却引起张力增高。另一方面，由于排尿反射并不单纯决定于膀胱本身的功能，还决定于逼尿肌和尿道括约肌的协同功能，因而有人从膀胱、尿道两个方面进行研究。结果表明，针灸有双向调节膀胱逼尿肌和尿道括约肌的协同功能，从而达到针灸同一组穴位，既能治疗糖尿病性膀胱病变（低张力性膀胱所致尿潴留），又能治疗压力性尿失禁。

在神经系统完整的情况下，针刺对膀胱运动功能的调节与针刺手法有关。针刺肾俞穴可引起膀胱轻微的收缩和舒张，甚至无反应。但若用较强刺激量针刺，则均可对处于较高紧张性或出现大节律收缩的膀胱功能产生明显的抑制效应。临床实践证明，对于支配膀胱神经完整的尿潴留患者，针刺曲骨、关元、中极、膀胱俞等穴，均可以引起逼尿肌收缩，使膀胱内压随之增高。若停止行针逼尿肌旋即舒张，膀胱内压随之降低。

通过动物实验和穴位解剖特征的比较分析发现，针刺对膀胱功能的影响有显著的穴位特异性，其中针刺膀胱俞有效率最高，其次为曲骨、次髎、关元、中极等穴，三阴交等四肢穴位针刺有效率较低，而对照点与穴位的比较差异非常明显。例如，针刺膀胱俞可使膀胱内压上升，使处于节律性收缩的膀胱收缩增强，而针刺对照穴点一般不影响膀胱收缩功能。

二、针灸对生殖系统的作用效应

（一）促进卵泡发育

针刺确有促进卵泡发育的作用。例如，针刺中极、隐白、太冲穴并配合头部取穴针刺，可使无排卵性子宫出血患者血清中黄体生成素（LH）、卵泡刺激素（FSH）、雌二醇（E2）、孕酮（P）和催乳素（PRL）等激素含量趋于正常。针刺肝俞、肾俞穴除改善功能性月经紊乱、原发性闭经和原发性不孕症等在内的内分泌失调患者的临床症状外，患者的基础体温连续测定双向率明显提高，阴道上皮细胞成熟指数计数居中与交替出现率明显增高，FSH、LH、E2、P亦明显改变，呈现明显的促排卵作用。

（二）调节子宫收缩

针刺可双向调节子宫收缩。例如，针灸妊娠家兔"至阴"穴能明显增加子宫收缩及胎动程度而矫正胎位。电针继发性宫缩乏力产妇合谷穴时，可增强子宫收缩强度，延长宫缩持续时间和缩短宫缩间歇时间，减少催产素使用剂量，加速胎儿的娩出。用激光照射或针刺治疗先兆流产，在治疗前和宫缩平静后分别记录子宫的收缩活动，结果发现在激光照射或针刺治疗过程中，抑制子宫收缩的孕酮明显增加，子宫收缩活动明显降低，从而有助于保胎。

（三）改善男性性功能障碍

针灸可以促进阴茎局部血液循环，改善男性勃起功能障碍，维持正常的性功能。针灸还可以改善精液异常患者精子数目减少、活力低下或形状畸形等状况，有效提高精液质量，用于治疗不育。例如，电针"关元""肾俞""三阴交"穴可显著改善睾丸功能损害雄性大鼠精子的密度、精子存活率和前向运动精子百分率。

三、针灸调节泌尿生殖系统功能的作用机制

（一）脊髓节段的神经反射机制

研究证实，凡是对膀胱有影响的穴位针感点附近的神经均走向L1～4范围的各脊髓段，恰与支配膀胱的盆神经（S2～4）、腹下神经（T12～L2）、阴部神经（S1～4）进入脊髓的节段相同或相近。针灸治疗尿失禁和尿潴留的作用主要是通过神经系统影响膀胱张力和膀胱逼尿肌功能实现的，当膀胱神经支配的完整性被破坏，如骶神经损伤而处于脊髓休克期，针灸对膀胱功能的影响将完全消失。例如，针刺神经损伤尿潴留家兔"次髎""肾俞""三阴交"穴，可明显使膀胱内压增加、盆神经放电频率加快、残余尿量明显降低，说明这种调整作用是通过神经反射完成的。对实验动物以普鲁卡因进行穴位封闭，或切断相应的传入神经或膀胱的支配神经，针灸的效应亦被消除。

脊髓神经勃起中枢位于T12、L1节段，反射性勃起中枢位于S1、S2节段。次髎、中极、秩边、大赫穴均与勃起中枢同神经节段，因而能提高勃起中枢兴奋性而恢复其功能，针刺治疗阳痿可能与针灸直接兴奋阴茎神经、调整阴部神经脊神经节段反射弧作用有关。此外，针灸治疗不射精可能是通过刺激腹下神经，兴奋输精管壶腹、前列腺、精囊平滑肌和膀胱内括约肌，促进精液外排；兴奋阴部内神经，促进海绵体肌和坐骨海绵体肌产生节律性的阵挛收缩，使精液射出。

此外，有研究提示针刺三阴交穴引起发动分娩的机制与神经反射有关。三阴交位于L4皮支分布范围内，刺激三阴交穴可能通过T5～L4节前纤维形成的盆腔丛改变子宫的生理功能而引起宫缩。

（二）依赖神经系统的完整性

电针家兔双侧"三阴交""照海""肾俞"穴后肾血流量显著增加，输尿管蠕动频率加快，幅度增大，肾泌尿量及排钠量显著增加，而尿钾排出无明显变化，这表明针刺引起的利尿作用很可能是由于肾血流量增加及通过肾交感神经、体液等多种因素而产生的。家兔输尿管具有电活动和机械活动，正常情况下沿着输尿管由近端向远端顺向传递。输尿管平滑肌之间存在密切的功能联系，在肾盂附近存在初级起搏点。输尿管蠕动的起搏电位始于肾盂及输尿管近端，活动电位以每秒 2～6 cm 的速度向远端传递，通过复杂的兴奋收缩耦联机制产生蠕动而将尿液导入膀胱。此外，输尿管蠕动增强与尿量增多有一定的相关性，泌尿量增大，对输尿管的牵张作用可促进其蠕动增强。但输尿管同时受肾交感神经支配，针刺可能引起肾交感兴奋性降低，增加平滑肌的收缩性，提高起搏点的频率。

有研究者用切脑、电刺激及引导单位放电的方法，发现下丘脑后部及延髓都对排尿有易化作用，证实下丘脑后部及延髓在排尿活动中的整合作用，针刺"膀胱俞"穴主要反应是膀胱收缩，切除下丘脑后部则针效减半，另在脑桥、延髓之间切断后，针效减半，再经延髓脊髓之间切断后，针效完全消失。也有实验证明，针刺"膀胱俞"对下丘脑后部及延髓网状结构中单位放电有显著的影响，这些单位放电与膀胱收缩之间有恒定联系，针刺对照点则不引起变化。由于膀胱的节律性收缩和针刺引起的收缩效应都发生在放电变化之后，因而这些单位放电并不是膀胱收缩后引起的继发结果，这就证实针刺可通过对排尿中枢的影响而调节膀胱效应。

（三）神经-内分泌调节

针灸对调节泌尿生殖系统功能的作用与体内激素水平和神经内分泌调节水平密切相关。

针灸治疗不孕症、原发性及继发性闭经、功能性月经紊乱可以通过以下途径实现：① 调整下丘脑垂体性腺轴的功能，影响 FSH、LH、E2、孕酮（P）的水平，使生殖内分泌功能恢复正常。② 使患者处于低水平的尿 17 羟和尿 17 酮含量增高，从而通过增强肾上腺皮质功能与调整性腺功能而实现的。针刺对雌性恒河猴节育的作用则可以通过在月经周期前半期明显抑制雌性恒河猴 FSH、LH、E2、睾酮（T）水平而实现的。月经周期卵泡期 E2 高峰和 LH 高峰是成熟卵泡排卵的重要信号，且生殖内分泌环境的协调稳定是卵泡发育成熟的必要前提，针刺对诸多内分泌激素分泌的抑制作用导致了对卵泡发育成熟过程的干扰和实际排卵过程的抑制，从而起到节育的作用。针灸治疗先兆流产与提高血浆孕酮的浓度、抑制子宫收缩有关。针灸催产是通过降低血液中 P，升高 E2 含量，改变了孕酮和雌激素的比例关系，即调节维持妊娠和发动分娩的一些内分泌激素之间的比例而发挥作用的。针灸纠正胎位可能是通过兴奋垂体肾上腺皮质系统使肾上腺皮质激素分泌增加，通过雌激素、前列腺素的作用，提高子宫的紧张性及加强胎儿活动而实现的。

针刺阳痿患者肾俞、阴谷、命门和行间穴后，血浆睾酮浓度显著增加，而 E2、PRL（催乳素）浓度下降，说明针刺对下丘脑垂体睾酮的性激素分泌失调有调节作用。针灸对精液异常患者精子状况的改善可能是通过改善血 T、FSH、LH、PRL、E2、尿 17 羟类固醇、果糖含量的分泌，增加性腺局部的血液循环，改善生精环境而实现的。临床研究证实，针刺不育患者三阴交、肾俞、次髎穴，可显著提高精浆中酸性磷酸酶的含量，并促进前列腺分泌锌、柠檬酸盐、精胺、亚精胺等的功能，从而改善精液的质量，这说明针灸调节精浆中酸性磷酸酶的含量也可能是其发挥治疗作用的途径之一。

针灸治疗前列腺炎和前列腺增生症可能是通过改善局部的血液循环、调节内分泌免疫系统的功能和加速病变组织的修复来实现的。① 针刺可使局部血流速度增加，从而加快组织代谢，促进病理损伤逆转。② 针刺可使局部血液循环内 ATP 的含量上升,增加前列腺管平滑肌的收缩力。③ 针刺可升高血中睾酮含量,降低血管内皮素含量,缓解膀胱颈口和尿道平滑肌的痉挛,减轻尿道症状。④ 针刺可使前列腺上皮功能恢复,并促使新生腺体生长,同时抑制间质水肿和纤维组织增生。⑤ 针刺可升高前列腺组织中的一氧化氮水平,降低内皮素的含量。

【附】 研 究 案 例

一、针灸镇痛机制研究案例

1. 案例出处　Goldman N, Chen M, Fujita T, Xu Q, Peng W, Liu W, Jensen TK, Pei Y, Wang F, Han X, Chen JF, Schnermann J, Takano T, Bekar L, Tieu K, Nedergaard M. Adenosine A1 receptors mediate local anti-nociceptive effects of acupuncture. Nat Neurosci. 2010; 13(7): 883 - 888.

2. 关键科学问题　嘌呤信号是否介导针刺镇痛?

3. 研究思路及结果

(1) 针刺是否能增加局部组织中腺苷的浓度?

研究人员首先采用微透析的方法,收集针刺后不同时间点小鼠"足三里"穴区的组织液,检测腺苷等嘌呤物质的浓度。针刺前 ATP、ADP、AMP 和腺苷在低纳摩尔范围,在施针 30 min 内,每 5 min 捻针 1 次可显著增加细胞外上述物质的浓度,其中腺苷浓度在 30 min 内增加 24 倍(从最初的 10.6 nM $\pm$ 6.7 nM 增加到 253.5 nM $\pm$ 81.1 nM),ATP 浓度在针刺后降回至基线,而腺苷、AMP 和 ADP 在 60 min 时仍较基线显著升高(腺苷和 AMP,$P < 0.01$;ADP,$P < 0.05$)。

(2) 局部注射腺苷受体激动剂是否可模拟针刺镇痛效应?

研究者选用了炎性痛和神经性疼痛两种疼痛模型,在造模同侧的"足三里"穴注射腺苷 A1 受体激动剂 2 -氯- $N(6)$-环戊基腺苷(CCPA),检测造模前后及穴位注射 CCPA 前后小鼠机械痛阈和热痛阈变化,并与腺苷 A1 受体基因敲除小鼠同时间点的痛阈进行对比,以探讨 A1 受体在针刺镇痛中的作用,在体记录左前扣带皮层(ACC)对疼痛的响应,以进一步研究 CCPA 激活的上行神经通路。

结果发现,同侧"足三里"穴注射 CCPA(0.1 mM, 20 μl)后 10 min 可使小鼠机械痛阈和热痛阈显著提升($P < 0.01$),机械痛阈提升 35.0% $\pm$ 4.3% 至 78.3% $\pm$ 4.8%($P < 0.01$),热痛阈可增加 3.0 s $\pm$ 0.2 s 至 13.1 s $\pm$ 1.7 s($P < 0.01$),而 A1 受体基因敲除小鼠注射 CCPA 后痛阈没有提升;在神经性疼痛小鼠(坐骨神经分支选择性损伤模型)重复该实验,获得了相似的结果。

高强度的刺激(10 mA, 20 ms)在 ACC 中诱发了连续的场兴奋性突触后电位(fEPSPs,延迟时间约 40 ms),而低强度刺激不引起该响应,这与 ACC 神经元主要对疼痛性刺激作出应答一致。同侧"足三里"穴注射 CCPA 6 min 后 fEPSPs 幅度急剧下降,20 min 平均较基线下降 26.6% $\pm$ 11.0%,而对侧"足三里"穴注射 CCPA 或 A1RKO 小鼠均没有这种变化。从神经传导速度推测 CCPA 通过激活腓浅神经的无髓鞘 C 纤维(也有可能是 A∂ 纤维)上的腺苷 A1 受体来减少疼痛性刺激。

（3）针刺局部释放的腺苷是否介导针刺镇痛效应？

针刺上述两种模型小鼠的"足三里"穴均可明显提高其机械痛阈和热痛阈，而在 A1 受体基因敲除小鼠身上，针刺镇痛无效。ACC 的 fEPSPs 波幅结果显示，与 CCPA 注射相似，针刺对侧（左侧）"足三里"穴不影响 fEPSPs 对疼痛性刺激的反应，而针刺同侧（右侧）"足三里"穴则抑制了 fEPSP，且在观察期间该抑制作用持续增加，在 60 min 内最大降至 53.7％±7.2％，针刺未能改变 A1 受体缺失小鼠的 fEPSP。这些观察结果为腺苷作用于炎性痛和神经痛模型中针灸所介导的抗伤害感受效应提供了直接证据。

（4）调控局部腺苷代谢是否可延长针刺镇痛效应？

根据以上研究结果，研究者设想通过调控参与胞外 ATP 分解代谢的酶来加强针刺效应。他们使用了核苷类似物——脱氧柯福霉素，它可抑制 AMP 脱氨酶和腺苷脱氨酶，从而抑制腺苷分解。使用脱氧柯福霉素预处理小鼠（50 mg／kg，腹腔注射）并从距离"足三里"穴 0.4～0.6 mm 处收集组织液，发现预处理小鼠的胞外腺苷浓度急剧增加且积累时间延长，且不管是在炎性痛还是神经痛的小鼠中，当脱氧柯福霉素作为针刺佐剂被加入时，针刺镇痛效应均被延长了 3 倍左右。

4. 启发　腺苷及其 A1 受体介导针刺镇痛局部机制，是继阿片肽针灸镇痛中枢机制以来的新突破；也为排除针灸镇痛安慰剂效应提供了新的证据。另外，基于嘌呤信号在机体分布较广，与疼痛、炎症、肿瘤以及免疫、神经、心血管、呼吸、消化、泌尿、生殖等系统生理、病理密切相关，也为从嘌呤信号角度揭示针灸作用机制提供了新的研究方向。

二、针灸免疫调节研究案例

1. 案例出处　Torres-Rosas R, Yehia G, Peña G, Mishra P, del Rocio Thompson-Bonilla M, Moreno-Eutimio MA, Arriaga-Pizano LA, Isibasi A, Ulloa L. Dopamine mediates vagal modulation of the immune system by electroacupuncture. Nat Med. 2014;20(3): 291-295.

2. 关键科学问题　外周多巴胺是否介导电针免疫调节？

3. 研究思路及结果

（1）电针"足三里"是否具有全身性抗炎效应？该效应是否通过调控迷走神经实现？其具体过程如何？

首先检测血清中 TNF、MCP-1、IL-6、INF-γ 水平，评价电针"足三里"穴调控脓毒症小鼠全身性炎症效应；随后采用外科手术方法，分别切断胫神经、腓总神经、坐骨神经，并检测血清中 TNF 表达，明确电针"足三里"穴激活胫神经和腓总神经，且必须通过坐骨神经才能实现抗炎效应；接着采用直接刺激坐骨神经的方法代替电针"足三里"穴，并检测血清中 TNF、MCP-1、IL-6 表达，再次确定坐骨神经是电针"足三里"穴产生抗炎效应的必要神经通路；通过膈下迷走神经切除和脾切除，并检测血清 TNF 表达，证实电针抗炎效应是主要通过迷走神通路实现的，而不是脾脏；通过肾上腺切除术和突触囊泡单胺转运体抑制剂利血平，并检测血清 TNF 和儿茶酚胺（NE、E、DA）水平，证实肾上腺和儿茶酚胺是电针实现全身性抗炎效应所必需的。

通过上述研究，证实电针可通过激活坐骨神经和迷走神经，调节肾上腺儿茶酚胺水平，控制脓毒症小鼠全身性炎症。

（2）电针是否通过激活迷走神经，调控儿茶酚胺，实现全身性抗炎效应？其中哪种儿茶酚胺物质起主要作用？其具体机制是什么？

采用肾上腺、脾脏去除术和颈迷走神经、膈下迷走神经切断术，并检测血清 NE、E、DA 水平，明确迷走神经通过肾上腺影响 DA、NE,从而实现对全身性炎症的调控,该过程不需要脾脏;采用 α7 烟碱型乙酰胆碱受体(α7nAChRs)敲除小鼠和 β₂ 肾上腺能受体(β₂AR)敲除小鼠,并检测血清儿茶酚胺和 TNF 水平,明确电针激活迷走神经抗炎和调控 DA、NE 表达不需要 α7nAChRs 参与,且电针抑制血清 TNF 产生并不依赖于 NE;采用多巴胺 β-羟化酶抑制剂镰刀菌酸,并检测血清 DA、NE、E 水平,再次明确电针抗炎效应不需要 NE 参与;检测肾上腺中芳香族氨基酸(DOPA)脱羧酶(其能催化 $L-3,4$-二羟基苯丙氨酸形成多巴胺)和多巴胺 β-羟化酶(其能催化多巴胺降解为去甲肾上腺素)表达水平,明确是多巴胺是介导电针抗炎的主要物质。

通过上述研究,确证电针通过激活迷走神经,调节 DA 水平,控制脓毒症小鼠全身性炎症,且该程需要保证肾上腺功能的完整性。

(3)电针通过激活迷走神经,调控 DA 实现抗炎效应的具体机制是什么?

采用 D1 受体高度选择性的激动剂非诺多泮(fenoldopam)和 D2 受体高度选择性激动剂培高利特(pergolide),并检测血清 TNF,明确电针调节 DA 作用于 D1 受体,从而实现抗炎效应;采用 D1 受体抑制剂布他拉莫(butaclamol),并检测血清 TNF,确证电针调节的 DA 是通过作用于 D1 受体起抗炎效应的;

综上所述,本研究证实,电针通过坐骨神经通路有效激活迷走神经,促进肾上腺释放 DA,作用于 D1 受体,产生全身性抗炎效应。

4. **启发** 该研究充分证实电针具有良好的抗炎效应,并初步揭示抗炎效应的产生机制,为针灸抗炎的临床运用推广提供了科学依据。特别是提示了针灸疗法可同时影响多个细胞因子,可能对各种原因导致的炎症或者细胞因子风暴具有潜在的益处。

三、针灸神经环路机制研究案例

1. **案例出处** Wei JA, Hu X, Zhang B, Liu L, Chen K, So KF, Li M, Zhang L. Electroacupuncture activates inhibitory neural circuits in the somatosensory cortex to relieve neuropathic pain. iScience. 2021;24(2):102066.

2. **关键科学问题** 皮层环路是否介导针刺镇痛?

3. **研究思路及结果**

(1)针刺是否可以影响皮质环路?

通过在坐骨神经慢性压迫(CCI)小鼠模型中进行连续 7 日的电针干预,有效缓解了机械痛敏和冷/热痛觉超敏;而对这些小鼠的 S1 进行双光子在体钙信号记录发现:CCI 模型小鼠的皮质兴奋性锥体神经元(PN)胞体和顶树突区域的钙活动性显著增强,而电针干预可以显著抑制 PN 的钙信号超发放。进一步的研究发现,支配 PN 神经元的生长激素抑制素-阳性中间神经元(SST-IN)的钙活动性在电针治疗后有了显著提升;SST-IN 上游的血管活性肠肽-阳性中间神经元(VIP-IN)的活动性在电针干预组中存在明显的抑制化效应。提示 VIP-IN>SST-IN>PN 的皮质局部环路在电针镇痛中的作用。

(2)皮质环路介导针刺镇痛的分子靶点是什么?

结合分子生物学研究发现,在电针干预后,S1 脑区的转录组差异表达富集在内源性大麻素通路;电针干预直接提升了局部 CB1R 的表达水平。基于 CB1R 在 VIP-IN 中的表达,研究人员直接对 CCI 模型小鼠给予 CB1R 激动剂(WIN55)给药,发现其可以快速缓解痛觉超敏,并抑制皮质 PN 的钙活动性。同时,对电针干预动物给予 CB1R 拮抗剂(AM251),则发现其镇痛效应的消减和

SST - IN活动性的抑制。

综合上述证据,该研究提示电针对疼痛的缓解效果可能通过 CB1R 介导的皮质环路调控而实现,从而为电针镇痛的神经机制提供了进一步的分子-环路理论解释;同时也针对神经病理性疼痛提出了可能的皮质环路调控策略。

4. 启发　针刺信号随着刺激强度的增加可能分别在脊髓、丘脑、皮质等不同部位进行整合,从而产生对疾病的调整作用。随着脑科学研究的持续推进,针灸机制的研究也从运用各种神经影像学技术发现潜在的针灸调节脑区,到运用各种先进的研究手段,如在体双光子荧光显微镜、在体膜片钳、无线光遗传、化学遗传、基因敲除、基因编辑、单细胞测序等,进行针灸作用机制的深入阐释。该研究运用多学科的方法技术,为从皮质环路角度阐释针灸神经环路调控原理提供了启迪和借鉴。

本书配套数字教学资源

第五章　实 验 指 导

导学

本章介绍 20 个实验指导内容。学习本章,应掌握每一实验的实验目的及实验步骤,熟悉实验材料,了解实验对象及注意事项。

实验一　自主创新性实验设计

【实验目的】

本实验旨在培养学生的科研实验设计思路,使学生掌握针灸实验设计基本要素和基本原则,熟悉运用文献资料结合专业理论知识及实验方法,进行合理实验设计。

【实验材料】

图书资料,期刊数据库,计算机及互联网。

【实验步骤】

1. 选题　根据各自兴趣和特长,结合所学专业理论知识,确定针灸学领域内实验研究或临床研究立题范围。

2. 文献检索　确定选题后,可通过各高等院校或研究机构登录 PubMed, Web of Science, 中国知网,重庆维普,中国生物医学文献数据库等,进行相关文献资料的查找和收集,包括国内外研究进展、发展趋势和目前存在的未解决的问题,以确定选题的创新性、可行性及研究意义。

3. 实验设计　确立合适的研究对象,按照对照、随机、重复、盲法原则,采用适当的设计方法如完全随机设计等,确定实验方案。并对受试对象、处理因素和效应指标作出合理安排,满足可行、合理、科学等科研设计的要求。

4. 撰写开题报告　应包括选题依据、研究意义、研究方案、研究条件、研究难点及解决方法、研究进度、经费预算等内容。

【注意事项】

(1) 自主创新性实验设计是学生为主体的实验设计,重在强调充分发挥学生的积极主动,实验设计过程中不能过多依赖老师的指导。

（2）在实验设计的每一步骤，均需充分运用运用图书资料、期刊数据库、计算机及互联网工具。

（3）选题过程中，要全面掌握资料，避免重复。

（4）实验设计时，要考虑动物实验和临床试验各自特点来进行对应选择，注意各项要素的标准化及选择指标的特异性、客观性，以及实验误差的可能性。

实验二 ｜ 循经感传的观测

【实验目的】

掌握循经感传的测定方法，了解循经感传的基本特征。

【实验对象】

健康人群。

【实验材料】

电针仪，毫针，酒精棉球，软尺，秒表。

【实验步骤】

1. 循经感传的测定

（1）受试者平卧安静休息 5 min 以上。

（2）先将电针仪的参考电极用生理盐水纱布包裹置于一侧小腿上固定，输出脉冲频率调至 5～10 Hz，将电针仪先试刺激受试者任一井穴，调节输出电流强度，以受试者有明显的麻胀感为度。

（3）再用电针仪的探测电极依次刺激四肢各条经脉的原穴，并按以下标准记录各经感传情况。

1）仅局部有感觉或感传不超过肘膝关节者记"－"。

2）感传超过肘膝关节但不超过肩、髋关节者记"＋"。

3）感传超过肩或髋关节，但未到达经脉循行路线终点者记"＋＋"。

4）感传到达经脉循行路线终点者记"＋＋＋"。

（4）对该受试者的循经感传程度予以评价，评价标准如下。

1）Ⅰ型（显著型）：6 条以上达到"＋＋＋"，其余"＋＋"。

2）Ⅱ型（较显型）：2 条以上达到"＋＋＋"，或 3 条经脉"＋＋"。

3）Ⅲ型（稍显型）：1 条达到"＋＋"，或 2 条"＋"。

4）Ⅳ型（不显型）：只有 1 条经脉的感传达到"＋"，余为"－"。

2. 感传基本性质的观察

（1）暴露一侧的上肢或下肢，用毫针刺入"曲池"或"足三里"穴，捻转毫针使之得气。

（2）令受试者主诉感传方向、路线、性质、宽度和感传所到器官的效应。

（3）用软尺测量感传路线的长度，用秒表测量感传时间，计算出感传速度（感传速度＝感传路程／感传时间）。

（4）用手指按压经脉，观察有无感传阻滞情况。

【注意事项】

(1) 不要在实验室大声喧哗,尽可能地保持实验场所的安静。

(2) 探测电极和参考电极要放置于在身体的同侧,避免电流经过心脏。

(3) 实验开始前检查电针仪的各项设置是否归零。由小到大缓慢调节电流,以受试者耐受为度。

(4) 循经感传出现率与环境温度有关,实验尽可能安排在 22～30℃的室温条件下进行。

实验三 | 穴位阻抗的探测

【实验目的】

了解穴位低阻抗的特性,掌握腧穴电阻探测方法。

【实验对象】

健康成人。

【实验材料】

腧穴电阻探测仪,红、蓝、黑水彩笔,消毒棉签,生理盐水,75%乙醇。

【实验步骤】

(1) 受试者采取坐位,肌肉放松,安静休息 10 min。

(2) 在受试者身上按经典取穴方法找出双侧合谷、内关、尺泽、足三里、阳陵泉、三阴交、太冲,共 14 个穴位。用红色水彩笔于穴点处作标记,将以穴点为中心的直径 1 cm 的区域作为穴区,用棉签蘸 75%乙醇轻轻将穴区皮肤擦拭干净。

(3) 将腧穴电阻探测仪功能开关拨到"探穴档"。受试者手握无关电极(测定右侧握在左手,测定左手握在右手),测试者将探测电极端头用生理盐水棉签轻轻擦拭,置于被测穴区,来回移动探测电极,并逐渐加大刺激强度,直到找到受试者有麻胀痛等感觉的点。其中感觉最强的一点为敏感点,用蓝色记号笔标出。

(4) 在敏感点前后左右相隔 1 cm 处取点作为对照点,用黑色记号笔标志,用 75%酒精棉签擦净各点皮肤。

(5) 将功能开关拨到"测阻挡",测定通过每个待测点的阻抗值。记下读数,然后复零,再测下一个数值。

(6) 测试完毕,比较敏感点与对照点的阻抗值,将阻抗比 4 个对照点均低的点作为低阻点。统计敏感点与低阻点重合的百分率。

【注意事项】

(1) 保持皮肤清洁干燥。每次测定前皆用生理盐水棉球擦拭测试电极,棉球润湿程度应一致。

(2) 探头要轻置于体表,并与表面垂直,每次压力恒定。

(3) 测试自始至终由一个人操作,以减少人为误差。

(4) 若在同一点重复测试,需等待 15～20 min 后再进行。

实验四　针刺不同穴位对家兔膀胱内压的影响

【实验目的】

以膀胱内压变化为指标,比较不同穴位的针效差异。

【实验对象】

健康成年家兔,雄性,体重2～2.5 kg。

【实验材料】

生理记录仪,兔台,导尿管,三通管,人工呼吸器,手术器械,注射器(50 ml、10 ml、5 ml),毫针,20%乌拉坦,20%葡萄糖液,液体石蜡,0.2%三碘季胺酚,生理盐水,2%普鲁卡因注射液。

【实验步骤】

(1) 家兔称重后,由耳缘静脉注射20%乌拉坦(5 ml/kg),麻醉后将家兔仰卧固定于兔台上。

(2) 用普鲁卡因浸润麻醉尿道外口后,将涂有液体石蜡的导尿管经尿道外口插入膀胱,做荷包缝合固定导尿管,并关闭导尿管勿使漏尿。

(3) 导尿管的另一端与生理记录仪的压力传感描记装置相连,放开导尿管夹,使之与膀胱相通,此时描记系统显示膀胱内压力变化曲线及压力数值。

(4) 切开气管,插入套管,连接人工呼吸器,调匀呼吸后,静脉注射三碘季胺酚(2 ml/kg)。

(5) 观察兔膀胱内压变化:① 先抽尽膀胱内残余尿,测定排空状态的膀胱内压。② 再依次注入温(37℃)生理盐水,分别于每注入1次(10 ml)观察膀胱内压与容量变化的关系和引起排尿收缩时的注水量、内压数值。③ 最后调整膀胱内的充盈度(抽出少量注水),使其充水量为引起排尿容量的4/5,再观察记录其内压曲线变化。

(6) 再分别针刺"肾俞""次髎"穴,用捻转手法持续运针15 s,观察比较两穴针刺时内压变化强度、快慢的差异(各取穴旁开的非经非穴点为其对照点)。

【注意事项】

(1) 导尿管插入膀胱后压迫耻骨上方,若有尿液流出说明插管深度适当。

(2) 家兔的膀胱容量有一定的个体差异,故必须通过步骤5探明膀胱容量和排尿临界容量,才能保持其充盈状态基本相同,以利于结果比较。

实验五　电针对家兔小肠运动双向调整作用的实验观察

【实验目的】

观察电针"足三里"穴对接受作用相反药物注射的家兔小肠蠕动调整作用,加深对针刺的良性双向性调节作用的理解。

【实验对象】

健康成年家兔,雌雄不拘,体重 2~2.5 kg。

【实验材料】

生物机能实验系统,张力传感器,电针仪,毫针,万能支架,木夹,兔台,蛙心夹,手术器械,喇叭形玻璃管,1 ml 注射器,台氏液,新斯的明,肾上腺素,20%乌拉坦溶液。

【实验步骤】

(1) 家兔称重,抽取 20%乌拉坦溶液按 5 ml/kg 剂量经耳缘静脉注射,待麻醉后,将家兔仰卧固定于兔台上。

(2) 在腹部中间区沿腹白线切开皮肤肌肉 4~5 cm,暴露腹腔,选取一段小肠进行操作。① 在所选取的一段小肠两端(相距 2 cm 左右)穿线,取喇叭形玻璃管先将小肠一端丝线穿管缘孔结扎,用蛙心夹夹在肠段中央,再将小肠另一端丝线穿管缘孔结扎。② 将喇叭管用木夹固定于万能支架上,并从其上口引出线系在张力传感器杠杆上,将张力传感器与生物机能实验系统相连,调整好位置。使线垂直并避免碰在喇叭管壁上,保持一定紧张度。

(3) 打开生物机能实验系统,选择一个通道描记张力,使灵敏度适中,时间常数为 2 s,滤波 100 Hz,速度 25 mm/min。

(4) 待记录曲线较稳定后,描记正常曲线 20 min。

(5) 一组家兔耳缘静脉注射新斯的明(0.15 mg/kg),一组家兔耳缘静脉注射肾上腺素 (0.10 mg/kg),描记曲线,直至恢复正常。

(6) 电针"足三里"穴(不要使电流过心脏),频率 10 Hz,疏密波,强度以肢体微动为度;持续 5 min 后重复"实验步骤5",待曲线基本恢复正常后停针,并停止描记。

(7) 比较针刺前后两条曲线,分析电针对不同背景下小肠蠕动的调整作用,写出实验报告。

【注意事项】

(1) 描记曲线达到理想线形后,参数确定,在以后的实验步骤中参数不能再变动。

(2) 从喇叭管上口引出线系在张力传感器杠杆上时,使线垂直并避免碰在喇叭管壁上,保持一定紧张度。

实验六 | 针刺"内关"穴调整心律失常的穴位效应特异性的实验观察

【实验目的】

观察毫针针刺双侧"内关"穴及旁开对照点对家兔实验性心律失常的影响,以验证针刺对心律失常影响的穴位效应特异性。

【实验对象】

健康成年家兔,雌雄不拘,体重 2~2.5 kg。

【实验材料】

心电图机(生物信号记录系统),5 号注射针头,毫针,电子天平,秒表,20％乌拉坦溶液,0.002％乌头碱生理盐水溶液。

【实验步骤】

(1) 家兔称重后,经耳缘静脉注入20％乌拉坦溶液(5 ml/kg),待麻醉后,将其仰卧固定于兔台上,并剪去"内关"穴区皮毛。

(2) 用将0.5寸毫针平刺入家兔四肢末端皮下,将心电图(生物信号记录系统)电极夹在毫针针柄上,连接心电图机(生物信号记录系统),记录正常家兔Ⅱ导联心电图。然后经耳缘静脉注射0.002％乌头碱生理盐水溶液(1 ml/kg),注射速度为1 ml/min,造成家兔实验性心律失常模型。

(3) 出现心律失常后,第一组家兔用毫针针刺双侧"内关"穴5 min,平补平泻;第二组家兔针刺"内关"穴旁开的非经穴点,其他步骤同第一组;第三组家兔不进行干预,作为模型对照组。

(4) 密切观察心电图变化,记录家兔从注射乌头碱完毕至完全恢复到窦性心律所需时间。

(5) 汇总全部实验结果,进行统计学分析。

【注意事项】

(1) 未干预状态下心电图异常的家兔需剔除。

(2) 乌头碱注射速度要缓慢均匀。

实验七 | 不同灸法的温度曲线特点

【实验目的】

比较不同灸法所引起温度升高的潜伏期、升降速度及最高燃烧温度的差异,通过温度曲线反映不同灸法刺激量的差异。

【实验材料】

多导生理记录仪,温度传感器,计算机,电子天平,艾绒,附子饼,生姜,毫针,火柴,卫生香,艾炷印模。

【实验步骤】

(1) 准确称取0.2 g艾绒,用艾炷印模压成高1 cm左右、大小一致的艾炷。

(2) 另用0.2 g艾绒1份,用艾炷印模压成高0.5 cm左右、底面积与前相同的艾炷。

(3) 称取0.1 g、0.3 g艾绒各1份,压成和步骤1中松紧度相同的艾炷。

(4) 开启计算机和生理记录仪温度记录通道。

(5) 观察不同松紧度(0.2 g,1 cm 和 0.5 cm 高的艾炷)隔附子饼灸的温度曲线。

(6) 观察不同重量(0.1 g、0.2 g、0.3 g的艾炷)隔附子饼灸的温度曲线。

(7) 观察单炷(0.2 g艾炷)隔附子饼灸、隔姜灸、温针灸的温度曲线。

(8) 分析不同灸法温度升高的潜伏期、升降速度及最高燃烧温度的差异。

【注意事项】

(1) 所有的艾炷均由同一位同学制作。

(2) 注意用火安全。

实验八 | 针刺对痛阈影响的时间-效应曲线观察

【实验目的】

观察针刺前后不同时间点的痛阈值,描绘针刺镇痛的时间-效应曲线,分析、掌握针刺镇痛的时间-效应特点。

【实验对象】

健康成人。

【实验材料】

痛阈测定仪,电针仪,胶布,毫针,75%酒精棉球,KCl 溶液。

【实验步骤】

(1) 受试者躺在检查床上,K^+刺激电极用胶布紧贴于下肢部,无关电极握于同侧手中。

(2) 测痛仪取 5 mA 量程档,控制键由受试者本人控制,开启电源,待受试者刺激电极部位感到疼痛时,自己按下停止键,测试者记下疼痛时的毫安数即为痛阈。关闭测痛仪至零位,每隔 5 min 测 1 次,共测 3 次,取其平均值为对照。

(3) 将受试者分为两组,一组为针刺组,一组为对照观察组。

(4) 针刺组电针合谷穴,频率 10 Hz,疏密波,强度因人而异,电针 20 min。

(5) 针刺后测量痛阈,仍按每隔 5 min 测 1 次,观察痛阈的变化。一般测至 30 min 或 40 min。

(6) 对照组也在相同时间段进行痛阈测定。

(7) 收集记结果,进行分析。

【注意事项】

(1) K^+刺激电极和无关电极必须在受试者身体同侧。

(2) 每测完一次痛阈须关闭测痛仪至零位后,再开始下一次测试。

实验九 | 电针对小鼠镇痛作用的个体差异观察

【实验目的】

观察针刺对不同小鼠痛阈的影响,验证针刺镇痛效应的个体差异。

【实验对象】

健康成年小鼠,雌雄一致,体重 20 g±2 g。

【实验材料】

韩氏电针仪,小鼠固定台,固定夹,橡皮膏,小铁圈,秒表,记号笔,消毒棉签,电热丝测痛器,毫针。

【实验步骤】

(1) 每组小鼠 6 只,用记号笔对小鼠进行标记、编号。

(2) 用固定夹固定小鼠于鼠台上,再用橡皮膏包上小铁圈粘在小鼠的尾端。

(3) 将固定好小鼠的鼠台放置到测痛装置上,将鼠尾放在电热丝测痛器的电热丝上。

(4) 按动电源开关,并立即按动秒表,此时电热丝加热,温度逐渐升高,待小鼠产生甩尾动作时立即停表,并做时间记录。隔 5 min 重测 1 次,把 3 次时间的平均值作为基础痛阈。

(5) 电针小鼠双侧"足三里"穴,疏密波 2 Hz/15 Hz,频率为 2 Hz 与 15 Hz 交替,强度由小到大,双腿肌肉出现轻微抖动为度,电针 10 min 后测定痛阈。

(6) 比较分析不同小鼠的痛阈值。

【注意事项】

(1) 要求小鼠有相同针刺镇痛敏感性。

(2) 每次测痛阈结束后隔 5 min 左右,等电热丝温度降至室温才开始下一次测量。

实验十　纳洛酮对针刺镇痛作用的影响

【实验目的】

验证纳洛酮对针刺镇痛效应的影响,明确针刺镇痛的内阿片类效应。

【实验对象】

健康成年小鼠,雌雄各半,体重 20 g±2 g。

【实验材料】

电热丝测痛器,秒表,2 ml 注射器,4 号针头,韩氏电针仪,鼠台,固定夹,记号笔,橡皮膏,小铁圈,针灸针,纳洛酮(20 μg/ml),生理盐水。

【实验步骤】

(1) 取小鼠 6 只,分为电针组和对照组,每组 3 只。分别称重,并用记号笔做标记。

(2) 测定小鼠的基础痛阈。① 将小鼠固定在鼠台上,用一个固定夹夹住小鼠的颈部,一个固定夹夹在腰部,双脚从固定板两边的狭缝中伸展出。用橡皮膏包上一只小铁圈粘在小鼠的尾端。② 将固定好小鼠的鼠台放置在测痛装置上,依靠磁铁的吸引力牢牢地将其吸住,将鼠尾搁在电热丝上,尾部由于粘贴重物的作用,自然下垂。③ 按动电源开关,并同时按动秒表,此时电热丝加热,温度逐渐升高,等小鼠尾部感到疼痛时便会产生甩尾动作,此时立即停表。记录时间。测量两次,取其平均值作为基础痛阈。

(3) 针刺组小鼠腹腔注射纳洛酮(0.05 ml/g),对照组注入同量的生理盐水。

(4) 20 min 后,电针小鼠双侧"足三里"穴,采用疏密波,频率 2 Hz/15 Hz,强度以小鼠双腿微微抖动为度,持续 15 min。对照组给予同等时间的固定。

(5) 电针后分别测定两组小鼠的痛阈,方法同前。

(6) 比较两组小鼠处理前后痛阈的变化。

【注意事项】

(1) 要求小鼠有相同针刺镇痛敏感性。

(2) 每次测痛阈结束后隔 5 min 左右,等电热丝温度降至室温才开始下一次测量。

实验十一　针刺对小鼠耐缺氧能力影响的实验观察

【实验目的】

通过观察针刺对健康小鼠耐缺氧时间的影响,明确针刺提高耐缺氧能力效应。

【实验对象】

健康成年小鼠,雌雄各半,体重 20 g±1 g。

【实验材料】

100 ml 广口瓶,固定器,毫针,秒表,天平,钠石灰,凡士林,记号笔。

【实验步骤】

(1) 用天平称取 4 g 新鲜干燥的钠石灰,分别装入各广口瓶中。在广口瓶瓶盖外壁上均匀涂抹一层凡士林,盖上瓶盖并旋紧备用。

(2) 12 只小鼠随机分为针刺组、对照组,每组 6 只,用记号笔标记。

(3) 分别用固定器固定小鼠,针刺组针刺双侧"足三里"穴,以捻转为主,平补平泻,行针 5 min 后拔针。对照组给予与等时间的固定而不针刺。

(4) 将上述处理后的小鼠分别装入广口瓶内,迅速盖紧盖子,立刻用秒表计时。

(5) 随时观察瓶内小鼠的情况,发现小鼠呼吸停止,立即按下秒表,记录死亡时间。

(6) 比较两组小鼠耐缺氧时间(从小鼠开始装入瓶内至呼吸停止的时间)。

【注意事项】

(1) 钠石灰要求新鲜干燥。

(2) 事先用凡士林均匀涂抹瓶盖外壁,以保证广口瓶的密闭效果。

(3) 每只小鼠体重尽可能相近,差异保持在 1 g 左右范围内。

实验十二　针刺对家兔急性过敏性支气管痉挛的影响

【实验目的】

通过针刺急性过敏性支气管痉挛家兔"膻中""天突"等穴,观察针刺抗过敏及平喘等作用。

【实验对象】

健康成年家兔,雌雄一致,体重 2～2.5 kg。

【实验材料】

多通道生理记录仪,张力传感器,1 寸毫针,0.1％磷酸组胺,1％戊巴比妥钠,5 ml 注射器,生理盐水,手术器械,兔解剖台,蛙心夹,听诊器,电子天平。

【实验步骤】

(1) 家兔称重后,经耳缘静脉注射 1％戊巴比妥钠溶液(3 ml／kg),麻醉后将家兔仰卧固定在兔解剖台上。

(2) 剪去上腹部兔毛,在剑突下正中做一长 2～3 cm 皮肤切口,沿正中线切开肌肉,暴露剑突,用悬吊在张力传感器杠杆上的蛙心夹夹住剑突并绷紧,同时将张力传感器与多通道生理记录仪相连。

(3) 记录两只家兔(实验兔、对照兔)呼吸曲线 5 min。

(4) 两只家兔分别耳缘静脉注射 0.1％磷酸组胺溶液 0.3 ml,并分别记录其呼吸曲线,观察注射组胺前后家兔呼吸频率、幅度的变化。

(5) 实验兔针刺"膻中""天突""合谷"穴 15 min,对照兔不做任何处理。

(6) 记录针刺兔与对照兔呼吸曲线,观察呼吸频率、幅度的变化并进行比较,写出实验报告。

【注意事项】

针刺"膻中""天突"穴时宜平刺,避免直刺伤及内脏器官。

实验十三　针刺对家兔急性实验性高血压的影响

【实验目的】

观察针刺对家兔急性实验性高血压的影响,验证针刺降压效应。

【实验对象】

健康成年家兔,雌雄一致,体重 2～2.5 kg。

【实验材料】

生理机能实验系统,兔台,20％乌拉坦溶液,去甲肾上腺素(10 μg／ml),肝素(600 U／ml),手术器械 1 套,电针仪,毫针,干棉球,纱布块,电子天平。

【实验步骤】

(1) 取家兔 1 只称重,用 20％乌拉坦溶液(5 ml／kg)经耳缘静脉注射,麻醉后将家兔仰卧固定于兔台上,颈部剪毛备皮。

(2) 在兔颈部锁骨及气管甲状软骨间切开皮肤 3～4 cm,分开胸骨舌骨肌和胸骨甲状肌,暴露气管,分离并穿线,倒"T"字形剪开气管,结扎牢固并与气管插管的分叉处攀扎在一起,防止松脱。

(3) 分离出一侧颈总动脉,长 3～4 cm,穿入双股缝线结扎远心端,用动脉夹夹住动脉的近心端,用眼科剪在动脉中部剪开一小口,用注射器注入少许肝素,插入动脉插管,结扎固定。

(4) 在耳缘静脉中注以肝素(1 ml/kg)以全身肝素化。约 3 min 后,打开颈部动脉夹,记录一段正常血压为对照。

(5) 耳缘静脉注入去甲肾上腺素(2~8 μg/kg)并描记血压至恢复正常后 5 min。

(6) 再过 30 min 后,用两对电极电针双侧"曲池"穴(无关电极置"曲池"穴远心端掌侧,不要使电流过心脏)15 min,频率 10 Hz 左右,强度以肢体微微抖动为度;于电针 10 min 时,耳缘静脉再次注入等量去甲肾上腺素,描记血压变化至正常后 5 min。

【注意事项】

(1) 注射去甲肾上腺素要快速,注射时不要停止描记血压。

(2) 实验步骤 5 和 6 可互换。

(3) 分离颈总动脉时,勿损伤血管引起出血,并对所有出血点及时止血结扎。

实验十四 | 针灸对小鼠胃肠蠕动调整作用的影响

【实验目的】

观察针刺与艾灸对小鼠胃肠运动的影响,验证针灸对胃肠蠕动的调整作用。

【实验对象】

健康成年小鼠,雌雄各半,20~22 g。

【实验材料】

毫针,艾条,淀粉,炭末,50 ml 烧杯,天平,小鼠灌胃针头,2 ml 注射器,小镊子,眼科剪,直尺,小鼠固定板,胶布,5%苦味酸溶液,蒸馏水。

【实验步骤】

(1) 取淀粉 3 g、炭末 3 g、水 50 ml,加热制成糊状备用。

(2) 将 18 只小鼠随机分为针刺组、艾灸组、空白组 3 组,用苦味酸标记编号。

(3) 用 2 ml 注射器抽取炭末淀粉糊 1 ml,给小鼠灌胃后,将小鼠四肢末端用胶布固定,使小鼠仰卧于小鼠固定板上。

(4) 针刺组:针刺双侧"足三里"穴,手法以捻转为主,平补平泻,留针 10 min;艾灸组:用雀啄法灸双侧"足三里"穴,持续 10 min;空白组:仅给予同等时间和方法的固定。

(5) 针或灸停止 20 min 后,以颈椎脱臼方式处死动物,剖腹取出胃肠。在实验台上将胃和肠管拉直,用直尺测量充有黑色炭末淀粉糊的胃肠道距离。

(6) 分别计算出 3 组小鼠胃肠道被炭末淀粉糊充满距离的平均值,作为胃肠蠕动的指标。

【注意事项】

(1) 小鼠实验前禁食 24 h。

(2) 淀粉炭末糊不能过稠,要求在 37℃中保持糊状。

(3) 灌胃时动作应轻柔、熟练、准确,尤其要防止误灌入气管。

(4) 取出胃肠后,应动作轻柔地理直胃肠道及肠系膜,用小剪刀剪断系膜(不能硬性拉扯开),

以自然状态不加牵引地于解剖台上测量幽门至被炭末淀粉糊充满的消化道末端的距离。

实验十五 ｜ 电针"大椎"穴对家兔体温影响的观察

【实验目的】
观察电针"大椎"穴对家兔体温的影响,验证和了解针刺退热效应。

【实验对象】
健康成年家兔,2～2.5 kg。

【实验材料】
半导体数字体温计,兔固定盒,5 ml 注射器,注射用针头,电针仪,毫针,凡士林,胶布,内毒素(20 EU／支)。

【实验步骤】
(1) 将两只家兔放入兔固定盒。
(2) 将半导体数字体温计探头(涂凡士林)缓缓插入兔肛门内 2～3 cm 并用胶布固定,打开数字体温计,测定正常体温。
(3) 待体温稳定后,经兔耳缘静脉注射内毒素(2 EU／kg),然后每隔 5 min 记录肛温 1 次,观察肛温上升情况。
(4) 待家兔肛温上升到 37℃ 以上时,电针组电针"大椎"穴,无关电极置于"大椎"穴附近 1 cm 左右的任意部位,电针时间为 2 min,频率 30 Hz,连续波,强度以针刺局部轻微颤动为度。对照组不针刺。
(5) 两兔连续观察体温变化 1.5 h,每 5 min 测肛温 1 次。
(6) 绘制两只家兔体温变化曲线(或时间-效应曲线),并进行对比分析。

【注意事项】
(1) 剪毛区域是耳缘静脉明显处,且不要剪破皮肤。
(2) 室温要相对恒定。
(3) 测肛温时动作要轻巧,顺着直肠方向缓缓插入,以避免损伤肛门。
(4) "大椎"穴位要准确,针刺要达到一定的深度,应刺入椎管但不宜过深,过深则可致动物死亡。

实验十六 ｜ 艾灸"至阴"穴对家兔子宫运动的影响

【实验目的】
观察艾灸"至阴"穴对子宫运动的影响,验证艾灸至阴转胎作用,进一步增强对艾灸至阴转胎作用的认识。

【实验对象】

健康成年家兔,雌性,2.5~3 kg。

【实验材料】

生理记录仪,张力传感器,兔台,手术器械,玻璃子宫导管,蛙心夹,缝线,艾条,10 ml 注射器,电子电平,20％乌拉坦溶液,台氏液。

【实验步骤】

(1) 选取家兔 1 只,称重。

(2) 耳缘静脉注射 20％乌拉坦溶液(5 ml/kg),麻醉后将兔仰位固定于兔台上,剪去下腹部被毛。

(3) 从耻骨联合上沿腹正中线先上做一长 3~5 cm 切口,逐层剖开腹腔,找到羊角状子宫及一侧子宫角,剥离其周围组织,在子宫角的阴道端和卵巢端穿线,用蛙心夹夹住此段子宫体中央,两端用丝线系在玻璃子宫导管缘上,吊起子宫并将连蛙心夹的线挂在张力传感器的杠杆上。

(4) 连接传感器和生理记录仪,并调试仪器,记录正常状态下的子宫舒缩活动。

(5) 艾灸双侧"至阴"穴,距皮肤 1.5~2 cm,施灸 20 min。观察记录艾灸时子宫的舒缩活动变化。

(6) 记录停灸后子宫的舒缩活动 5 min,然后每 5 min 记录 1 次,至子宫活动基本恢复至艾灸前状态为止。

【注意事项】

注意防止开腹后腹部温度降低和水分丧失,建议使用恒温兔台,可用温生理盐水纱布覆盖切口周围,也可在玻璃子宫导管内可从上口注入 38℃台氏液。

实验十七 | 电针对家兔白细胞数量影响的时间-效应关系

【实验目的】

通过观察电针家兔"足三里"穴后白细胞数量的影响,验证针刺作用的时间-效应关系。

【实验对象】

健康成年家兔,雄性,2~2.5 kg。

【实验材料】

显微镜,电针仪,细胞计数板,盖玻片,20 mm³血红蛋白吸管,毛细吸管,小试管,1 ml 吸管,试管架,兔架,5 号针头,毫针,腰盘,纱布,干棉球,擦镜纸,50 ml、200 ml 烧杯,记号笔,白细胞稀释液,蒸馏水。

【实验步骤】

(1) 取 6 支试管并标明序号,每管加入 0.38 ml 白细胞稀释液。

(2) 在兔耳缘静脉处,用 5 号针头刺破取血。待血流出后擦去第一滴血,然后用 20 mm³吸管吸取血液至 20 刻度以上,略超过一点,尽快用棉球在吸管口轻轻擦拭,使血液正好在减至 20 刻度处。

(3)立即将血液放入盛有白细胞稀释液试管中,小心地吸取少量稀释液(在试管内)冲洗血液,以冲下附在吸管壁上的血液,同时轻轻摇匀。吸管立即冲洗干净待下次用。

(4)立即用毛细吸管吸取白细胞稀释液,滴入已准备好的洁净细胞计数板的横槽中,放置片刻,待白细胞下沉。

(5)用低倍镜(目镜×10,物镜×10)计数细胞计数板四角的 4 个大方格内的白细胞。按次序数各格内的白细胞,压线者计上不计下,计左不计右。取四个大方格内的四个数据的平均数(X),然后计算每立方毫米血液白细胞数量,计算公式为:$X×10×50＝白细胞总数/mm^3$。

(6)电针家兔双侧"足三里"穴,频率 15 Hz 左右,电压 1.5 V 左右,断续波,缓慢地增加刺激强度,以家兔腿部轻微抖动为度,电针持续 20 min。

(7)分别于针后即刻、0.5 h、1 h、1.5 h、2 h 取血,并将所取血液如前方法进行白细胞计数。

(8)将 6 次血样的实验结果绘成时间效应曲线并进行分析比较。

【注意事项】

(1)取血部位严格消毒,以免溶血;严格掌握取血时间,以免凝血。

(2)吸取白细胞稀释液与取血应用同一吸管以便换算。

实验十八 | 针刺对家兔失血性休克的影响

【实验目的】

观察针刺"素髎"穴对失血性休克家兔血压、心率、呼吸、体温、尿量的影响,为针灸急救提供实验依据。

【实验对象】

健康成年家兔,雄性,体重 2~2.5 kg。

【实验材料】

生理机能实验系统(含压力传感器、张力传感器、温度传感器、记滴传感器),兔台,万能支架,手术器械 1 套,三通管,动脉夹,气管插管,导尿管,缝合线,1 ml、10 ml、50 ml 注射器,300 ml 烧杯,纱布;1 寸针灸针;1％戊巴比妥钠溶液,1％普鲁卡因溶液,1％肝素生理盐水溶液,液体石蜡,肝素(1 000 U/ml)。

【实验步骤】

(1)开启生理机能实验系统,预热、调零后,连接压力、张力、温度、记滴传感装置,开通血压、呼吸、体温、尿量记录通道。

(2)取家兔称重,自耳缘静脉注射 1％戊巴比妥钠溶液(3 ml/kg)进行全身麻醉。再经耳缘静脉注射肝素(1 000 U/ml,1 ml/kg)以全身肝素化。

(3)将家兔固定,剪去颈部毛,沿甲状软骨下缘正中做长 5~6 cm 的纵切口。

(4)用止血钳钝性分离气管,穿单线,在气管上做倒"T"字形切口 0.5~1 cm,插入气管插管,用线结扎固定。

（5）钝性分离左侧颈总动脉,穿双股线。用一股线结扎颈总动脉远心端,动脉夹夹闭近心端,用眼科剪在远心端动脉壁上剪一"V"字形切开,将充满1%肝素生理盐水的动脉导管向心插入颈总动脉,用另一股线结扎固定。松开动脉夹,记录血压。

（6）剪去上腹部兔毛,在剑突下剪一个长2～3 cm的皮肤切口,沿正中线切开肌肉,暴露剑突,用悬吊在张力传感器杠杆上的蛙心夹夹住剑突并绷紧,记录呼吸。

（7）将浸过液体石蜡的导尿管插入家兔尿道,排空尿液,连接导尿管与记滴传感器,记录尿量。

（8）将温度传感器的温度探头插入家兔肛门内,记录体温。

（9）记录正常血压、呼吸、尿量、体温5～10 min。

（10）用50 ml注射器于压力传感器系统三通管处进行快速动脉放血,待血压降至40 mmHg时,记录失血性休克状态下各项生理指标5～10 min。

（11）针刺家兔"素髎"穴,捻转提插强刺激5～10 min后留针20 min,记录针刺状态下各项生理指标25～30 min。

（12）对比分析家兔正常、失血性休克、针刺状态下血压、呼吸、体温、尿量数据,写出实验报告。

【注意事项】

（1）麻醉时需注意从耳缘静脉远心端注射,后1/2麻醉药注射要慢,且需密切观察动物的麻醉反应。

（2）压力传感器及动脉插管内应避免气泡存在,传感器需保持与家兔心脏同水平。

（3）切勿随意扳动生物信号处理仪上的各种旋钮、开关,勿随意切换更改显示的各种参数。

（4）生理记录系统监测过程中应及时做实验标记。

（5）注意分工合作,确保实验顺利完成。

实验十九　电针对焦虑模型小鼠行为学的影响

【实验目的】

通过观察电针对焦虑模型小鼠的行为学的影响,证实针灸抗焦虑的作用,进一步增强对针灸治疗情志疾病作用的认识。

【实验对象】

健康成年小鼠,雄性,18～22 g。

【实验材料】

高架十字迷宫图像跟踪系统,小鼠固定板,1 ml注射器,60 cm×60 cm×35 cm塑料盒,电针仪,毫针,3 000 ml玻璃烧杯,秒表,盐酸吗啡注射液,生理盐水,盐酸纳洛酮注射液。

【实验步骤】

（1）催瘾:固定小鼠,皮下注射吗啡(2.95 mg/kg),每日3次,连续5日。第1日皮下注射10倍镇痛半数有效量(ED50)作为起始剂量,第2日、第3日分别每次增加1个和2个镇痛ED50。按照第 9 次给药剂量再维持 2 日。

(2) 戒断：第 15 次给药 3 h 后，腹腔注射纳洛酮(4 mg/kg)，然后立即将小鼠置于 3 000 ml 烧杯内，观察注射纳洛酮 10 min 内小鼠的跳跃等行为反应。以小鼠跳跃次数为主要筛选标准，剔除吗啡成瘾不成功者。

(3) 戒断后焦虑筛选：将被确认为吗啡成瘾的小鼠进行迷宫行为学测试，即开启高架十字迷宫图像跟踪系统进行实验参数设置后，将小鼠轻柔抓起置于迷宫中央区，使其头部正对其中一个开臂，释放后即开始记录 5 min 内小鼠分别进入开臂和闭臂的次数以及在两臂内的滞留时间，以小鼠进入开臂的次数和在开臂滞留的时间分别占进入两臂总次数和在两臂滞留总时间的百分比为标准，剔除焦虑模型造模不成功者。

(4) 电针治疗：从催瘾后当日起开始进行电针治疗。以 0.5 寸毫针刺双侧"三阴交"穴，接电针治疗仪，疏密波，频率 15 Hz 左右，电压 2～4 V，强度以小鼠下肢轻微抖动为度。每日治疗 1 次，每次治疗 15 min，连续治疗 3 日。

(5) 治疗结束后，再次进行高架十字迷宫实验观察电针后小鼠焦虑情况。

(6) 整理实验数据，统计分析实验结果。

【注意事项】

(1) 高架十字迷宫实验和跳台实验操作时应保持实验环境的安静。

(2) 迷宫实验请严格参照高架十字迷宫图像跟踪系统操作规程。

实验二十　综合实验：针灸影响免疫功能的神经、体液因素

神经、体液因素是针灸影响免疫功能的重要环节。本实验要求学生利用自己所学的知识和查阅的资料，设计一套可行的方案，获取神经、体液因素在针灸影响免疫功能中的作用。

【实验目的】

通过自主设计实验，掌握针灸影响免疫功能的研究现状、针灸影响免疫功能的作用环节、神经体液因素与针灸调整免疫功能的实验技术及针灸影响免疫功能神经体液因素的相关指标检测方法。

【实验条件】

动物中心、针灸实验室、生化实验室和免疫实验室。

【实验步骤】

1. 立题　以实验小组为单位，利用图书馆和互联网查阅相关的文献资料，了解国内外研究现状。经过小组集体酝酿、讨论，确立一个既有科学性又有一定创新的题目。但是，一定要注意实验方案不可过大或脱离现实条件，应强调其可操作性。初步选题后，由指导老师根据设计方案的目的性、科学性、创新性和可行性进行初审，然后与同学一起对实验方案进行论证。

2. 方案设计

(1) 题目、班级、设计者。

(2) 立题依据(研究的目的、意义，以及欲解决的问题和国内外研究现状)。

（3）实验动物品种、性别、规格和数量。

（4）实验器材与药品（器材名称、型号、规格和数量；药品或试剂的名称、规格、剂型和使用量），包括特殊仪器与药品需要。

（5）实验方法与操作步骤，包括实验的技术路线、实验的进程安排、每个研究项目的具体操作过程，以及设立的观察指标和指标的检测手段。

（6）观察结果的记录表格制作。

（7）可能遇到的困难、问题和解决的措施。

（8）注明参考文献。

3. 实验准备　根据实验的设计方案列出实验所需的动物、器械、药品的预算清单，在实验前1～2周提交指导老师。

4. 预实验　按照实验设计方案和操作步骤认真进行预实验。在预实验过程中，学生要做好各项实验的原始记录。实验结束后，应及时整理实验结果，发现、分析预实验中存在的问题和需要改进、调整的内容，并向指导老师进行汇报。得到老师的同意之后，在正式实验时加以更正。

5. 正式实验　按照修改后的实验设计方案和操作步骤认真进行正式实验，做好各项实验的原始记录。实验结束后，及时整理实验数据。

6. 实验结果的记录、归纳与分析　各实验小组在实验过程中要认真记录实验结果，对所记录的实验数据进行归纳和处理，汇报实验的结果。

7. 撰写实验报告　内容包括以下方面：① 实验题目、组员姓名、班级和指导教师姓名；② 摘要、关键词；③ 综述（实验原理和研究进展）；④ 材料与方法；⑤ 实验结果；⑥ 结果分析；⑦ 问题与讨论；⑧ 参考文献。

8. 实验汇报　按照课题名称、选题背景、研究目标、实验方法、实验结果、结果分析及讨论、结论的顺序制作 ppt 文件（幻灯），由指导老师组织评议。

【实验说明】

（1）实验所涉及的仪器、试剂、消耗品等，可咨询实验室相关老师。

（2）免疫功能范围较广，可根据自己的兴趣和资料查询结果确定一个方面即可。

（3）神经、体液因素包含多方面，设计时围绕一个方面即可。

（4）针灸方法种类较多，可根据实验设计要求选择。

【注意事项】

（1）遵守实验室各项规章制度，爱护仪器设备，爱护动物，遵循"3R"原则。

（2）在实验设计时应注意可行性，切忌脱离现实条件。

（3）实验过程不得危害人体健康和污染环境。

（4）小组成员应加强团队协作。

附　录

一、小鼠的常用针灸穴位

小鼠常用针灸穴位的穴名、定位、解剖、刺灸法见附表-1,穴位示意图见附图-1。

附表-1　小鼠的常用针灸穴位

穴名	定　位	解　剖	刺　灸　法
水沟	鼻尖下正中处	皮下为口轮匝肌,有上唇动、静脉和眶下神经、面神经的分支分布	直刺或向上斜刺1 mm
百会	顶骨正中	皮下有第3与第4颈脊神经分布,枕小神经及颈外动、静脉分支分布	直刺或向上斜刺1 mm
风府	枕骨顶嵴后枕寰关节背凹陷处	皮下是夹肌和头背侧大直肌起点,有耳后动、静脉及枕小神经分布	直刺或向上斜刺1 mm
耳尖	耳尖背侧	皮下为耳郭软骨,有耳后动、静脉和耳后神经分布	沿耳郭向下平刺1 mm
承浆	下唇正中毛际下0.1 cm	皮下为口轮匝肌,下唇动、静脉和颏神经分布	向后斜刺1 mm
膻中	胸骨正中线上,平第4、第5肋间	皮下为胸廓内动、静脉和第4肋间神经分布	直刺1～2 mm,可灸
中脘	脐前方,脐与剑突连线的中点处	在腹白线上,有腹壁前动、静脉分支和第10肋间神经分布	斜刺1～2 mm
神阙	脐正中	在腹白线上,有腹壁前、后动、静脉分支和腰神经分布	艾灸,禁针
关元	脐后方1 cm处	在腹白线上,有腹壁后动、静脉分支和腰神经分布	斜刺1.5 mm
大椎	第7颈椎与第1胸椎棘突间的凹陷中	刺入棘间肌及棘间韧带,有颈横动、静分支和第8颈神经背支分布	直刺3 mm,可灸
肺俞	第3胸椎下两旁肋间,背正中线旁开3 mm	皮下有肋间肌,有肋间神经及肋间动、静脉分布	向内下方斜刺1 mm,可灸
心俞	第5胸椎下两旁肋间,背正中线旁开3 mm	皮下有肋间肌,有肋间神经及肋间动、静脉分布	向内下方斜刺1 mm,可灸
膈俞	第7胸椎下两旁肋间,背正中线旁开3 mm	皮下有肋间肌,有肋间神经及肋间动、静脉分布	向内下方斜刺1 mm,可灸

续　表

穴名	定　位	解　剖	刺灸法
脊中	在第 11 与第 12 胸椎棘突间	在背最长肌、多裂肌之间,有脊神经后支及肋间动、静脉背支分布	向内下方斜刺 1 mm,可灸
脾俞	第 12 胸椎下两旁肋间,背正中线旁开 3 mm	皮下有肋间肌,有肋间神经及肋间动、静脉分布	向内下方斜刺 1 mm,可灸
命门	背中线上,第 2、第 3 腰椎棘突间	刺入腰背筋膜、棘上韧带、棘间韧带,有第 2 腰动、静脉和神经背支分布	直刺 3 mm,可灸
肾俞	第 2 腰椎后两旁凹陷中	皮下为背最长肌和髂肋肌,有腰动、静脉分支和第 2 腰神经分布	向内下方斜刺 4 mm
曲池	桡骨近端的关节外侧前方的凹陷中	在腕桡侧伸肌与指总伸肌之间,有桡神经及正中动、静脉分布	直刺 2 mm,可灸
尺泽	在肘弯横纹偏外的凹陷中	皮下有肱二头肌长头,有臂动、静脉桡支及桡神经、肌皮神经分布	直刺 1～2 mm,可灸
少海	前肢肘关节内侧横纹与肱骨髁间凹陷中	皮下有肘肌和尺侧上动、静脉及尺神经分布	直刺 1～2 mm,可灸
手三里	前臂背外侧上 1/4 分点处的肌沟中	刺入腕桡侧伸肌与指总伸肌之间,有桡动、静脉和桡神经分布	直刺 2 mm,可灸
内关	前肢内侧,腕关节上方 0.3 cm 处的桡、尺骨间	刺入腕桡侧屈肌与指深屈肌之间,有骨间后动、静脉和正中神经分布	直刺 1～2 mm,可灸
外关	前肢外侧,距腕关节 2 mm 左右的尺桡骨间	在指总伸肌与指侧伸肌之间,皮下有皮神经背支,深部有桡神经、正中神经的分支及桡动、静脉分支及分布	直刺 1～2 mm,可灸
神门	前肢内侧腕部横纹尺骨边缘	皮下有腕尺侧屈肌,有尺动、静脉及尺神经掌支分布	直刺 1 mm,可灸
太渊	腕横纹之桡侧凹陷处	皮下有腕桡侧屈肌,有桡动、静脉及桡神经浅支分布	直刺 1 mm
合谷	前肢第 1、第 2 掌骨之间	皮下为指伸肌腱,有指背侧总动、静脉和神经分布	直刺 1 mm,可灸
后溪	第 5 掌骨头后方掌横纹头	皮下有第 5 指展肌,有第 5 指固有动脉、静脉及尺神经的掌支分布	直刺 1～2 mm,可灸
八邪	前肢第 1～4 指间,指蹼缘后方赤白肉际处	皮下有骨间肌,有掌心动、静脉分支及桡浅神经、指掌侧总神经、尺神经掌支的分支分布	直刺 1～2 mm,可灸
环跳	后肢髋关节上缘 0.3 cm 处	皮下为臀浅肌和臀中肌,有臀后动、静脉分支和臀后神经分布	直刺 5 mm,可灸
阳陵泉	小腿外侧,在腓骨头前下方凹陷处,距足三里上外侧约 2 mm	在腓骨头前下方凹陷处,皮下有股二头肌,有膝下外侧动、静脉和腓浅、深神经分布	直刺 2～3 mm,可灸

穴名	定　位	解　剖	刺　灸　法
足三里	膝关节下方,腓骨头下 0.3 cm 处的肌沟中	刺入胫、腓骨间隙,皮下为趾长伸肌、胫骨前肌,有胫前动、静脉和腓神经分布	直刺 3 mm,可灸
三阴交	后肢内踝尖上 0.5 cm 处	皮下为趾深屈肌腱,有隐动脉、隐大静脉和胫后动、静脉及胫神经分布	直刺 1.5 mm,可灸
昆仑	后肢外踝与跟腱之间的凹陷中	在趾浅屈肌与腓长肌外侧头及比目鱼肌肌腱之间,有隐动脉及大隐静脉的分支及腓浅神经分布	直刺 1 mm,可灸
照海	后肢内踝下 1 mm	皮下有跖方肌,有胫后动脉静脉及隐神经分布	直刺 1 mm,可灸
申脉	后肢外踝正下方凹陷中	皮下有跖方肌,神经与血管的分布与跟端相同	直刺 1 mm,可灸
太冲	后肢足背第 1 与第 2 跖骨间凹陷处	皮下有趾短伸肌,有胫前动、静脉的足背分支及腓深神经分布	直刺 1 mm,可灸
八风	后肢足背第 1～5 跖趾关节后缘	皮下有趾短伸肌腱,有趾背动、静脉及跖骨背动脉、趾总神经分布	直刺 1 mm,可灸
涌泉	后足掌心前正中	有蚓状肌,有跖骨底动、静脉及足底内侧神经分布	直刺 1 mm
长强	尾根与肛门之间的凹陷中	皮下有肛外括约肌及骶坐耻尾肌,有阴部神经及阴部动、静脉分布	向前上方斜刺 3 mm

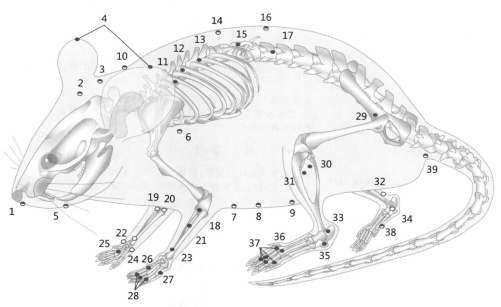

附图-1　小鼠的常用针灸穴位图

● 表示在外侧面　◒ 表示在背腹/四肢中线　○ 表示在内侧面

1. 水沟　2. 百会　3. 风府　4. 耳尖　5. 承浆　6. 膻中　7. 中脘　8. 神阙　9. 关元　10. 大椎　11. 肺俞　12. 心俞　13. 膈俞　14. 脊中　15. 脾俞　16. 命门　17. 肾俞　18. 曲池　19. 尺泽　20. 少海　21. 手三里　22. 内关　23. 外关　24. 神门　25. 太渊　26. 合谷　27. 后溪　28. 八邪　29. 环跳　30. 阳陵泉　31. 足三里　32. 三阴交　33. 昆仑　34. 照海　35. 申脉　36. 太冲　37. 八风　38. 涌泉　39. 长强

二、大鼠的常用针灸穴位

大鼠常用针灸穴位的穴名、定位、解剖、刺灸法见附表-2，穴位示意图见附图-2。

附表-2 大鼠的常用针灸穴位

穴名	定 位	解 剖	刺 灸 法
水沟	唇裂鼻尖下 1 mm 正中处	皮下为提鼻唇肌及口轮匝肌，有三叉神经的鼻外神经及面神经、颊肌神经，上唇动、静脉及颌外动、静脉分布	直刺或向上刺 1 mm
百会	顶骨正中	皮下有第 3、第 4 颈脊神经分支，枕小神经及颈外动、静脉分支分布	向前或后斜刺 2 mm，可灸
风府	枕骨顶嵴后枕寰关节背凹陷处	皮下是夹肌和头背侧大直肌起点，有耳后动、静脉及枕小神经分布	毫针或三棱针向后下方斜刺 1 mm
耳尖	耳尖后缘	皮下为耳郭软骨，有耳前动、静脉，耳后动、静脉吻合支及耳后神经分布	沿耳郭横刺 2 mm
阳白	眼球直上 3 mm	在额肌中，有额动、静脉，布有额神经外侧支	向下斜刺 0.5～1 mm
四白	眼球直下，当眶下孔凹陷处	在眶下孔处，有眼外肌，有面动、静脉分支，眶下动、静脉，有面神经分支，当眶下神经处	向内下斜刺 0.5～1 mm
颊车	下颌角前上方约 1 mm	下颌角前方，有咬肌；有咬肌动、静脉；布有耳大神经，面神经分支及咬肌神经	直刺 1 mm
承浆	下唇毛际下 1 mm	皮下有口轮匝肌，有下唇动、静脉及下颌神经分布	向后下斜刺 1 mm
膻中	腹正中线上，平第 4 肋间	在胸骨正中线上，有肋间动、静脉及第 4 肋间神经前支分布	直刺 1.5 mm，可灸
中脘	脐上约 20 mm	在腹中线上，皮下有腹壁动、静脉及第 10 胸椎节段脊神经分布	直刺 2 mm，可灸
神阙	脐中央	在腹中线上，皮下有腹壁浅动、静脉分支和腹壁下动、静脉及第 12 胸椎到第 2 腰椎节段脊神经发出的腹壁神经分布	禁针，可灸
关元	脐下约 25 mm 处	在腹中线上，皮下有腹壁浅动脉	直刺 2 mm，可灸
大椎	第 7 颈椎与第 1 胸椎间，背部正中	刺入棘间肌及棘间韧带，有第 8 颈神经及第 1 胸神经后支分布，有锁骨下动脉分支、颈横动脉分支供应血液	直刺 5 mm，可灸
肺俞	第 3 胸椎下两旁肋间，背正中线旁开 6 mm	皮下有肋间肌，有肋间神经及肋间动、静脉分布	直刺 6 mm，可灸
心俞	第 5 胸椎下两旁肋间，背正中线旁开 6 mm	皮下有肋间肌，有肋间神经及肋间动、静脉分布	直刺 6 mm，可灸
膈俞	第 7 胸椎下两旁肋间，背正中线旁开 6 mm	皮下有肋间肌，有肋间神经及肋间动、静脉分布	直刺 6 mm，可灸
脊中	在第 11 与第 12 胸椎棘突间	在背最长肌、多裂肌之间，有脊神经后支及肋间动、静脉背支分布	直刺 4 mm
脾俞	第 12 胸椎下两旁肋间，背正中线旁开 6 mm	皮下有肋间肌，有肋间神经及肋间动、静脉分布	直刺 6 mm，可灸

穴名	定 位	解 剖	刺 灸 法
京门	侧腰部,当第 13 肋骨游离端的下际处	腹内、外斜肌及腹横肌,有第 12 肋间动、静脉,布有第 12 肋间神经	直刺 1～2 mm,可灸
命门	背正中线上,第 2 腰椎棘突下凹陷处	皮下有棘上韧带、棘间韧带、弓间韧带,有第 2 腰神经后支的内侧支和伴行的动、静脉以及棘间的椎外(后)静脉丛,第 1 腰神经后支的分支和第 1 腰动、静脉背侧支的分支或属支	直刺 4 mm,可灸
肾俞	在第 2 腰椎下两旁,背正中线旁开 6 mm	皮下有多裂肌、腰最长肌,有腰髂动脉的腰支、腰静脉、第 2 腰椎节段侧脊神经分布	直刺 6 mm,可灸
次髎	第 2 骶后孔中,约当髂后上棘与背正中线之间	在臀大肌起始部,当骶外侧动、静脉后支处,为第 2 骶神经后支通过处	直刺 3～4 mm,可灸
曲池	桡骨近端的关节外侧前方凹陷中	在腕桡侧伸肌与指总伸肌之间,有桡神经及正中动、静脉分布	直刺 4 mm,可灸
曲泽	前肢肘弯中,当肱二头肌腱的尺侧缘	在肱二头肌腱的尺侧,肱动、静脉处,布有正中神经的主干	直刺 2～3 mm,可灸
尺泽	在肘弯横纹偏外的凹陷中	皮下有肱二头肌长头,有臂动、静脉桡支及桡神经、肌皮神经分布	直刺 3 mm,可灸
少海	前肢肘关节内侧横纹与肱骨髁间凹陷中	皮下有肘肌和尺侧上动、静脉及尺神经分布	直刺 3 mm,可灸
手三里	在曲池穴下 10 mm 左右肌肉形成的皱褶处	在腕桡侧伸肌与指总伸肌之间,有桡动、静脉返支和桡神经分布	直刺 5 mm,可灸
间使	腕横纹上 4～5 mm,掌长肌腱与桡侧腕屈肌腱之间	掌长肌腱与桡侧腕屈肌腱之间,有指浅屈肌,深部为指深屈肌,前臂正中动、静脉,深部为前臂掌侧骨间动、静脉,布有前臂内、侧皮神经,其下为正中神经,深层为前臂掌侧骨间神经	直刺 1～2 mm,可灸
内关	前肢内侧,离腕关节约 3 mm 的桡尺骨缝间	在趾深屈肌之间,有正中神经和正中动、静脉分布	直刺 1 mm,可灸
外关	前肢外侧,距腕关节 3 mm 左右的尺桡骨间	在指总伸肌与指侧伸肌之间,皮下有皮神经背支,深部有桡神经、正中神经的分支及桡动、静脉分支及分布	直刺 1 mm,可灸
神门	前肢内侧腕部横纹尺骨边缘	皮下有腕尺侧屈肌,有尺动、静脉及尺神经掌支分布	直刺 1 mm,可灸
大陵	腕横纹中央,掌长肌腱与桡侧腕屈肌腱之间	掌长肌腱与桡侧腕屈肌腱之间,有拇长屈肌和指伸屈肌腱,有腕掌侧动静脉网,布有前臂内侧皮神经、正中神经掌支,深层为正中神经本干	直刺 1 mm,可灸
太渊	腕横纹的桡侧凹陷处	皮下有腕桡侧屈肌,有桡动、静脉及桡神经浅支分布	直刺 1 mm,可灸
合谷	前肢第 1 与第 2 掌骨之间	皮下有腕桡侧伸肌的肌腱,深部有拇短屈肌,有桡神经分支及正中动、静脉的分支分布	直刺 1 mm,可灸
后溪	第 5 掌骨头后方掌横纹头	皮下有第 5 指展肌,有第 5 指固有动、静脉及尺神经的掌支分布	直刺 2.5 mm,可灸

续　表

穴名	定　位	解　剖	刺灸法
劳宫	掌心，第3与4掌骨之间偏于第3掌骨	在第3与第4掌骨之间，下有掌腱膜，第2蚓状肌及指浅、深屈肌腱，有骨间肌，有指掌侧总动脉，布有正中神经的掌侧神经支	直刺0.5 mm，可灸
八邪	前肢第1~4指间，指蹼缘后方赤白肉际处	皮下有骨间肌，有掌心动、静脉分支及桡浅神经、指掌侧总神经、尺神经掌支的分支分布	向掌心斜刺2 mm
中冲	中指末节尖端中央	有指掌侧固有动、静脉所形成的动、静脉网分布，为正中神经的指掌侧固有神经分布处	直刺0.5 mm
环跳	后肢髋关节后上缘	皮下有臀浅肌、股二头肌及臀中肌，有髂外动脉、静脉分支及臀后神经及坐骨神经分布	直刺7 mm，可灸
伏兔	髂前上棘与髌底外侧端的连线上，髌骨外上缘上15 mm	股直肌的肌腹中，有旋股外侧动、静脉分支，布有股前皮神经及股外侧皮神经	直刺6 mm，可灸
阳陵泉	小腿外侧，在腓骨头前下方凹陷处，距足三里上外侧约3 mm	在腓骨头前下方凹陷处，皮下有股二头肌，有膝下外侧动、静脉和腓浅、深神经分布	直刺6 mm，可灸
足三里	膝关节后外侧，在腓骨头下约3 mm处	在胫腓骨间隙中，皮下有腓骨肌，有腓神经及胫前动、静脉分布	直刺7 mm，可灸
承山	腓肠肌两肌腹之间凹陷的顶端处	在腓肠肌两肌腹交界下端，有小隐静脉，深层为股后动、静脉，布有腓肠内侧皮神经，深层为胫神经	直刺5 mm，可灸
三阴交	后肢内踝尖直10 mm	皮下有趾深屈肌，有胫神经及胫后动、静脉分布	直刺5 mm，可灸
昆仑	后肢外踝与跟腱之间的凹陷中	在趾浅屈肌与腓长肌外侧头及比目鱼肌肌腱之间，有隐动脉及大隐静脉的分支及腓浅神经分布	直刺3 mm，可灸
太溪	内踝高点与跟腱后缘连线的中点凹陷处	有胫后动、静脉分布，有小腿内侧皮神经，当胫神经经过处	直刺3 mm，可灸
大钟	太溪穴下2 mm稍后，当跟腱内缘处	皮下有胫后动、静脉分布，布有下肢内侧皮神经，当胫神经经过处	直刺1.5 mm，可灸
照海	后肢内踝下1 mm	皮下有跖方肌，有胫后动、脉静脉及隐神经分布	直刺1.5 mm，可灸
申脉	后肢外踝正下方凹陷中	皮下有跖方肌，有隐动脉及大隐静脉的分布及腓浅神经分布	直刺0.5 mm，可灸
京骨	第5跖骨粗隆下方，赤白肉际处	在小趾外展肌下方，有足底外侧动、静脉，布有足背外侧皮神经，深层是足底外侧神经	直刺0.5 mm，可灸
太冲	后肢足背第1与第2跖骨间凹陷处	皮下有趾短伸肌，胫前动、静脉的足背分支及腓深神经分布	直刺1 mm，可灸
八风	后肢足背第1~5跖趾关节后缘	皮下有趾短伸肌腱，有趾背动、静脉及跖骨背动脉、趾总神经分布	向后方斜刺2 mm
内庭	足背第2与第3趾间纹缝端	有足背静脉网，布有足背内侧皮神经的趾背神经	直刺1 mm，可灸
涌泉	后足掌心前正中	有蚓状肌，有跖骨底动、静脉及足底内侧神经分布	直刺2 mm，可灸
长强	尾根与肛门之间的凹陷处	皮下有肛外括约肌及髂坐耻尾肌，有阴部神经及阴部动、静脉分布	直刺6 mm

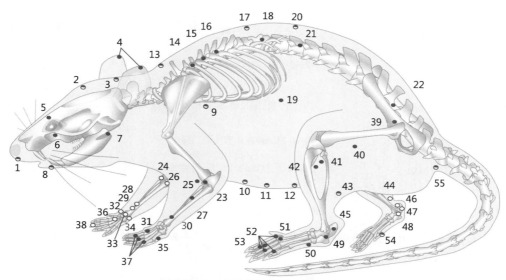

附图-2　大鼠的常用针灸穴位图

● 表示在外侧面　　◑ 表示在背腹/四肢中线　　○ 表示在内侧面

1. 水沟　2. 百会　3. 风府　4. 耳尖　5. 阳白　6. 四白　7. 颊车　8. 承浆　9. 膻中　10. 中脘　11. 神阙
12. 关元　13. 大椎　14. 肺俞　15. 心俞　16. 膈俞　17. 脊中　18. 脾俞　19. 京门　20. 命门　21. 肾俞
22. 次髎　23. 曲池　24. 曲泽　25. 尺泽　26. 少海　27. 手三里　28. 间使　29. 内关　30. 外关　31. 神门
32. 大陵　33. 太渊　34. 合谷　35. 后溪　36. 劳宫　37. 八邪　38. 中冲　39. 环跳　40. 伏兔　41. 阳陵泉
42. 足三里　43. 承山　44. 三阴交　45 昆仑　47. 太溪　47. 大钟　48. 照海　49. 申脉　50. 京骨　51. 太冲
52. 八风　53. 内庭　54. 涌泉　55. 长强

三、家兔的常用针灸穴位

家兔常用针灸穴位的穴名、定位、解剖、刺灸法见附表-3,穴位示意图见附图-3。

附表-3　家兔的常用针灸穴位

穴名	定　　位	解　　剖	刺　灸　法
顺气	上腭褶前方,门齿后缘 2 mm 处,两侧鼻腭管开口处	刺入鼻腭管中	用三棱针或细草茎涂油后插入 1～1.5 cm,剪其外露部分后留置其中
水沟（山根）	鼻下唇裂上端正中处	有口轮匝肌,上唇动、静脉和眶下神经的分支	向上斜刺 0.2～0.3 cm 或三棱针点刺
迎香	鼻孔外侧上端,有毛与无毛交界处	有鼻翼提肌,上层动脉,眶下动、静脉及鼻外侧静脉和面神经上颊支分布	向内上方斜刺 0.2～0.3 cm
承泣	眼眶下缘中点处	刺入眼球和眶下缘之间,有眼轮匝肌和眼球下直肌,下斜肌,眶下动、静脉,眼动、静脉分支,动眼神经、眶下神经、面神经颧支分布	上推眼球,针沿眶下缘直刺 0.2～0.5 cm
睛明	内眼角,上下眼睑交界处	皮下有眼轮匝肌结缔组织,有三叉神经的眼神经和眼角动、静脉分布	推开眼球,向内下方斜刺 0.2～0.3 cm

续 表

穴名	定 位	解 剖	刺 灸 法
丝竹空	眉上外端处	有眼轮匝肌,颞浅动、静脉和面神经颞眶支分布	向外上平刺 0.5～1 cm,不灸
瞳子髎	眼外角旁开 0.5 cm 处	有眼轮匝肌,颞浅动、静脉和面神经颞颞支分布	向外平刺0.3～0.5 cm,不灸
太阳	外眼角后上方颞窝中	深部有颞深神经和颞浅动、静脉	直刺0.2～0.3 cm
听宫	耳根部,耳屏切迹正下方开口呈凹处	有颞浅动、静脉的耳前支,面神经及耳后神经分支分布	开口,直刺0.3～0.5 cm
耳尖	耳尖背侧血管上	刺入耳郭后静脉	点刺出血
风府（天门）	枕骨顶嵴后方,枕寰关节背侧凹陷中	刺入项韧带及两侧夹肌,头半棘肌之间,有颈外动、静脉和第1颈神经背支分布	压头,直刺0.8～1 cm,不宜深刺,禁灸
风池	寰椎翼前缘直上方凹陷中	刺入头夹肌,头上斜肌,有枕动、静脉和第1颈神经分支分布	向后下方斜 0.5～0.8 cm,可灸
大椎	背中线上,第 7 颈椎与第 1 胸椎棘突间	刺入棘上韧带、棘间韧带,有第8颈神经背支和颈上动、静脉分布	顺棘突方向直刺1～1.5 cm,可灸
陶道	背中线上,第1、第2胸椎棘突间	刺入腰背筋膜、棘上韧带、棘间韧带,有第1胸神经和肋间动、静脉背支分布	顺棘突方向斜刺0.5～1 cm,可灸
肺俞	第 3 胸椎下旁开 1.5 cm 处	刺入髂肋肌沟中,有第3胸神经背支及第3肋间动、静脉分布	沿肩胛骨软骨内侧向内下斜刺 0.5～1 cm,可灸
身柱	背中线上,第3、第4胸椎棘突间	刺入腰背筋膜、棘上韧带、棘间韧带,有第3胸神经和肋间动、静脉背支分布	顺棘突方向斜刺0.5～1 cm,可灸
天宗	肩胛冈中点后方冈下窝中	刺入冈下窝中,有旋肩胛动、静脉分支和肩胛上神经分布	直 0.5～0.8 cm 刺,可灸
心俞	第 5、第 6 胸椎棘突间旁开 1.5 cm 处	刺入髂肋肌沟中,有第5胸神经背支及第5肋间动、静脉背支分布	向内下方斜刺 0.5～1 cm,可灸
至阳	背中线上,第7、第8胸椎棘突间	刺入腰背筋膜、棘上韧带、棘间韧带,有第7胸神经和肋间动、静脉背支分布	顺棘突方向斜刺0.5～1 cm,可灸
筋缩	背中线上,第9、第10胸椎棘突间	刺入腰背筋膜、棘上韧带、棘间韧带,有第9胸神经和肋间动、静脉背支分布	顺棘突间斜刺0.5～0.8 cm,可灸
肝俞	第9、第10胸椎棘突间旁开 1.5 cm 处	刺入髂肋肌沟中,有第9胸神经和肋间动、静脉背支分布	向内下方斜刺 0.5～1 cm,可灸
脾俞	第 11、第 12 胸椎棘突间旁开 1.5 cm 处	刺入髂肋肌沟中,有第11胸神经和肋间动、静脉背支分布	向内下方斜刺 0.5～1 cm,可灸
三焦俞	第 1、第 2 腰椎棘突间旁开 1.5 cm 处	刺入髂肋肌沟中,有第1腰动、静脉和神经背支分布	向下斜刺0.5～1 cm,可灸

续　表

穴名	定　位	解　剖	刺　灸　法
命门	背中线上,第2、第3腰椎棘突间	刺入腰背筋膜、棘上韧带、棘间韧带,有第2腰神经和腰动、静脉背支分布	直刺0.2～0.3 cm,可灸
肾俞	第2、第3腰椎棘突间旁开1.5 cm处	刺入髂肋肌沟中,有第2腰动、静脉和神经背支分布	向下斜刺0.5～1 cm,可灸
腰阳关	背中线上第4、第5腰椎棘突间	刺入腰背筋膜、腰棘上韧带、棘间韧带,有第4腰神经和腰动、静脉侧支分布	直刺0.2～0.3 cm,可灸
百会(十七椎)	第7腰椎与第1荐椎棘突间	刺入腰背筋膜、棘上韧带、棘间韧带,有腰动、静脉和神经背支分布	直刺0.5～1 cm,可灸
催情	髋结节内侧前缘与第6腰椎横突后缘间	刺入背最长肌,有第6腰动、静脉和神经背支分布	向后内方刺入3～4 cm,针尖达卵巢附近,最好用电针
环跳	股骨大转子与最后荐椎棘突连线后1/3折点处	刺入股二头肌、臀浅肌、臀中肌,有臀后动、静脉和神经分布	直刺1～2 cm,可灸
腰俞(尾根)	背中线上,第4腰椎与第1尾椎棘突间	刺入荐尾棘上韧带、棘间肌,有荐尾神经和髂内、荐中动、静脉分布	直刺0.2～0.3 cm,可灸
尾尖(回气)	尾末端	有尾动、静脉和神经分布	点刺出血或直刺0.5～1 cm
长强(后海)	尾根与肛门之间的凹陷中	刺入肛门外括约肌与尾肌之间的疏松结缔组织中,有阴部内动、静脉及阴部神经、直肠后神经分布	稍向前上方刺入2～3 cm,可施穴位注射或埋线,可灸
会阴	肛门与阴茎根部(雄性)或阴唇上联合(雌性)之间	刺入坐骨海绵体肌(雄性)或阴门外括约肌(雌性)与肛门外括约肌之间,有会阴动、静脉和神经分布	直刺0.3～0.5 cm,可灸
中脘	腹中线上,脐与剑状软骨连线中点处	刺入腹白线,有第7、第8肋间神经腹支和腹壁前动、静脉分支分布	直刺0.3～0.5 cm,可灸
天枢	脐旁开3 cm处	刺入腹直肌,有腹壁后浅动、静脉分支和最后肋间神经分支分布	直刺0.3～0.5 cm,可灸
大包	第7肋间中点处	刺入肋间肌,有胸背动、静脉,第7肋间动、静脉及神经,胸长神经分支分布	向下斜刺0.5～0.8 cm,可灸
期门	第6肋间肋骨与肋软骨交界处	刺入腹内、外斜肌腱膜及腹横肌中,有第6肋间动、静脉和神经腹侧支分布	斜刺0.2～0.3 cm,可灸
乳基(乳根)	每个乳头外侧缘	刺入乳腺筋膜,深部为乳腺组织,有乳动、静脉和神经网	向内斜刺0.2～0.3 cm
膻中	胸正中线上,平第4肋间隙处约当胸骨后1/3折点处	刺入两侧胸肌交界处,有胸外动、静脉,胸肌神经和第4肋间神经腹支分布	平刺0.3～0.5 cm,可灸
承浆	下唇正中有毛无毛交界处	刺入口轮匝肌下缘,有下唇动、静脉和下颌神经的颏神经分布	斜刺0.2～0.3 cm,可灸

续　表

穴名	定　位	解　剖	刺　灸　法
内关	前臂下 1/6 折点处内侧,桡、尺骨间隙中	刺入腕桡侧屈肌与指浅屈肌腱之间,深达桡、尺骨间,有正中动、静脉和神经分布	直刺 0.5～0.8 cm,可灸
神门	腕部掌外侧凹陷中,当尺骨远端与尺腕骨之间	刺入腕尺侧屈肌腱与趾浅屈肌腱之间,有尺动、静脉及腕掌侧静脉网和尺神经分布	直刺 0.2～0.3 cm,可灸
少冲	小指桡侧,爪根角旁开 0.1 cm 处	有指掌侧固有动、静脉及神经形成的血管网和末梢神经网	向后斜刺 0.2～0.3 cm 或点刺出血,可灸
中冲	第 3 指掌侧顶端正中,距爪根 0.1 cm	有指掌侧固有动、静脉及神经形成的血管神经网	直刺 0.1～0.2 cm,或点刺出血,可灸
少商	第 1 指桡侧,爪根角旁开 0.1 cm 处	有指掌侧固有动、静脉及神经形成的血管网和末梢神经网	直刺 0.1 cm 或点刺出血,可灸
商阳	第 2 指桡侧,爪根角旁开 0.1 cm 处	有第2指伸肌腱,指及掌背侧动、静脉网,指掌侧固有神经	直刺 0.1 cm 或点刺出血,可灸
关冲	第 4 指尺侧,爪根角旁开 0.1 cm 处	有指掌侧固有动、静脉及神经形成的血管神经网	直刺 0.1～0.2 cm 或点刺出血,可灸
少泽	小指尺侧,爪根角旁开 0.1 cm 处	有指掌侧固有动、静脉及神经和指背侧动脉、神经形成的血管、神经网	向后斜刺 0.2～0.3 cm 或点刺出血,可灸
指间(八邪)	第 1～5 指间缝纹端	刺入指部肌肉达掌骨头之间,有掌背侧总动、静脉及指背侧神经和尺神经背支分布	向掌骨间平刺 0.3～0.5 cm
合谷	掌背侧第 1、第 2 掌骨间,约当第 2 掌骨中点桡侧	刺入骨间肌中,深达指深后肌腱,有桡动脉、神经和正中动、静脉及神经分布	直刺或稍向后斜刺 0.2～0.5 cm,可灸
阳谷	桡腕关节背外侧,尺骨远端与尺腕骨之间凹陷中	刺入腕尺侧伸肌与腕尺侧屈肌之间,有腕背侧动脉、尺神经分布	直刺 0.2～0.3 cm,可灸
外关	前臂下 1/6 折点处外侧,桡、尺骨缝中	刺入指总伸肌与第 4 指固有伸肌之间,有桡动、静脉及神经分布	稍向前斜刺 0.3～0.5 cm,可灸
四渎	前臂上 1/3 折点处外侧,桡、尺骨缝中	刺入指总伸肌与第 4 指固有伸肌之间,有骨间背侧动、静脉和桡神经分布	直刺 0.5～0.8 cm,可灸
手三里(前三里)	桡骨前缘曲池穴下 1.5 cm,当前臂上 1/6 折点,桡骨前缘	刺入腕桡侧伸肌偏尺侧,有桡动脉、神经及前臂背侧皮神经分布	直刺 0.3～0.5 cm,可灸
少海	肘关节内侧,臂骨内上髁前方凹陷中	刺入臂肌,有尺侧动、静脉和前臂内侧皮神经、正中神经肌支分布	直刺 0.3～0.5 cm,可灸
曲池	肘关节外侧前部凹陷中	刺入腕桡侧伸肌起始部,有桡动脉、神经,头静脉和前臂背侧皮神经分布	直刺 0.5～1 cm,可灸
曲泽	肘关节内侧近前部凹陷中	刺入臂二头肌后缘,有臂动、静脉和正中神经分布	直刺 0.5～1 cm,可灸
肘俞	肘窝中关节外侧鹰嘴前方凹陷中	刺入肱三头肌、肘肌,有肱动、静脉及尺神经分布	直刺 0.3～0.5 cm

续 表

穴名	定 位	解 剖	刺 灸 法
尺泽	肘关节内侧前部凹陷中	刺入臂二头肌腱与腕桡侧伸肌之间,有桡侧动、静脉及神经和前臂外侧皮神经分布	直刺 0.5~0.8 cm,可灸
臂臑	肩关节外侧稍下方,即三角形隆起下方凹陷中	刺入三角肌和肱肌交界处,有肱动、静脉和腋神经、桡神经分布	直刺 0.3~0.5 cm,可灸
臑会(抢风)	肩关节后下方,臂骨三角肌隆起后上方凹陷中	刺入三角肌后缘与臂三头肌长头、外侧头交界处,有臂动、静脉及桡神经、腋神经分布	直刺 0.5~1 cm,可灸
曲泉	股骨内髁后缘凹陷中	刺入缝匠肌与半腱肌、半膜肌的止点之间,有隐动、静脉及神经分布	直刺 0.3~0.5 cm,可灸
委中	膝关节正后方凹陷中	穿过股二头肌与半腱肌之间,深达腘肌,有腘动、静脉和胫神经分布	直刺 1~2 cm,可灸
阳陵泉	腓骨头下方凹陷中	刺入胫前肌与腓骨长肌中,有胫前动、静脉和腓神经分布	直刺 0.3~0.5 cm,可灸
足三里(后三里)	小腿背外侧上 1/5 折点处,约当腓骨头下 1.2 cm,胫骨嵴后 1 cm	刺入胫骨前肌与趾长伸肌之间,深层为胫、腓骨间隙,有胫前动、静脉和腓神经分布	直刺 1.5~2.5 cm,可灸
上巨虚	小腿背外侧上 2/5 折点处,约当后三里穴下 1.5 cm	刺入胫骨前肌与趾长伸肌之间,深达胫、腓骨间隙,有胫前动、静脉和腓神经分布	直刺 1~1.5 cm,可灸
丰隆	小腿中点处腓骨后缘	刺入腓骨长肌与趾长伸肌之间,有胫前动、静脉和腓浅神经分布	直刺 0.4~0.6 cm,可灸
阳辅	小腿下 1/4 折点处腓骨头与外踝连线上	刺入趾长伸肌与腓骨长肌之间,有胫前动、静脉和腓神经分布	直刺 0.3~0.5 cm,可灸
三阴交	内踝高点上约 3 cm,约当小腿下 1/5 折点处,胫骨后缘	刺入趾深屈肌前缘与胫骨后缘之间,有胫后动、静脉和胫神经分布	直刺 0.2~0.3 cm,可灸
复溜	小腿下部内侧,小腿下 1/8 折点处跟腱前缘	有隐动、静脉和胫神经分布	直刺 0.2~0.3 cm,可灸
昆仑	踝关节外侧后方,外踝高点与跟结节之间凹陷中	刺入跟腱与趾深屈肌腱之间,有胫前动、静脉和胫神经分布	直刺 0.2~0.3 cm,可灸
太溪	内踝与跟结节之间凹陷中	有胫后动、静脉和胫神经分布	直刺 0.2~0.3 cm,可灸
商丘	内踝高点前下方凹陷中,当内踝与中央跗骨结节之间	有跗内侧动、静脉,大隐动脉和小腿内侧皮神经、腓神经浅支分布	直刺 0.2~0.3 cm,可灸
解溪(追风)	踝关节背侧中部两筋之间	刺入趾长伸肌与胫前肌两腱之间,有胫前动、静脉和腓神经分布	直刺 0.2~0.3 cm,可灸
趾间(八风)	第 2~5 趾间缝纹端	刺入趾部肌肉达跖骨头之间,有趾背侧动、静脉和神经分布	向跖骨间平刺 0.3~0.5 cm

穴名	定　位	解　剖	刺　灸　法
至阴	第 5 趾腓侧，爪根角旁开 0.1 cm 处	有足背动脉,趾跖侧固有动、静脉及神经,足背外侧皮神经分布	直刺 0.1～0.2 cm,可灸
足窍阴	第 4 趾腓侧，爪根角旁开 0.1 cm 处	有趾背、跖侧动、静脉形成的血管网和趾背侧神经分布	直刺或向后斜刺 0.1～0.3 cm,可灸
厉兑	第 2 趾腓侧，爪根角旁开 0.1 cm 处	有趾背侧动、静脉网和腓浅神经的趾背神经分布	直刺 0.2～0.3 cm,或点刺出血,可灸
涌泉	第 2、第 3 跖骨间跖侧，跖骨前 1/3 折点处	刺入趾浅、深层肌腱和跖骨间肌,有足底内侧动、静脉及神经分支分布	直刺 0.3～0.5 cm,可灸
太冲	第 2 趾胫侧，跖骨头后方凹陷中	有第 2 趾伸肌腱、骨间背侧肌,跖背侧动、静脉及神经,足底神经分布	直刺 0.2～0.3 cm,可灸

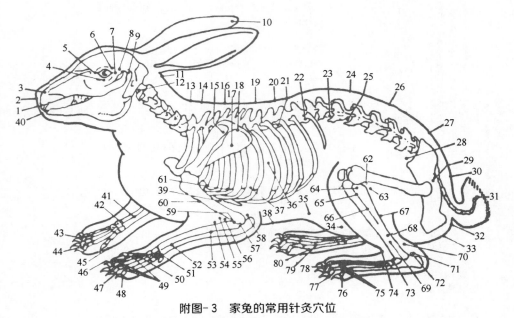

附图-3　家兔的常用针灸穴位

1. 顺气　2. 山根　3. 迎香　4. 承泣　5. 睛明　6. 丝竹空　7. 瞳子髎　8. 太阳　9. 听宫　10. 耳尖　11. 天门　12. 风池　13. 大椎　14. 陶道　15. 肺俞　16. 身柱　17. 天宗　18. 心俞　19. 至阳　20. 筋缩　21. 肝俞　22. 脾俞　23. 三焦俞　24. 命门　25. 肾俞　26. 阳关　27. 百会　28. 催情　29. 环跳　30. 尾根　31. 尾尖　32. 后海　33. 会阴　34. 中脘　35. 天枢　36. 大包　37. 期门　38. 乳基　39. 膻中　40. 承浆　41. 内关　42. 神门　43. 少冲　44. 中冲　45. 少商　46. 商阳　47. 关冲　48. 少泽　49. 指间　50. 合谷　51. 阳谷　52. 外关　53. 四渎　54. 前三里　55. 少海　56. 曲池　57. 曲泽　58. 肘俞　59. 尺泽　60. 臂臑　61. 抢风　62. 曲泉　63. 委中　64. 阳陵泉　65. 后三里　66. 上巨虚　67. 丰隆　68. 阳辅　69. 三阴交　70. 复溜　71. 昆仑　72. 太溪　73. 商丘　74. 追风　75. 趾间　76. 至阴　77. 足窍阴　78. 厉兑　79. 涌泉　80. 太冲

四、猕猴的常用针灸穴位

猕猴常用针灸穴位的穴名、定位、解剖、刺灸法见附表-4,穴位示意图见附图-4。

附表-4　猕猴的常用针灸穴位

穴名	定　位	解　剖	刺灸法
百会	顶骨正中	皮下有第3、第4颈脊神经,枕小神经及颈外动、静脉分支分布	平刺0.5～1寸,可灸
神庭	前额发际直上0.5寸	皮下有腱膜下疏松组织,有滑车上神经和额动静脉的分支等	平刺0.3～0.5寸
印堂	在头部,两眉毛内侧端中间的凹陷中	有滑车上神经和额动、静脉的分支等	平刺0.5～1寸
头维	在头部,额角发际直上约0.5寸,头正中线旁开约4.5寸	皮下有颞肌上缘的帽状腱膜、颅骨外膜。有耳颞神经的颞支,颞浅动、静脉的额支等	向后平刺0.5～0.8寸
阳白	在头部,眉上约1寸,瞳孔直上	眶上神经外侧支和眶上动、静脉外侧支	平刺0.3～0.5寸
承泣	在面部,眼球与眶下缘之间,瞳孔直下	皮下为眼轮匝肌、眶睑肌。浅层有颧神经分支、面神经颧支。深层有面动、静脉分支等	于眶下缘和眼球之间缓慢直刺0.5～1寸
四白	在面部,眶下孔处	皮下为眼轮匝肌、颧睑肌、提上唇肌。浅层有颧神经、眶下神经分支、面神经颧支;深层有眶下动、静脉和神经分布等	直刺0.3～0.5寸
巨髎	目正视,瞳孔直下,平鼻翼下缘处,鼻唇沟的外侧	有面动、静脉及眶下动、静脉;有面神经及眶下神经的分支	直刺0.5～0.8寸
地仓	口角旁约0.4寸,上直对瞳孔	在口轮匝肌中,深层为颊肌;有面动、静脉,面神经和眶下神经分支;深层为颊神经的末支	斜刺或平刺0.5～0.8寸
颊车	在下颌角前上方约1寸处,按之凹陷处,当咀嚼时咬肌隆起最高点处	有咬动、静脉;布有耳大神经、面神经分支及咬肌神经	直刺0.3～0.5寸
瞳子髎	目外眦外侧约0.5寸,眶骨外缘凹陷中	有眼轮匝肌,深层为颞肌;颧眶动、静脉分布处,有颧面神经和颧颞神经,面神经的额颞支	直刺或平刺0.3～0.5寸,不灸
上关	下关穴直上,颧弓上缘凹陷处	有颧眶动、静脉;面神经颧眶支及三叉神经小分支	直刺0.5～1寸
下关	在耳屏前,下颌骨髁状突前方,当颧弓与下颌切迹所形成的凹陷中,闭口有孔,张口即闭,宜闭取穴	为咬肌的起始部;有面横动、静脉,深处为上颌动、静脉。有下颌神经分布	直刺或斜刺0.5～1寸
听会	耳屏间切迹前,下颌骨髁状突后缘,张口凹陷处	颞浅动脉耳前支,深部为颈外动脉和面后静脉。有耳大神经和面神经分布	张口,直刺0.5～1寸
风池	在颈后区,枕骨之下,胸锁乳突肌上端与斜方肌上端之间的凹陷中	皮下有斜方肌、胸锁乳突肌、头夹肌等,枕小神经和枕动、静脉分支	向鼻尖方向斜刺0.8～1.2寸,可灸
风府	在颈后区,枕外隆凸直下,两侧斜方肌之间凹陷中	皮下有项韧带、左右斜方肌肌腱之间,枕大神经和第3枕神经的分支及枕动、静脉分支,深层有枕下神经等	向下颌方向缓慢刺入0.5～1寸,禁灸
迎香	在面部,鼻翼外缘中点旁,鼻唇沟中	皮下为颊肌、提上唇肌。浅层有上颌神经的眶下神经分支,深层有颊囊、面神经颊支等	平刺或斜刺0.3～0.5寸

续 表

穴名	定 位	解 剖	刺 灸 法
水沟	人中沟的上 1/3 与下 2/3 交点处	皮下为提鼻唇肌及口轮匝肌,有三叉神经的鼻外神经及面神经、颊肌神经,上唇动脉、静脉及颌外动脉、静脉等分布	向上斜刺 0.3～0.5 寸
膻中	腹正中线上,平第 4 与第 5 肋间	在胸骨正中线上,有肋间动、静脉及第 4 肋间神经前支分布	平刺 0.3～0.5 寸,可灸
中脘	在上腹部,脐中上约 4 寸,前正中线上	皮下为壁腹膜,主要为第 8 胸神经分支	直刺 1～1.5 寸,可灸
神阙	脐中央	在腹中线上,皮下有腹壁浅动、静脉分支和腹壁下动、静脉及第 12 胸椎到第 2 腰椎节段脊神经发出的腹壁神经分布	禁刺,宜灸
天枢	在腹部,横平脐中,前正中线旁开约 2 寸	皮下有腹直肌,腹壁浅静脉和腹壁上动、静脉分支等	直刺 1～1.5 寸,可灸
关元	在下腹部,脐中下约 3 寸,前正中线上	髂腹下神经的前皮支和腹壁浅动、静脉分支等	直刺 1～2 寸,可灸
中极	在下腹部,脐中下约 4 寸,前正中线上	髂腹下神经的前皮支和腹壁浅动、静脉分支等	直刺 1～1.5 寸
大椎	第 7 颈椎与第 1 胸椎间,背部正中	刺入棘间肌及棘间韧带,下有第 8 颈神经及第 1 胸神经后支分布,有锁骨下动脉分支、颈横动脉分支供应血液	斜刺 0.5～1 寸,可灸
肺俞	在脊柱区,第 3 胸椎棘突下,后正中线旁开 1.5 寸	皮下为竖脊肌,第 3、第 4 胸神经分支及肋间后动、静脉分支等	斜刺 0.5～0.8 寸,可灸
心俞	在脊柱区,第 5 胸椎棘突下,后正中线旁开 1.5 寸	皮下为竖脊肌,第 5、第 6 胸神经分支及肋间后动、静脉分支等	斜刺 0.5～0.8 寸,可灸
肝俞	在脊柱区,第 9 胸椎棘突下,后正中线旁开 1.5 寸	皮下为竖脊肌,第 9、第 10 胸神经分支及肋间后动、静脉分支等	斜刺 0.5～0.8 寸,可灸
脾俞	在脊柱区,第 11 胸椎棘突下,后正中线旁开约 1.5 寸	皮下为竖脊肌,第 11、第 12 胸神经分支及肋间后动、静脉分支等	直刺 0.5～1 寸,可灸
肾俞	在脊柱区,第 2 腰椎棘突下,后正中线旁开 1.5 寸	皮下为竖脊肌,第 2、第 3 腰神经分支及腰动、静脉分支等	直刺 0.5～1 寸,可灸
次髎	正对第 2 骶后孔中	第 2 骶后孔,浅层有臀中皮神经,深层有第 2 骶神经和骶外侧动、静脉的后支	直刺 1～1.5 寸
命门	在脊柱区,第 2 腰椎棘突下凹陷中,后正中线上	主要为第 2 腰神经分支及伴行动、静脉分支等	直刺 0.5～1 寸,可灸
尺泽	在肘区,肘横纹上,肱二头肌腱桡侧缘凹陷中	皮下主要为肱肌、肱桡肌,前臂外侧皮神经、桡神经、桡侧副动、静脉前支等	直刺 0.8～1.2,可灸
曲泽	在肘前区,肘横纹上,肱二头肌腱的尺侧缘凹陷中	肘正中静脉、前臂内侧皮神经等,肱动静脉和尺侧返动、静脉的掌侧支与尺侧下副动、静脉前支构成动静脉网等	直刺 1～1.5 寸,可灸

续　表

穴名	定　位	解　剖	刺 灸 法
曲池	桡骨近端的关节外侧前方的凹陷中	在腕桡侧伸肌与指总伸肌之间,有桡神经及正中动、静脉分布	直刺 1.0～1.5 寸,可灸
少海	屈肘,当肘横纹内侧端与肱骨内上髁连线的中点处	有旋前圆肌、肱肌;有前臂内侧皮神经,前方有正中神经分布	向桡侧直刺 0.5～1 寸,可灸
小海	屈肘,当尺骨鹰嘴与肱骨内上髁之间的凹陷处	尺神经沟中,为尺侧腕屈肌的起始部。有前臂内侧皮神经、尺神经本干	直刺 0.3～0.5 寸
手三里	肘横纹下约 2 寸	有桡侧腕长伸肌和桡侧腕短伸肌、肱桡肌,桡神经,桡侧返动、静脉和桡侧副动静脉间的吻合支	直刺 0.8～1.2 寸,可灸
内关	在前肢前区,腕掌侧远端横纹上约 2 寸,掌长肌腱与桡侧腕屈肌腱之间	皮下主要为桡侧腕屈肌腱、掌长肌腱、指浅屈肌、指深屈肌等,前臂内侧皮神经、前臂外侧皮神经分支和前臂正中静脉等	直刺 0.5～1 寸,可灸
偏历	屈肘,在阳溪穴与曲池穴连线上,腕横纹上约 3 寸处	在桡骨远端,桡侧腕伸肌腱与拇长展肌腱之间,有头静脉分布。掌侧为前臂外侧皮神经和桡神经浅支,背侧为前臂背侧皮神经和前臂骨间背侧神经	直刺或斜刺 0.5～0.8 寸
外关	在前肢后区,腕背侧远端横纹上约 2 寸,尺骨与桡骨间隙中点	皮下主要为拇长伸肌和示指伸肌,有前臂后皮神经,骨间后动、静脉,骨间后神经	直刺 0.5～1 寸,可灸
支沟	腕背侧横纹上约 3 寸处,尺骨与桡骨正中间	在桡骨与尺骨之间,指总伸肌和拇长伸肌之间。有前臂背侧皮神经,深层有前臂骨间背侧神经及掌侧神经	直刺 0.5～1 寸
通里	腕横纹上约 1 寸,尺侧腕屈肌腱的桡侧缘	尺侧腕屈肌腱与指浅屈肌之间,深层为指深屈肌;有尺动脉通过,有前臂内侧皮神经,尺侧为尺神经	直刺 0.3～0.5 寸
列缺	桡骨茎突上方,腕横纹上 1.5 寸,当肱桡肌与拇长展肌腱之间	肱桡肌腱与拇长展肌腱之间,桡侧腕长伸肌腱内侧;有头静脉,桡动、静脉分支	斜刺 0.3～0.5 寸
阳谷	腕背横纹尺侧端,当尺骨茎突与三角骨之间的凹陷处	当尺侧腕伸肌腱的尺侧缘,有腕背动脉,尺神经手背支	直刺 0.3～0.5 寸
合谷	在手背部,第 2 掌骨桡侧的中点处	第 1 骨间背侧肌、拇收肌等,有桡神经浅支、手背静脉网桡侧部和第 1 掌背动、静脉分支等	直刺 0.5～1 寸,可灸
神门	在腕前区,腕掌侧远端横纹尺侧端,尺侧屈腕肌腱的桡侧缘	皮下为尺侧腕屈肌腱的桡侧缘,前臂内侧皮神经、尺神经掌支,尺动静、脉和尺神经	直刺 0.3～0.5 寸
太渊	桡骨茎突与舟状骨之间,腕掌侧远端横纹的桡侧,桡动脉搏动处	皮下主要为桡侧腕肌腱与掌长拇肌腱之间,前臂外侧皮神经、桡神经,桡侧副动、静脉前支等	直刺 0.3～0.5 寸
后溪	第 5 掌指关节尺侧近端赤白肉际凹陷中	尺神经掌支和皮下浅静脉等。深层有小指尺掌侧固有动、静脉和指掌侧固有神经	直刺 0.5～0.8 寸
鱼际	第 1 掌骨中点桡侧,赤白肉际处	拇短展肌和拇指对掌肌;前臂外侧皮神经和桡神经浅支混合支	直刺 0.5～0.8 寸
劳宫	横平第 3 掌指关节近端,第 2、3 掌骨之间偏于第 3 掌骨	浅层分布有正中神经的掌支和手掌侧静脉网。深层有指掌侧总动脉,正中神经的指掌侧固有神经	直刺 0.3～0.5 寸

续　表

穴名	定　位	解　剖	刺　灸　法
环跳	在臀区,股骨大转子最凸点与骶管裂孔连线的外 1/3 与内 2/3 交点处	皮下为坐骨神经、臀大肌、股方肌、臀上皮神经;深层有坐骨神经、臀下神经、股后皮神经等	直刺 2～3 寸,可灸
阳陵泉	在小腿外侧,腓骨头前下方凹陷中	腓骨长肌、趾长伸肌,腓肠外侧皮神经,膝下外侧动、静脉的分支或属支和腓总神经分支等	直刺 1～1.5 寸,可灸
阴陵泉	在后肢下部内侧,胫骨内侧髁下缘与胫骨内侧缘之间的凹陷中	半腱肌,腓肠肌内侧头,隐神经的小腿内侧皮支,大隐静脉的属支等	直刺 1～2 寸,可灸
足三里	在后肢下部外侧,犊鼻(ST35)下约 42 mm,胫骨外一横指处	皮下主要为胫骨后肌,腓肠外侧皮神经及胫前动、静脉分支等	直刺 1～2 寸,可灸
丰隆	在后肢下部外侧,外踝尖上约 8 寸,胫骨前肌的外缘	皮下主要为胫骨后肌,腓肠外侧皮神经及胫前动、静脉分支等	直刺 1.0～1.5 寸,可灸
蠡沟	在后肢下部内侧,内踝尖上约 5 寸,胫骨内侧面的中央	胫骨内侧面下 1/3 处。后有大隐静脉,有隐神经前肢	平刺 0.5～0.8 寸
三阴交	在后肢下部内侧,内踝尖上约 3 寸,胫骨内侧缘后际	趾长屈肌、胫骨后肌、长屈肌等。隐神经的小腿内侧皮支,大隐静脉的属支等	直刺 1～1.5 寸,可灸
悬钟	外踝高点上约 3 寸,腓骨前缘	有胫前动、静脉分支,腓浅神经	直刺 0.5～0.8 寸,可灸
复溜	太溪穴上约 2 寸,当跟腱的前缘	前方有胫后动、静脉。腓肠内侧皮神经,小腿内侧皮神经。深层为胫神经	直刺 0.5～0.8 寸,可灸
昆仑	在踝区,外踝尖与跟腱之间的凹陷中	腓肠神经和小隐静脉,腓动、静脉的分支和属支等	直刺 0.5～0.8 寸,可灸
申脉	在踝区,外踝尖直下,外踝下缘与跟骨之间凹陷中	腓骨长肌腱、腓骨短肌腱,小隐静脉、腓肠神经的分支和外踝前动静脉	直刺 0.3～0.5 寸,可灸
照海	在踝区,内踝尖下约 1 寸,内踝下缘边际凹陷中	隐神经的小腿内侧皮支,大隐静脉的属支等。跗内侧动、静脉分支等	直刺 0.5～0.8 寸,可灸
太溪	内踝高点与跟腱后缘连线的中点凹陷处	皮下有胫后动、静脉分布;布有小腿内侧皮神经,当胫神经经过处	直刺 0.5～1.5 寸,可灸
太冲	在足背,第 1、第 2 跖骨间,跖骨底结合部前方凹陷中,或触及动脉搏动	足背静脉网,足背内侧皮神经,腓深神经等	直刺 0.5～1 寸,可灸
涌泉	屈足卷趾时足心最凹陷处	浅层有足底内侧神经分支,深层有第 2 趾足底总神经和第 2 趾足底总动、静脉	直刺 0.5～1 寸,可灸
至阴	足小趾外侧趾甲根角旁约 0.1 寸	趾背动脉及趾跖侧固有动脉形成的动脉网。有足背外侧皮神经分布	浅刺 0.1～0.5 寸,可灸
长强	尾根与肛门之间的凹陷处	皮下有肛外括约肌及耻尾肌,有阴部神经及阴部动、静脉分布	斜刺,针尖向上与骶骨平行刺入 0.5～1 寸,可灸

附图-4　猕猴的常用穴位

1. 百会　2. 神庭　3. 印堂　4. 头维　5. 阳白　6. 承泣　7. 四白　8. 巨髎　9. 地仓
10. 颊车　11. 瞳子髎　12. 上关　13. 下关　14. 听会　15. 风池　16. 风府　17. 迎香　18. 水
沟　19. 膻中　20. 中脘　21. 神阙　22. 天枢　23. 关元　24. 中极　25. 大椎　26. 肺俞
27. 心俞　28. 肝俞　29. 脾俞　30. 肾俞　31. 次髎　32. 命门　33. 尺泽　34. 曲池　35. 曲泽
36. 少海　37. 小海　38. 手三里　39. 内关　40. 偏历　41. 外关　42. 支沟　43. 通里　44. 列
缺　45. 阳谷　46. 合谷　47. 神门　48. 太渊　49. 后溪　50. 鱼际　51. 劳宫　52. 环跳　53. 阳
陵泉　54. 阴陵泉　55. 足三里　56. 丰隆　57. 蠡沟　58. 三阴交　59. 悬钟　60. 复溜　61. 昆仑
62. 申脉　63. 照海　64. 太溪　65. 太冲　66. 涌泉　67. 至阴　68. 长强